学校保健の世界
第2版

共著 大澤　清二
　　 内田　匡輔
　　 内山　有子
　　 柿山　哲治
　　 加藤勇之助
　　 小磯　　透
　　 鈴木　和弘
　　 森口　哲史

株式会社 杏林書院

■■ 執筆者紹介

大澤　清二	大妻女子大学人間生活文化研究所	
	（1章2〜8，5章7，9章，コラム10）	
内田　匡輔	東海大学体育学部体育学科	
	（15章，コラム1）	
内山　有子	東洋大学ライフデザイン学部健康スポーツ学科	
	（5章1〜6，11章，コラム2・5・8）	
柿山　哲治	福岡大学スポーツ科学部スポーツ科学科	
	（14章，コラム6・7）	
加藤勇之助	大阪体育大学体育学部スポーツ教育学科	
	（4章，6章，8章，コラム3・4・9）	
小磯　透	中京大学スポーツ科学部スポーツ教育学科	
	（10章，コラム13）	
鈴木　和弘	山形大学地域教育文化学部地域教育文化学科	
	（1章1，2章，3章，12章，13章，コラム11・12）	
森口　哲史	福岡大学スポーツ科学部健康運動科学科	
	（7章）	

序　文

　この新しい教科書は，学校保健の世界をできるだけ平易に解説した入門書です．読者としてはこれから学校保健に関係する学生の方や，実際に教職員として学校に勤務している方，これからの近未来において学校保健はどのように向かうべきなのかを考えてみようという方，そういった方々を想定して，新しい学校保健の全貌をできるだけ簡潔に紹介しました．

　ここで扱った内容は従来の学校保健からは少し範囲を広げています．本書はまず1章で，保健体育教員がなぜ学校保健を学ばなければならないか，から始まります．そして学校保健の教育における意味，近代教育思想からみた学校保健の意義．そして世界の学校保健と日本の学校保健に触れます．これまでの成書とはかなり違った観点から学校保健を解説しているわけです．そしてもっとも特徴的なのは，体育やスポーツの分野を意識して学校保健を体育教育との関係から解説していることです．そのために3章で「子どもの発達と体育」，4章の「子どもの心の発達と体育」，12章で「スポーツ活動中の事故防止」，13章の「子どもの体力低下と学校保健」という章を特別に設けました．それ以外にも全編を通じて，体育・スポーツと学校保健のかかわりを具体的に解説しています．本書では体育と学校保健がどれほど密接に関係をもたなければならないかを，随所で具体的に示しました．

　また，14章では「HQC」という新しい問題解決手法による健康問題の解決法について紹介しました．この方法を用いて実際の学校保健の問題を解決してもらうことを期待しています．

　もちろん，学校保健の基礎である，「子どもの発育発達」は2章に，「現代的な健康課題」を5章に，「学校保健計画と学校保健活動」は6章に，「学校健康診断と健康評価」は7章に，「教職員の健康と教育活動」は8章に，「学校環境衛生と教育活動」は9章に，「保健教育」は10章に，「学校安全」の新しい理論と活動を11章に収録して教員になるための基礎知識をここで学んでもらいます．そしてさらに15章では「特別支援教育と学校保健」の具体的なかかわり方を紹介しています．

　本書はこれ1冊だけでも学校保健の基礎から現代的な問題までをおおよそ概観できるように書かれています．読者の方々には，より視野を拡大した学校保健をイメージしていただき，プラス思考で学校における健康づくりを始めていただきたいと願っています．

　　　　2016年3月

　　　　　　　　　　　　　　　　　　　　　著者を代表して　　大澤清二

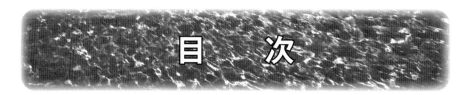

1章	学校保健の世界へようこそ	1
	1. なぜ，学校保健は保健体育教員に必要か	1
	2. 学校保健の両義性	2
	3. 狭義の学校保健と広義の学校保健	2
	4. 学校保健としての健康教育〜衛生教育と健康教育のちがい〜	3
	5. 近代の教育思想と学校保健	5
	6. 世界の学校保健	7
	7. 学校保健の沿革	11
	8. 学校保健のフレームワーク	14
	9. 絵でみる学校保健の現状	19

2章	子どもの発育発達	31
	1. ヒトの発育とその特徴	31
	2. 発育の評価	37
	3. 発育を妨げる要因	41
	コラム1　児童生徒の問題行動等生徒指導上の諸問題に関する調査	43

3章	子どもの発達と体育	45
	1. 身体発達の特徴	45
	2. 身体諸機能の変化と発達	46
	3. 体力・運動能力の発達	52
	4. 体力テストと体力の評価	55
	コラム2　感染症発生動向調査	58

4章	子どもの心の発達と体育	59
	1. 一次的欲求と二次的欲求	60
	2. マズローの欲求階層説	60
	3. 欲求不満と心の働き	62
	4. エリクソンのライフサイクル理論	63
	5. 保健体育教員として注意すべき点	66
	コラム3　喫煙の状況，喫煙習慣者の年次推移	68

5章 現代的な健康課題の現状と対策 …………………………………… 69
1. 子どもの生活習慣病 …………………………………………………… 69
2. 感染症 …………………………………………………………………… 74
3. 食中毒 …………………………………………………………………… 80
4. 喫煙・飲酒・薬物乱用防止教育 ……………………………………… 82
5. メンタルヘルス ………………………………………………………… 86
6. 食　　育 ………………………………………………………………… 90
7. 起立性調節障害 ………………………………………………………… 91
　コラム4　社会生活基本調査 …………………………………………… 94

6章 学校保健計画と学校保健活動 …………………………………… 95
1. 学校保健安全法 ………………………………………………………… 95
2. 学校保健計画の作成 …………………………………………………… 98
3. 学校保健計画の記入上の留意点 ……………………………………… 100
4. 学校保健活動の評価 …………………………………………………… 103
5. 学校保健活動としてのヘルス・プロモーティング・スクールの展開 … 104
　コラム5　主要死因別死亡率 …………………………………………… 106

7章 学校健康診断と健康評価 ………………………………………… 107
1. 学校健康診断の歴史 …………………………………………………… 107
2. 学校健康診断の今日的意義 …………………………………………… 107
3. 健康診断の種類 ………………………………………………………… 108
4. 事後指導 ………………………………………………………………… 110
5. 健康相談 ………………………………………………………………… 112
　コラム6　学校教員統計調査 …………………………………………… 114

8章 教職員の健康と教育活動 ………………………………………… 115
1. 教育現場における労働安全衛生 ……………………………………… 115
2. 生活習慣病とメタボリックシンドローム …………………………… 118
3. 教職員のメンタルヘルス ……………………………………………… 122
　コラム7　国民健康・栄養調査 ………………………………………… 126

9章 学校環境衛生と教育活動 ……… 127
1. 法律に基づく学校環境衛生 ……… 127
2. 実際に学校で行う学校環境衛生の日常活動 ……… 128
- コラム8　エイズ動向調査 ……… 136

10章 保健教育の基礎とその展開 ……… 137
1. 保健教育の領域と構造 ……… 137
2. 時数および内容とその取り扱い ……… 139
3. 年間指導計画 ……… 140
4. 単元の指導計画 ……… 141
5. 単位時間の指導計画 ……… 141
6. 単位時間の指導計画の作成例 ……… 147
7. 学習活動の評価規準 ……… 154
8. 学習活動の工夫 ……… 154
- コラム9　学校管理下の災害 ……… 157

11章 学校安全の理論と学校安全活動 ……… 159
1. 学校安全の構造 ……… 159
2. 学校保健安全法による安全 ……… 160
3. 学校安全計画の立案 ……… 161
4. 学校安全計画の記入上の留意点 ……… 162
5. 学校安全活動の評価 ……… 163
6. 日本スポーツ振興センターの災害共済給付制度 ……… 166
7. 事故防止や安全にかかわる理論 ……… 166
- コラム10　体力・運動能力，運動習慣等調査からみた子どもの生活習慣 ……… 170

12章 スポーツ活動中の事故防止 ……… 171
1. スポーツ活動の光と影 ……… 171
2. 体育・スポーツ活動中の死亡事故とその背景 ……… 172
3. スポーツ活動における事故防止対策 ……… 178
- コラム11　体力・運動能力調査 ……… 180

13章 子どもの体力低下と学校保健 …………………………… 181
1. 現代っ子の体力低下とその要因…………………………… 181
2. 体力向上のための学校保健的アプローチ………………… 183
コラム12 健康・生活習慣に関連する統計・サーベイランス ………… 188

14章 問題解決法としてのHQCによる生活改善 ……………… 189
1. HQC 手法による生活習慣の改善 ………………………… 189
2. HQC 活動のキーワードと道具 …………………………… 190
3. HQC 手法による生活習慣改善の進め方 ………………… 192
コラム13 学校基本調査………………………………………………… 194

15章 特別支援教育と学校保健 …………………………………… 195
1. 特別支援教育………………………………………………… 195
2. 特別なニーズのある子どもの健康管理…………………… 199
3. 特別なニーズのある子どもの健康診断…………………… 201
4. 特別なニーズのある子どもの健康教育…………………… 202
5. 特別なニーズのある子どものための学校保健環境づくり … 202
6. 特別なニーズのある子どものためのリスクマネジメント……… 203

索　引 …………………………………………………………………… 205

1章 学校保健の世界へようこそ

1．なぜ，学校保健は保健体育教員に必要か

　学校保健は，保健体育教員を目指す学生にとって重要な領域であり，体育・健康・スポーツ系の大学や教育学部系の大学で必須科目として位置づけられている．なぜだろうか．ここでは，保健体育教員の職務内容と学校保健領域との関係に着目してもらいたい．この関係を氷山にたとえると，氷山として海面に出ている（目にみえる領域）部分が，保健体育教員の職務内容，それを支えているのが学校保健（海面下にあって重要な領域）である．

　運動部顧問として生徒の指導に当たっている教員は多い．しかしたとえば，部員にインフルエンザが蔓延すれば，練習どころではない．「風邪」は万病の元である．まして，ハードトレーニングを行うことは不可能である．インフルエンザに罹らないための予防法や適切な予防接種を行うために方向付けをするのは，まさに学校保健なのである．その関係を示したのが図1-1である．

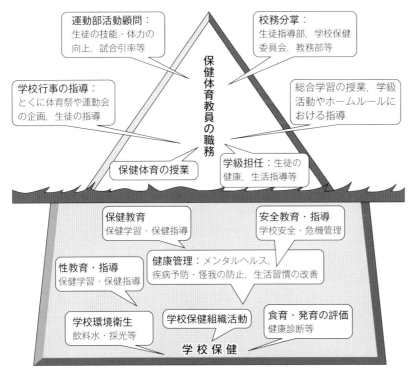

図1-1　保健体育教員の職務と学校保健

学校保健領域で下支えしながら，運動部活動，学校行事（運動会等），学級指導等がスムーズに行われているのである．海面下である学校保健領域は主として養護教諭の担当となるが，これと並んで中心的役割を担っているのは，保健体育教員である．なぜ学校保健を学ぶのかは，この両者の関係からも理解できるであろう．

2．学校保健の両義性

学校保健は学校で行われる教育・保健活動である．たとえば教員が結核に感染しているとか，児童生徒の健康が何らかの疾病等で損なわれている状態では十分な学習効果を期待できないかもしれない．あるいは学校で使用する飲料水が細菌で汚染されていたり，教室が暗すぎて黒板の字がはっきり読み取れなかったりでは学習環境としては望ましくない．このような観点からする学校保健は「教育のための保健」ということができる．

これに対して，児童生徒の保健に関する知識，態度，行動，習慣等を養って，健康を守り，増進させることも学校保健のひとつの目標である．これは「児童生徒の健康を守り育てるための教育」つまり「保健のための教育」ということも重要である．

「教育のための保健」に対応する分野としては，主として保健管理という領域があり，「保健のための教育」には保健教育という分野が対応する．さらに，これら2つの分野の中間的な機能をもつものに保健指導があり，保健管理的な側面と保健教育的な側面をあわせもっている．学校保健は，このように二面性をもっているので，これを学校保健の両義性と呼んでいる．これらのどちらが欠けても学校保健は目的を達成することはできない．

3．狭義の学校保健と広義の学校保健

学校保健を狭義の学校保健と広義の学校保健とに分けることができる．狭義の学校保健とは学校保健安全法等の法律によって規定され，行政が学校を介して行政的行為として行う学校保健である．これをここでは狭義の学校保健と呼ぶことにする．一方，学校保健には狭義の学校保健以外のさまざまな役割や活動があり，これを広義の学校保健と呼ぶことができる．法律に従って行われる定期学校健康診断を例にあげると，身長や体重の測定は狭義の学校保健で扱われるが，皮下脂肪厚を測って肥満度を判定するとか，血液検査によって異常を見つける等は狭義の学校保健には含まれない．近年多くの学校で実施されている，生活習慣病の検査として血圧を測ったり，コレステロールを検査し，肥満指導や運動の指導を行ったりという活動等は，広義の学校保健活動であって新たな学校保健のニーズに対応したものである．このように，法律によって規定されている狭義の学校保健活動だけでは時代の変化に柔軟に対応できないので，広義の学校保健対策をとることがしばしば行われる．

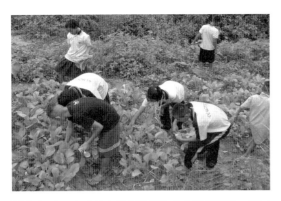
写真1-1 タイの山岳少数民族の小学校で行っている学校給食・栄養改善のための野菜作り活動

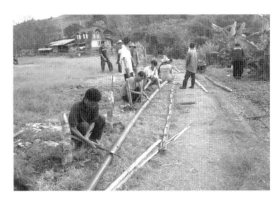
写真1-2 タイの山岳少数民族の村の人々による通学路の整備活動

　広義の学校保健という観点からすると，保健体育教員は学校保健活動に密接に関係しており，場合によっては体育教員の側からの協力がなければ学校全体の学校保健活動を円滑に行えないことも多い．

　学校保健はともすると，専任の養護教諭が行う保健室活動や非常勤の学校医，学校歯科医，学校薬剤師らが行う健康診断や検査等のことであるとして，保健体育科や他の教科とは無関係と考えられることがある．しかし，現代的な多くの学校保健の課題に立ち向かうためには，広義の学校保健活動が不可欠である．たとえば，心の問題を抱える児童生徒の健康問題や，校内暴力，いじめ等への対応，保健所との連携による疾病対策，生活習慣の改善活動等，狭義の学校保健活動を含めて，広義の学校保健活動によってより学校教育全体に深くかかわりをもつことができる．なかでも，体育やスポーツが学校保健に果たす役割は非常に大きく，全校を上げた関係者の協力のもとでこそ学校保健の真の働きが発揮される．

　では，広義の学校保健の中にはどんな活動が入るのだろうか．皆で考えてみよう．

　スポーツ活動，集団登校，体力つくり活動，校内の美化や清掃，運動会，歯磨き習慣つくり，早寝・早起き・朝ごはん運動，廃品回収，まだまだ多くをあげることができる．

　国（文部科学省）が行った学校保健の国際協力事業では，写真1-1，写真1-2のように学校の危険箇所を直したり，植物や動物を育てて栄養補給をしたり等というプログラムも学校保健活動としている．

4．学校保健としての健康教育〜衛生教育と健康教育のちがい〜

　かつて明治期から昭和期の前期には健康教育とはいわず，ドイツ流の衛生思想を基礎とした衛生教育という用語が使われてきた．衛生教育というとコレラ，チフス，回虫症等といった感染症や寄生虫症を主な標的としたものであった．急性感染症が猛威を振るった時代では，ハエやカ，ノミ等の駆除，消毒や清掃，抗生物質や駆虫剤の服薬等の疾病の原因対策，環境対策を奨励する徹底した衛生教育

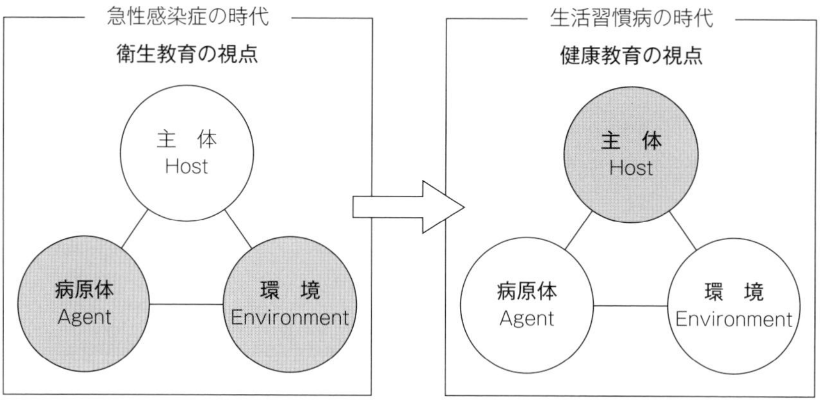

図1-2 衛生教育から健康教育へ

を展開し，それによって急性感染症の根絶に成果をあげてきた．しかし，時代は変わり戦後になると，アメリカの公衆衛生思想の影響で健康教育という用語が使われるようになった．国民の疾病構造も変わって，現代では糖尿病や高血圧，脳血管系疾患，がん等の慢性非感染症が疾病の主流となり，近年ではメタボリックシンドローム（代謝性症候群）が国民的な健康課題ともなっている．現在では肥満や運動不足の解消，食習慣の改善，夜型の生活習慣を朝型に変えること等が健康教育として行われている．これらの場合，衛生教育とはいわないで健康教育といっている．この衛生教育と健康教育には単に名称の違いだけでなく，明確な意味内容の違いを見出すことができる．大澤（2000）はこの点を区別して，以下のように論じている．

　図1-2は疫学の3要因として知られるシェーマである．日本では，かつて感染症が主要疾患であった時代（衛生教育の時代）には，このうちの病原体・病因を単純で明瞭な形で捉えることができた．病原体が環境のもとでどのような経路で感染力をもつかを明確に予測できたから，対抗する手段も効率よく選択できた．ところが現代社会における疾病は，長期的で多様な要因の組み合わせによる複合的条件のもとで疾病や健康異常が発現している．現代では何が主要因なのかが特定しにくく，原因が曖昧なままで，対策をとらなければならない状況にある．ここで，原因が多種多様であるために予防対策の戦略も複雑になる．かつての衛生教育のように，明瞭な原因除去の戦略は有効性を持ち得ないのである．健康教育は，まずは主体をコントロールする教育に主軸をおく．これに対して衛生教育は，（主体を無視するのではないが）病因と環境のコントロールに軸足を置いていたのである．

　栄養や休養の必要性はいつの時代でも説かれていた．しかし，衛生教育の文脈の中では第1が病因の除去，第2が環境対策で，主体のコントロールはどちらかというと軽く扱われていたのである．これに対して健康教育は主体のコントロールを第1としたものである．複雑な要因の組み合わせで発現する現代の疾病や健康異常に対して，疑わしい多様な要因をすべて除去し，避けることは，現実には不可能である．このような意味で，健康教育の主目標を主体に置き，それをライ

フスタイルの中で回復するという立場が強調されるのである．健康教育は複合的な疾病構造をもつ現代において有効である．

文　献
大澤清二（2000）健康教育の哲学と方法を求めて．pp14-16，東山書房．

5．近代の教育思想と学校保健

　教育の歴史の中で保健思想はどのように形成されてきたのだろうか．民衆のための学校教育はヨーロッパでは18世紀に誕生している．それ以前の学校教育は主として王侯貴族や僧侶等の特権階級のものであった．日本では19世紀になってから明治政府は国民のための小学校を全国に建設した．このときすでに，学校保健の課題が生まれたといってよい．明治期の学校では西洋式の教室，机，椅子が採用された．それまでの日本人の生活の仕方は畳や床に座る生活であった．子ども達はそれまでの床座から慣れない椅子に腰掛けるようになったことで，姿勢が著しく悪くなり，脊柱の異常が頻発したという．また多数の児童が学校で長時間ともに生活し，接触することから，感染症が流行するようになった．コレラや頭しらみは特に深刻だった．学校教育がにわかに集団の健康問題の引き金になってしまったのである．このことは学校のなかに保健の問題が潜在することを人々に認識させることになった．学校保健が登場するきっかけである．

　次に学校保健と体育とのかかわりをみる．明治になって小学校で学校教育に体育が取り入れられ，その教育効果について議論されるようになった．そこでその効果を調べるために体力テストが提案され，健康診断が行われるようになった．体育等の学校教育を児童が受けられるかどうかや，その効果を健康診断の結果によって判定しようというのである．今では年中行事になっているこれらの学校行事は，現代では健康診断は学校保健，体力テストは体育，と明確に分離される傾向にある．しかしもともと両者は密接に関係をもっており，両者が相乗的に働いて，よりその意義を増すことができるという考え方がもともとはあったのである．では，学校保健は近代の教育思想の中ではどう捉えられてきたのだろうか．

　教育史において身体と健康についての教育思想はその淵源をルネッサンス期の思想家に遡ることができる．モンテーニュM.d.（1533-1592）は「エセー」の第26章「子どもの教育について」で「教育が人間的な学問の中でもっとも困難で重要な問題である」としつつも，「有能な人間の条件として身体的な健康」をあげ，それを教育の目指す理想的な人間像に加えている．16世紀の教育学者コメニウスJ.A.（1592-1670）はその著「大教授学」で集団教育，学校の必要性をあげ，健康教育の必要と改善を推奨している．同じ頃ミルトンJ.（1608-1674）は「教育論」で身体教育と学習・食事の必要性が数学や農学，語学，論理学，文学等と並んで重要であるとしている．

　17世紀において教育における健康の位置づけを体系的に論じたのはロックJ.（1622-1704）であった．その著「教育論」には，「健全な身体に健全な精神が

宿る」とし，「教育によって誰もがこの状態に到達可能である」として新しい時代には身分や血統よりも教育が人間の評価の主軸となることを示した．そして戸外で十分に空気を吸い，運動し，きちんと睡眠をとり，節度ある食事をし，緩やかな衣服を着るべきとした．この思想は現代でもそのまま用いられているといってもよい．

18世紀になると，後の教育思想に大きな影響を与えたルソーJ.J.が「エミール」の中で知育，徳育，体育をあげ，わけても体力つくりが教育として重要であると説いた．教育の実践家であったサルツマンC.G.は牧師でありつつ民衆の窮状を教育によって救済するために自分で学校を作り，運営した．この学校の目標は「健康，快活で，理性的な人間」をつくることであって，子どもの健康と生命の維持のためには日常生活のしつけが重要であることを親たちに熱心に説いた．

19世紀になると，公教育が普及して国家や社会全体にわたる教育理論が現れるようになる．つまり，学校教育というものが一般庶民を対象としたものになり，学校教育が集団の教育を意味するようになる．ミルM.J.（1773-1836）はブリタニカ百科事典のために「教育」項を書き，「教育には身体教育と精神の教育が存在することを示し，それらが個人の幸福と他者の幸福のための方法となる」ことを論じた．スペンサーH.（1820-1903）は「教育論」において，「身体教育には発育と発達の特性が生理学的に検討されなければならず，またそのために食事や衣服の改善が必要」であるとした．フランスの生理学者であったセガンE.は，アヴェロンの野生児の研究で名高いイタールの弟子であったが，後に精神遅滞児の研究で大きな業績を残す．彼は生理学の研究方法を教育に活かすさまざまな原理と方法を研究し，運動能力，手の訓練，諸感覚の教育等についても精神薄弱児教育に関連して先駆的な著作を残した．ロシアのウシンスキーK.D.（1823-1870）は，彼の主著「教育的人間学」で生理学と心理学の2つの領域からなる体系的な教育の科学論を展開した．そこでは神経系，感覚器系に始まり本能，習慣，創造，感情，意思について論じ，教育技術の基礎としての心理学と生理学から科学的な裏づけのある「広い意味での教育学」「人間学」を目指した．この著作は人の身体と精神の発達にもとづく教育学，教育科学を目指した大きな19世紀の教育遺産となった．今日の教育生理学の基礎はここに見出すことができる．

20世紀になり，ドイツのモイマンE.（1862-1915）は，それまでの思弁的な教育学に対して経験科学的な基礎を重んじる立場から，児童の心身の発達に視点をすえて「実験教育学入門講義」で児童を大人とは違った独自の存在として捉え，疲労の問題等を精神医学や生理学の観点から捉えて発達の問題，個性の問題，知能の問題，学校における作業と児童の行動等に関連づけ，ヴントの児童中心主義やビネーの知能研究に道を拓いた．「モンテッソーリメソッド」で名高いモンテッソーリM.（1870-1952）の教育思想は，生理学・心理学に裏打ちされた科学主義的なものであった．この著書は新しい教育施設としてローマの貧民街に建てた「子どもの家」という施設で行われた実験的な知見にもとづいており，特に給食の重要性や給食内容，調理方法も紹介している．ドイツのリーツH.（1868-1919）は，田園教育舎という施設での13年間の経験を活かして，児童に「自己の生命の肉

体的法則」の教育の必要性を強調した．ケルシェンシュタイナーG.（1854-1932）は，労働学校という概念を提出し，書物に依存した学校ではなく労働を重視した学校を提唱した．彼はデューイの「問題解決思考の教育」の影響を受け，「労働」を教えることの必要性を説いた．ここでは，目標を明確に意識して，目的を達成するための客観的な法則に従って，事柄を自己点検するということが重視された．

　20世紀を代表する教育思想家の一人，デューイJ.（1859-1952）は健康教育にとって非常に重要な教育思想を説いた．彼はシカゴ大学の教育学の大学院に教育心理学や教育社会学等に並んで健康教育を教育の科学的研究の基礎として位置づけ，さらに実験にもとづいた実証的な教育学を提案した．この思想は教育界に新風を吹き込み，やがてひとつの潮流，進歩的教育 Progressive Education となり，わが国の戦後教育の主軸にもなった．さらにディーイは，生活習慣に関する教育思想を体系化し，教育の社会的な機能として，子どもの発達にそった生活習慣の獲得の教育学的な意義を強調した．この主張は21世紀の今日では国をあげての教育課題となっている．教育思想の中で学校教育における保健の位置づけは年々その重さを増しているといえよう．

6．世界の学校保健

1）世界の学校で行われている保健教育

　日本では，正課時に行われる保健の授業や活動を保健教育ということが多い．健康教育は保健教育を含んだ概念である．

　世界中の学校で何らかの保健教育が行われている．しかしそれが対象とする学年や，どのような教科で扱われるかは国によってまちまちである．学校保健の問題は地域，国，民族によって多様であり，保健教育の内容も多様である．地球の温暖化や環境保護，エイズのように新しい健康問題が次々と登場し，時代とともに変容している．また世界中どこでも同じように使える有効な教材やカリキュラムを開発しようとしてもなかなかむずかしい．保健教育はその性格からして，数学や理科と異なってその地域の特有な問題や，その時代特有の問題に対応する必要がある．さらに，健康に関する知識や技術は日進月歩で，時代による変化が非常に激しい．数年前の知識や技術が陳腐化してしまい，使えないということも少なくない．さらには保健に関する制度や保健医療の条件が時代によっても変わり，国によってもさまざまである．そういうことも手伝って，保健教育の取り扱いは国や時代によって異なってくるという点を考慮しなくてはならない．つまり，保健教育の内容と方法は多様であって変わりやすいということである．

　世界中の国で保健，保健体育あるいは関連教科と形態は異なっても，何らかの形で健康に関する教育がなされている．その中から，いくつかの国の保健教育について紹介しよう．

　アメリカ合衆国では保健を独立して扱っている州としてカリフォルニア州，ミシガン州等がある．しかし，メイン州では保健体育として実施されているように州によってまちまちである．フランスでは保健は独立した教科としては位置付け

られておらず，小学校と中学校で各教科等の内容をさまざまな教科（世界の発見，体育・スポーツ，科学技術，性教育の時間等）に混在させ，教科外の活動と併せて保健教育を行っている．

　ドイツでも保健は独立していない．横断的な領域として，関連教科の中で，基礎学校1年から13年（高校段階）まで継続的に指導されており，自然科学（生物・物理・化学，スポーツ，被服等）に関連して教えられている．学校は学習の場であるとともに生活の場であるという考え方がカリキュラム構成の中で保健教育の重要性を徐々に高めているといわれる．イギリスでも「人格，社会性と保健の教育」等として扱われている．

　アジア諸国では，韓国では「体育と健康」（11-12年生），台湾では「健康と体育」（1-12年生），中国では「体育と健康」（初等中学，高級中学）として扱われている．一方，タイでは「生活経験科目」の一部として保健の内容を関連教科や特別活動の中で実施している．ミャンマーではユニセフ（UNICEF）の指導によって「ライフスキル教育」という名称で扱われている．同国では日本の学校保健国際協力が実を結び，品質管理を学校保健に応用したHQC（Health Quality Control）という問題解決型の実践方法が普及しつつある．このように，学校保健は国によって非常に多様な形をとっているということが他の教科と異なる点である．

2）学校保健の国際的な動向

　学校保健の国際社会における役割が年々増している．代表的な国際的な取り組みをいくつか見てみよう．

（1）WHO（世界保健機関）

　WHOは近年，学校保健に関してヘルス・プロモーティング・スクール（Health Promoting Schools）という概念を推奨している．この中核をなすヘルスプロモーションという概念は，人々が自分自身の健康を管理，増進できることを目指している．そこで，学校がヘルスプロモーション活動の拠点になり，地域社会に対しても健康増進活動のひとつのセンターになる，というのがこの運動のねらいである．WHOでは次のように学校保健を理解している．

　①健康と教育の関係は密接であって，教育効果は子ども達の健康状態によっている．開発途上国では，子どもの栄養失調，健康不良が就学率を低くし，欠席や退学を増やし，学習効果にも大きな影響を及ぼしている．性的問題・少女の妊娠，性的暴力，性感染症等についても基礎学力や健康知識・行動・習慣を身に付けることで改善できる可能性がある．

　②学校で単にカリキュラムと教育環境を変えただけでは，健康の増進を実現することはできないので包括的に学校保健を強化し，家庭，その他の機関，そして地域の住民の協力を得なければならない．発育期にあたる時期は，子ども達の健康を向上させ，生活に必要な事柄やしつけを身につけさせる好機である．学校で健康に関する情報や技術を地域社会に提供しヘルスプロモーションを促進して地域社会を導くこともできる．

③ヘルス・プロモーティング・スクールによって学校保健が実行されれば，世界中の大きな健康問題の改善に寄与することができるとしている．すなわち，HIV/AIDS，性感染症，暴力と怪我，不本意な妊娠と出産することができない健康状態，寄生虫感染症，栄養失調，食事の安全性，悪い衛生状態と水の規制，免疫の欠乏，口内の病気，マラリア，呼吸器の感染症，精神疾患，運動不足による病気，酒，たばこ，不法薬物を予防できる．

④学校保健プログラムは，世界中の人々を幸福にすることのできるもっとも効果的な方法のひとつになり得る．したがって，このプログラムは世界的に人々の状況を改善する重要な手段にもなり得る．しかし，学校保健プログラムは実際には，どの国においてもまだ十分に開発されていない．

(2) UNESCO (国際連合教育科学文化機関)

2000年に開催された，UNESCO，UNICEF，UNFPA (国際連合人口基金)，世界銀行の共催の「万人のための教育」(Education for All：EFA) では，「すべての人々に基礎教育を」というテーマと，「すべての人々に生涯教育を」を優先課題として全世界に基礎教育を広げ，万民に学習の機会を保証することを強調している．こうした課題を達成するために次の①〜⑦の事業を中心に加盟国を支援しようとしている．

①初等教育の拡充と効率の改善
②乳幼児ケアを含む就学前教育の普及
③若者や成人の識字教育，識字後教育 (Post-Literacy)，成人基礎教育の拡充
④生活技能訓練や科学的識字 (Scientific Literacy) の促進
⑤異なる学習者グループの能力や生活パターンに応じた学習参加型の教授-学習プロセスの重視
⑥学習到達度の改善と教育浪費 (Educational Wastage)，すなわち留年や中途退学を減じるための教育システムのモニタリング
⑦教育システムの地方分権化の促進

また，上記のさまざまな国際機関との協働によって採択された「ダカール行動枠組み」によれば幼児教育，障害児教育等と並んで健康教育・学校保健・学校給食等が就学前保育・教育，困難な環境における義務教育へのアクセス，等と関連づけられて強調されている．特にEFAを達成するためには学校保健に着目することが効果的であることが指摘されていることには注意しなければならない．一連の国際会議は学校保健に着目し，学校を基盤とした健康，衛生，栄養プログラムが，児童生徒の健康，教育的効果の改善のために有効な方法であることを確認したうえで，「Focusing Resources on Effective School Health：FRESH」(効果的な学校保健に焦点を合わせた資源) というスローガン・活動が現在脚光を浴びている．EFAの達成をその上位目標として，世界的な規模で多くの国際機関，組織が連携して推進している「FRESHイニシアティブ」を紹介しよう．

FRESHは，以下の4つの基本的中心要素を含んでいる．

①健康に関する学校の方針を立てる．

健康で安全な学校環境と児童生徒の平等な権利と機会を保証し，健康教育と健

康に関するサービスの供給を目指す方針計画を学校が立てる．薬物，アルコール，たばこのない学校，児童生徒同士や教職員によるセクシャルハラスメントや虐待を防ぐというような項目を含む．

②安全な水と衛生設備の供給．

健康な学習環境への基本的な配慮をする．安全な水や衛生的な環境を供給する活動にも取り組まなければならない．環境要因が児童生徒の教育への参加に影響を与える．

③スキルを基盤とした健康教育．

健康は行動要因によって影響を受ける．予防接種や治療，疾病に関する教育等は，健康の維持と回復にとって重要な意味をもつが，それだけでは不十分である．

スキルを基盤とした健康教育は，若者に対してコミュニケーション，交渉，拒否するスキルを獲得させ，批評力のある思考をし，問題解決や自立した決定をするように支援する．スキルを基盤とした健康教育によって，HIV/STD感染，望まない妊娠，薬物やアルコールの乱用，暴力等に関連した行動を減らすことや，健康的な食事をするようなヘルスプロモーティング習慣を行うようになる．

衛生的な行動に関してスキルを主体に教えるのであれば，手洗い，歯磨き，食品の洗浄について知識のみを与えるのではなく，実際の技術も指導する．教師用であれば，水や廃棄物の衛生的な管理について具体的な処理方法を学ぶことも含まれる．

④学校を基盤とした健康と栄養のサービス．

効果的な学校保健プログラムは，実在しているインフラ，すなわち学校において，健康，教育，栄養，衛生等の分野の資源と連携がなされる．学校保健プログラムを実施するにあたっては，コミュニティにて重要性が認識されている問題に的をしぼった取り組みがなされ，教師や管理者の技術力を利用している．学校を基盤とした健康のサービスによって，児童生徒がより健康になるにつれて，教育の機会をより多く受けることにもなり，コミュニティは学校や学校の教職員をより肯定的に見るようになる．特に，マラリア対策，微量栄養素補給，寄生虫対策，学校給食プログラム等は，教育に実質的な利点があるものとして理解されており，学校への入学や出席状況が改善されている．

（3）UNICEF（国際連合児童基金）

創立された昭和21年（1946）では，食料や医薬品の供与を通じて第二次世界大戦の犠牲になった子どもの健康を守ることをその主な内容としていたが，1980年代のユニセフの優先課題は子どもの生存と健全な発育を担保するプライマリ・ヘルス・ケア（Primary Health Care：PHC，中でも予防接種や下痢対策として経口補水療法等をはじめとする初次的な病気予防策および救急処置等の総称）に変化してきた．これに関連の深い女性の教育が重視されるようになった．また，公教育とノンフォーマル教育のアプローチによって子どもの教育ニーズに見合った取り組みが強調され，保健・衛生・栄養・および飲料水の確保といった活動に関連した教育的要素が積極的に組み入れられるようになってきた．ミャンマーではUNICEFが同国内において活動を許された国連機関としてライフスキル教育

を普及している.

3）その他の学校保健国際協力

わが国の学校保健協力事業は，従来は医療分野の専門家が技術協力の一環として開発途上国に派遣され，現地の学校において保健医療活動を行う，というのが一般であった．この場合には健康診断や簡単な治療等の保健医療活動が中心になっており，保健教育や指導，学校環境の改善等は付随的な項目でしかなかった．そして，専門家が帰国してしまうと，活動は停止してしまうのが常態であった．そこで活動を持続的にするために，現地の教員達の学校保健技術を開発し，基本的な技術と基本的な道具を提供して活動を持続させるという，試みが実験された．大澤らは文部科学省国際協力イニシアティブの活動として，新たに東南アジアの国々にあわせて開発した HQC（Health Quality Control，健康の品質管理）手法を用いた独自の学校保健改善プログラムを現地の指導層に伝え，実際に改善活動を行ったところ，このプログラムが学校を変え，地域を変えうる持続的な活動となることを確かめている．日本の独自な国際協力技法として内外から関心を持たれている（HQC を用いた生活習慣の改善については 14 章で触れている）．

7．学校保健の沿革

わが国の学校保健制度は遠く明治期にまで遡る．コレラやチフス等の急性感染症が疾病の主流であった明治期から今日の生活習慣病の時代に至るまで多くの健康問題が学校保健に課せられてきた．わが国の先人たちは，これらの課題に果敢に取り組んで多くの成果をあげてきた．学校教育が日本の近代化に果した役割はきわめて大きかったが，学校保健が広く保健衛生や国民の健康づくりに及ぼした影響も大きかった．一方，教育の質を保証するということが近代化のひとつのモメントであったが，そのためには教育に内在する健康問題を学校保健によって解決していくということも重要な国民的な要請であった．教育と保健が学校において出会い，両者が相まってお互いを質的に高める状況を意図的に活用してきた歴史がわが国の学校保健のそれである．

学校保健の沿革については，「学校保健百年史」（文部省，学校保健会監修，1973）に詳細な記載があるが，ここでは明治期から今日にいたる変遷の概要に止めておく．なお，戦前は学校衛生とよばれており，学校保健とよばれるようになったのは戦後である．

1）明治期の学校衛生

わが国の学校の歴史は明治 5 年（1872）の学制発布によって始まる．当時の小学校の保健問題は頭しらみ，急性感染症の学校における広がり，いすの使用による児童の姿勢の悪化，等々それまでに経験することのなかった学校という集団故の問題が山積していた．教科には個人衛生の方法としての「養生法」が含まれていた．現代でいうところの Personal Health Skills である．また，今日の健康診断

のルーツともいえる活力検査が制度として定められたのは明治21年（1888）であった．この検査は学校で行う体育や体操の効果を評価するという意味合いがあった．今よりも積極的な位置づけが検査にあったのである．これはお雇いの外国人医師の進言であったらしい．この時期に，三島通良が明治24年（1891）に文部省の学校衛生取調嘱託となり，科学的なエビデンスにもとづく学校保健行政を開始した．彼の功績には大きなものがあった．現在の学校保健行政の根幹はこのときにすでに敷かれている．明治30年（1897）〜33年（1900）には学校清潔方法や学生生徒身体検査規程が制定され，学校衛生課が創設され，文部省にさらに，学校医令により学校医が制度化され，多くの成果を上げ始める．この時の画期的な行政施策は今に及んでも世界的にみて輝かしいものがある．まさに今日Health Promoting Schoolといわれているものが遠く明治期に始まっているのである．

しかし，明治36年（1903）には，日露戦争の影響により行政整理の対象となって学校衛生課は廃止され，大正10年（1921）に復活するまで，10数年間は学校衛生の発展にとって空白の時代となった．

2）大正期の学校衛生

大正5年（1916）には学校衛生官がおかれた．大正10年（1921）には再び学校衛生課が復活した．この時期における学校衛生で特筆すべきことは学校看護婦の登場と活躍である．今でも中国ではもっとも大きな問題であるトラコーマ対策に取り組んだのであった．彼女たちは，主としてトラコーマ患者の洗眼・点眼や救急処置に従事した．大正13年（1924）の文部省調査では，その数はすでに316名に及んでおり，当時の報告書の中に次のような表現で文部省の学校看護婦に対する方針が述べられているのは今日の開発途上国の学校保健問題を考えるうえで興味深い．

> 「……学校看護婦ハ学校衛生ノ実務者ニシテ，学校医ヲ介ケ，且学校教員ト協力シテ学校衛生ノ全般ニ亘リ実地ノ仕事ヲナス者ニシテ，コノ設置ガ普及スルニ至ラバ学校衛生ノ面目ハ一新シ著々良効果を挙ルコト疑ヲ容レズ……」．

今でもこの職種は養護教諭と名前を変えて学校保健の中核を担っている．実は，開発途上国の多くは人的資源としてのスクールナースを欠いているところに弱点があると言ってもよいであろう．

3）昭和戦前期の学校衛生

昭和初期の学校衛生で成功した点は，従来，学校医および学校看護婦の仕事と理解されていた学校衛生の中で，教育としての学校保健の重要性が認識されたことであった．学校をあげて，全教員が学校保健にかかわりをもつという現代のスタイルにかわってきたのであった．こうして「教育的学校衛生」という表現も次第に普及するようになった．これはアメリカのHealth Educationの紹介に負うところが大きく，昭和11年（1936）にアメリカの健康教育学者ターナーC.E.が来

日したことは，この傾向に大きな拍車をかけた（著者の大澤が学生時代（昭和40年代）に受けた学校保健学の勉強はまず，ターナーの著書を読むことから始まった）．

なお，昭和3年（1928）に体育課が設置されて，学校衛生課は廃止されたが，昭和16年（1941）に体育課が体育局に昇格した際，再び衛生課として復活した．昭和18年（1943）には衛生課から保健課に改称された．一方，昭和16年（1941）の国民学校令により，学校看護婦は栄養訓導という名称で教育職員としての身分職務が確立された．その後，戦争の影響によりすべてが戦時体制に移行した．

4）昭和戦後期の学校保健

戦後，わが国の学校教育制度は大きく変わり，学校保健もアメリカの影響を受けつつも学校保健関係者の努力によって，保健管理が中心の学校衛生から，保健教育を重視した新しい学校保健へと変わっていた．これは保健管理がすでに失ってしまった，あるいは失いつつある健康を回復するという後ろ向きの機能であるのに対して，保健教育が児童生徒の将来を見据えた前向きの教育活動であるということに対する大きな期待が込められた結果でもある．これは学校教育の性格を理解すれば当然のことであった．

昭和22年（1947）の学校教育法制定の際，養護訓導は養護教諭に改められ，昭和24年（1949）に保健主事という名称の職種がみられるようになった．この年に文部省には初等中等教育局保健課ができ，その後，昭和33年（1958）に体育局に再び移管され，学校保健課と改称された．

戦後の学校保健の特徴は，まず保健教育の強化であり，教科としての保健学習が始まったことである．さらに保健管理面の充実施策として，昭和29年（1954）に学校給食法，昭和33年（1958）に学校保健法，昭和34年（1959）に日本学校安全会法が制定された．このうちで，とりわけ学校保健法の制定は学校保健活動に法的に基盤が整備された意味で画期的なことであった．現在，開発途上国において，学校保健を充実させる施策のうちどれかひとつをあげよといわれれば，躊躇なく法律の整備をあげるであろう．

なお，日本医師会を中心とした医学的ニュアンスの強かった学校衛生から，教育的ニュアンスをも包括した学校保健へ発展するために新しい視野に立った研究者の組織の必要が叫ばれ，昭和29年（1954）に日本学校保健学会が発足した．日本の学校保健行政や活動は，学会や大学の専門家の支援によって成されたところが大きい．

5）昭和40年代から現代までの学校保健

昭和47年（1972）に学校保健法施行令および同法施行規則が改正され，健康診断の方式が改められた．また，日本学校保健会の中で学校保健センター的事業が推進され今日にいたっている．これは行政機関と連携して医師会，歯科医師会，薬剤師会，保健主事会，養護教諭会，関連する学会，等がひとつのまとまりをもったセンター的な学校保健活動を全国にわたって啓発していく機能をもっている．

さらに，各都道府県には同様の下部組織が存在して地方における学校保健活動を主導している．昭和53年（1978）には，学校保健法の一部が改正され，安全管理に関する事項が強化された．この事業を行う組織として日本学校安全会があり，学校給食には日本学校給食会が対応している．この2つの組織は現在，国立競技場とともに日本スポーツ振興センターとして事業を行っている．

時代の変化に伴って，保健問題は少しづつ変化しているので，保健学習の内容も対応して学習指導要領の改正は約10年ごとに行われている．平成8年（1996）に中央教育審議会は「生きる力」と「ゆとり」という2つのキーワードは新しい教育の指針とされ，教育全般に影響力をもった．しかし現在の新しい学習指導要領が再び示されて，特に，総合学習が取り入れられて，健康問題を学習する機会が増えている．平成13年（2001）から全面的な省庁改変に伴い，従来の文部省は科学技術省と合併し文部科学省となり，学校保健はスポーツ・青少年局学校健康教育課の所管となった．また平成27年（2015）には文部科学省の外局としてスポーツ庁が設置されたのに伴って，学校保健行政は初等中等教育局健康教育・食育課となった．

以上，あらまし学校保健の歴史をみてきたが，この間に国民全体の疾病構造も急性感染症から慢性の感染症，そして生活習慣病と大きく変化してきた．これに伴って，子どもの健康像も少しずつ変容し，学校保健の重要問題も変化してきている．

8．学校保健のフレームワーク

1）学校保健の目的と特性

学校保健とは，学校における保健教育・指導・管理にかかわる活動全体を意味している．学校が単に医療や保健活動の場所としてだけに利用され，それを学校保健と誤解することがあってはならない．学校保健は学校教育の中にあって果たすべき機能をもつが故に学校保健なのである．そこで，学校保健の目的を次の4点にまとめることができる．

①児童生徒等および教職員自身の健康を保持しさらに増進をはかること．
②教育としての学校教育活動に必要な保健安全上の配慮を行うこと．
③児童生徒，教職員自らが現在から未来にわたって，健康の保持推進を図ることができ，これをさらに地域や家庭に波及しうるような能力を育成すること．
④学校保健活動を通して学校全体を健康で安全な環境とし，教育活動の基礎とすること．

次に学校保健の特性について考えてみよう．

学校保健の対象はわが国の学制でいえば幼稚園児から，小学校児童，中学校生徒，高等学校生徒，大学や専門学校等の学生に至るまで，年齢的に広い層に及んでいる．この時期は，それぞれの年齢における形態的・生理学的特性が大きく変化するため，その実状を適切に知ることが学校保健の基礎となる．わが国の場合，この点は明治期の活力検査に始まる今日の健康診断や体力テストによって，世界

に稀なほどの体系的な基礎データの収集が行われ，活用されてきた．日本では学校の開始にわずかに遅れて健康診断が登場するが，開発途上国では未だにこの点は整備されていない．

同様にこの時期は，発育発達上の生理学的特性の個人差がきわめて大きく拡大するときである．とりわけ思春期の急激な変化がみられる小学校高学年児童や，中学校の生徒を対象とする教育と指導で配慮が必要である．たとえば，女子の初経や生理にどれくらいの配慮が開発途上国でなされているだろうか．教師は性の発達状況をどれくらい理解し，把握し，性教育や指導に反映しているのだろうか．たとえば，まだ二次性徴に至らない小学生に性交やコンドームの着用を指導し，性病のおぞましい実態を印象付けている教材も少なくないであろう．標的になった疾病の宣伝に焦る余り，極端な指導や教育が行われていないだろうか．

学校保健は教育の科学（Educational Science）としての性格を濃厚にもっている．

第2の特性は，学校は多くの職員や児童生徒が集まる場であるから，単に個々の児童生徒の健康問題のみではなく，集団において生ずる特有な健康上の問題が重要となる．学校保健活動が公衆衛生的活動の一分野として重視される理由はここにある．

感染症が激減したとはいえ，学校感染症対策が重視されるのも，以上のような理由によるものであり，また，教室内の照明や騒音対策等，適切な教育環境の維持は，集団教育の特性として特に重視されなければならない．さらに，健康の増進に関する教育活動も個別指導だけでなく，むしろ集団教育に大きなウエイトがおかれているという点に，学校保健としての特性を求めることができる．

第3の特性は，当然のことながら，学校が教育の場であるという点にある．学校保健の目的のひとつとして健康の保持増進を図る能力の育成をあげることができるが，学校で展開される学校保健活動にはすべて教育的機能と性格を備えている．直接的には児童生徒等の健康管理に属する行事であっても，それが，教育的配慮のもとに展開されるのでなければ学校保健活動としての意義は著しく希薄になってしまう．

たとえば，日本における毎年春に実施される定期学校健康診断を考えてみよう．これは元来，児童生徒の健康状態を評価し，潜在的な健康障害の早期発見を目的とした健康管理的な活動である．しかし管理的な機能と同時に，健康診断の事前指導や事後措置を通じて，十分な教育的機能を果たすようにしなければならない．この意味で，われわれは教育的健康管理という用語を用いることさえある．まして，教育活動の中で占める健康問題の重要性は非常に大きいのである．学校保健活動の基礎となる基礎科学として，教育衛生学や教育生理学あるいは教育保健学等の確立が望まれている理由も，このような点にあるといえよう．

2) 学校保健のフレームワーク

ここではまず，内容領域についての考え方について概略を紹介し，ついで現在，一般的に用いられている内容領域について触れる．

（1）学校保健の目的からみたフレームワーク

学校保健はその主体である児童生徒と教職を担う人の側面と，活動の場としての学校空間・施設・設備とその働きとしての教育活動を包括した概念である．このような側面から学校保健の内容を分類すると，次のようである．

- 主体（児童生徒，教職員）の管理
- 場（学校環境）の管理
- 教育機能（教育内容）としての保健の教育

（2）児童生徒の健康という視点からみたフレームワーク

学校保健の役割は，児童生徒の健康と安全の管理と指導，教育である．そこで，児童生徒が健康と安全の諸問題にどのようにかかわるかという点からみたときのフレームワークがある．

健康診断や健康相談等のサービス事業は，児童生徒の立場からすれば学校医，学校歯科医，学校薬剤師，養護教諭等からサービスを受け取るという意味で，他律的受動的なアプローチであるとされる．これに対して，児童生徒が保健に関する学習や指導によって，自らの健康の保持増進について知り，行動するような能力の育成に向かう活動は自律的で自動的なアプローチであるとされる．このような立場から見て，学校保健の内容を2分して捉える立場がある．

- 他律的受動的なアプローチとしての保健の管理
- 自律的自動的なアプローチとしての保健教育

（3）児童生徒の行動からみたフレームワーク

児童生徒の生活行動の範囲からみて，学校保健の内容を次のように捉えることもある．

- 学校内の校内保健活動
- 家庭との関連から家庭保健的な活動
- 地域との関連から地域保健的な活動

（4）学校保健の運営からみたフレームワーク

学校保健を運営する人の側面からみると，学校保健には常勤の人的資源と非常勤の人的資源がある．職種により，そのかかわり方には程度の違いがあり，また，児童生徒の組織やPTAおよび地域代表等とのかかわりもある．人的な資源としては以下のようである．

- 専任の人的資源として保健主事，養護教諭，学級担任（主として保健教育的活動行う人的資源）
- 非常勤の人的な資源として学校医，学校歯科医，学校薬剤師等（主として保健管理的機能と活動を行う人的資源）
- そのほかに，学校保健関連職員，PTA代表，児童生徒，地域代表等を保健組織活動的人的資源と捉えることもできる．

上記のとおり，立場の違いによってさまざまな捉え方がある．学校保健の内容，範囲は一様ではなく，現実の保健問題は複合的であって，相互の要素が相互に関連し，依存的である．

たとえば，登校や下校のとき以外に生じた児童生徒の交通事故は，学校保健の

表1-1　学校保健の領域分類と主な内容

領域分類			主な内容	運営のニュアンス	担当者
保健管理	環境管理		環境衛生検査，環境の安全等	管理的	専門職員 学校医 学校歯科医 学校薬剤師 養護教諭 保健主事 学級担任
	対人管理	健康管理	健康状態評価，疾病管理，安全管理等		
		生活管理	校内および校外生活の管理・指導等	指導的	
保健教育	保健指導		個別指導・集団指導等		学級担任 養護教諭 保健体育教員
	保健学習		教科としての保健学習，関連教科における学習等	教授的	

関知しない問題かといえば決してそうではないし，また，学校に影響する大気汚染や騒音による多くの問題は，地域保健との関連なしには論じられない．学校保健を学校にのみ限局した縄張り的な構造を考えるべきではなかろう．

(5) 一般的に用いられているフレームワーク

従来もっとも一般的によく用いられているフレームワークは以下のようである．

学校保健の領域は，保健管理および保健教育の2分野から成り立っていると考えるのがもっとも一般的である．ここでは，まず，基本的な領域構造について説明し，それらの内容について略述しよう（表1-1）．次の分類は従来よく用いられてきたものである．

[学校保健の領域分類]
学校保健┬保健管理……対人保健管理と環境保健管理
　　　　├保健教育……保健学習と保健指導
　　　　└学校保健組織活動

保健管理は大別して対人管理と環境管理に分けることができるが，対人保健管理はさらに，心身の健康管理と生活管理とに分けられる．

保健教育は，教科教育（保健科教育）として行われる保健学習と教科以外の時間に展開される保健指導とに大別される．

なお，保健管理と保健教育の2つの領域に保健組織活動を加えて3領域に分類することもあるが，保健組織活動は学校における保健管理や保健教育を支援する組織活動である．

次にこれらの領域の主な内容と担当者についてみよう．

上記の分類に示すとおり，保健管理の中で，環境管理および健康管理は，その具体的な運営としては保健管理的色彩の強い，児童生徒の立場からみれば他律的に運営が進められる内容であり，担当者は学校医，学校歯科医，学校薬剤師等の非常勤職員や養護教諭が中心となる．

一方，対人管理の中でも，生活管理は，学校内の生活や校外生活の中での生活

指導の色彩が強いので，保健教育の中の保健指導と類似した性格をもっている．学級内で学級担任によって行われる個別指導，保健室で養護教諭によりなされる個別指導，また，学校行事や学級指導として展開される集団指導等がある．

また，教科としての保健学習は健康の科学についての知識体系の教授学習活動である．保健教科担当教員がこれを担当する．

3）学校保健の行政と法律

わが国の学校保健制度はその法体系，行政体系が明治以来整備され，戦後，新たに改変が行われ，以来時々改正されてきた．以下，わが国の学校保健制度について簡単に整理しておく．

学校保健活動は学校教育の一環として展開されるので，学校保健に関する制度上の問題は学校教育行政全般と関連をもっている．学校保健行政は，国・文部科学省から都道府県教育委員会，そして市（区）町村教育委員会さらに学校という流れで行われる．

学校保健行政は中央行政組織と地方行政組織とに分けることができる．

（1）中央行政組織

国の学校保健行政は，文部科学省の所管となっている．学校保健は学校教育法第1条に定められている小学校，中学校，高等学校，中等教育学校，大学，高等専門学校，特別支援学校および幼稚園のすべての保健および安全の問題を取り扱う．これらのうち幼稚園，小学校，中学校および高等学校の学校保健については健康教育・食育課が担当している．なお，これらの学校における保健体育教育は，その内容等について初等中等教育局の関連各課とスポーツ庁が密接な関連をもつ．大学，短期大学，高等専門学校については高等教育局が担当し，特別支援学校については初等中等教育局（特別支援教育課）が担当している．

平成27年（2015）には健康教育・食育課（学校保健，学校安全および学校給食に関する担当課）は初等中等教育局に属することになった．この課が学校保健行政についてはもっとも密接な関連をもっている．

（2）地方行政組織

地方行政組織としては，都道府県教育委員会と市（区）町村教育委員会が，それぞれの行政レベルで学校保健に関する行政を行っている．小学校，中学校は市（区）町村立の学校が多いので，市（区）町村教育委員と密接に関連し，公立の高等学校は直接，都道府県教育委員会と関連する．また，私立学校については都道府県知事部局の私学担当課が関連している．

都道府県により，学校保健課，保健体育課，体育保健課，保健厚生課，保健課等，学校保健を主管する課の名称は異なっているので留意する必要がある．また，市（区）町村教育委員会においても，それぞれの名称で学校保健を主管する課または係りがおかれている．

（3）学校保健関連法令

学校保健に関連する法令はきわめて多いので名称を記すにとどめる．

①法律：学校保健安全法，学校給食法，学校教育法，教育基本法等

②政令：学校保健安全法施行令，学校教育法施行令等
③省令：学校保健安全法施行規則，学校教育法施行規則等

このほか，大臣あるいは局長が，所轄の事項について指示する「通達」，公示する「告示」がある．また，地方自治体法規の中には，地方公共団体がその議会の議決により制定する「条例」，地方公共団体の長や行政機関が制定する「規則」がある．

(4) 学校保健に関連する主な法令

① **学校保健安全法**（昭和33年（1958））：学校保健にとってはもっとも重要な法律である．学校における保健管理についての必要事項を規定したもので，学校保健管理法ともいうべき内容である．

② **学校保健法施行令**（昭和33年（1958））：学校保健法の内容につき，重要事項をさらに詳細に規定したものである．

③ **学校保健安全法施行規則**（昭和33年（1958））：上記施行令とともに，学校保健法の内容につき，重要事項をさらに詳細に技術的内容にわたって規定したものである．この内容に関しては，健康診断，疾病予防，学校医等の職務内容（前述）等と関連性が深い．

④ **日本スポーツ振興センター法**（平成14年（2002））：学校安全・学校給食普及充実事業，災害共済普及事業，学校給食用物資供給事業等を行う同センターに関し規定したものである．

⑤ **交通安全対策基本法**（昭和45年（1970））：交通安全対策の基本的な施策を規定したもので，学校安全に関して重要な法的基盤となっている．

⑥ **スポーツ振興法**（昭和36年（1961））：スポーツ振興の基本的施策を明示したもので，児童生徒等の心身の健全な発達につき重要な関連をもっている．

⑦ **学校給食法**（昭和29年（1954））：学校給食の実施に関し，必要な事項を定めたもので，学校保健法より4年も早く制定されたことは当時の事情を考えると大変意義深いものがある．

以上のほか，いわゆる文部科学省関係以外のもので，公衆衛生関連法令その他の法令として，感染症法，予防接種法，結核予防法，環境基本法，道路交通法，労働安全衛生法等があげられる．

9．絵でみる学校保健の現状

1）学校保健統計-1：主な疾病にはどんなものがあるのだろうか？

学校保健統計調査は統計法で指定されている統計調査（基幹統計）であって，昭和23年（1948）以来毎年行われている．この調査は定期学校健康診断で得られた結果を国が都道府県を介して標本調査を行い，文部科学省が集計・公表している．調査項目は定期学校健康診断として行われる項目がそのまま利用される．身長，体重等のほか，児童生徒等の健康状態については，栄養状態，脊柱・胸郭の疾病・異常の有無，視力，聴力，眼・耳鼻咽頭・皮膚・歯・口腔の疾病・異常の有無，結核の有無，心臓の疾病・異常の有無，尿検査と寄生虫卵検査の陽性陰

表1-2 疾病異常の被患率（％）

区　分		幼稚園	小学校	中学校	高等学校
60％以上～70％未満					裸眼視力1.0未満の者
50～60％			むし歯（う歯）	裸眼視力1.0未満の者	むし歯（う歯）
40～50％				むし歯（う歯）	
30～40％		むし歯（う歯）	裸眼視力1.0未満の者		
20～30％		裸眼視力1.0未満の者			
10～20％			鼻・副鼻腔疾患	鼻・副鼻腔疾患	
1～10％	8～10％				鼻・副鼻腔疾患
	6～8％		歯・口腔のその他の疾病・異常		
	4～6％		耳疾患 眼の疾病・異常 歯列・咬合	眼の疾病・異常 歯垢の状態 歯列・咬合 歯肉の状態 耳疾患	歯垢の状態 歯肉の状態
	2～4％	歯列・咬合 鼻・副鼻腔疾患 アトピー性皮膚炎 耳疾患	ぜん息 アトピー性皮膚炎 歯垢の状態 心電図異常	歯・口腔のその他の疾病・異常 心電図異常 ぜん息 蛋白検出の者 アトピー性皮膚炎	歯列・咬合 眼の疾病・異常 心電図異常 蛋白検出の者 アトピー性皮膚炎 耳疾患
	1～2％	ぜん息 眼の疾病・異常 口腔咽喉頭疾患・異常 歯・口腔のその他の疾病・異常 その他の皮膚疾患	歯肉の状態 口腔咽喉頭疾患・異常 栄養状態	せき柱・胸郭 栄養状態	ぜん息
0.1～1％	0.5～1％	歯垢の状態 蛋白検出の者	蛋白検出の者 心臓の疾病・異常 難聴	心臓の疾病・異常 口腔咽喉頭疾患・異常	歯・口腔のその他の疾病・異常 栄養状態 せき柱・胸郭 心臓の疾病・異常 口腔咽喉頭疾患・異常
	0.1～0.5％	言語障害 心臓の疾病・異常 栄養状態 歯肉の状態 せき柱・胸郭 顎関節	せき柱・胸郭 その他の皮膚疾患 言語障害 腎臓疾患 寄生虫卵保有者 顎関節	難聴 顎関節 その他の皮膚疾患 腎臓疾患 尿糖検出の者	顎関節 難聴 尿糖検出の者 その他の皮膚疾患 腎臓疾患
0.1％未満		寄生虫卵保有者 腎臓疾患	尿糖検出の者 結核	言語障害 結核	結核 言語障害

注1：「口腔咽喉頭疾病・異常」とは，アデノイド，扁桃肥大，咽頭炎，喉頭炎，扁桃炎，音声言語異常のある者等である．
注2：「歯・口腔のその他の疾病・異常」とは，口角炎，口唇炎，口内炎，唇裂，口蓋裂，舌小帯異常，唾石，癒合歯，要注意乳歯等のある者等である．
注3：「その他の皮膚疾患」とは，伝染性皮膚疾患，毛髪疾患等，アトピー性皮膚炎以外の皮膚疾患と判定された者である．
注4：「心電図異常」とは，心電図検査の結果，異常と判定された者である．
注5：「蛋白検出の者」とは，尿検査のうち，蛋白第1次検査の結果，尿中に蛋白が検出（陽性（+以上）又は擬陽性（±）と判定）された者である．
注6：「尿糖検出の者」とは，尿検査のうち，糖第1次検査の結果，尿中に糖が検出（陽性（+以上）と判定）された者である．
（文部科学省「平成26年度学校保健統計調査結果の概要」より）

表1-3 最近10年間の疾病・異常

区分		むし歯(う歯)	アトピー性皮膚炎	ぜん息	裸眼視力1.0未満の者	寄生虫卵保有者	心電図異常	蛋白検出の者	耳疾患	鼻・副鼻腔疾患	口腔咽頭疾患・異常
幼稚園	2004年度	56.92	—	1.29	20.78	0.28	—	0.58	1.79	2.67	2.32
	2009年度	46.50	3.11	2.15	24.87	0.15	—	0.62	2.91	3.98	1.96
	2010年度	46.07	3.28	2.74	26.43	0.09	—	1.01	3.34	3.39	1.86
	2011年度	42.95	2.87	2.79	25.48	0.12	—	0.76	2.54	4.37	2.38
	2012年度	42.86	2.88	2.33	27.52	0.07	—	0.58	2.60	3.50	1.46
	2013年度	39.51	2.39	2.13	24.53	0.12	—	0.89	2.58	3.44	1.37
	2014年度	38.46	2.37	1.85	26.53	0.08	—	0.74	2.27	3.13	1.74
小学校	2004年度	70.43	—	3.07	25.55	0.67	2.53	0.61	4.32	10.40	1.87
	2009年度	61.79	3.31	3.99	29.71	0.30	2.51	0.81	5.47	12.57	1.63
	2010年度	59.63	3.38	4.19	29.91	0.27	2.48	0.75	5.43	11.66	1.52
	2011年度	57.20	3.30	4.34	29.91	0.22	2.51	0.75	5.52	12.50	1.51
	2012年度	55.76	3.25	4.22	30.68	0.20	2.30	0.75	5.39	12.19	1.27
	2013年度	54.14	3.06	4.15	30.52	0.16	2.62	0.74	5.43	12.07	1.32
	2014年度	52.54	3.22	3.88	30.16	0.13	2.34	0.84	5.70	12.31	1.50
中学校	2004年度	64.61	—	2.40	47.68	—	3.28	1.95	2.71	9.26	1.14
	2009年度	52.88	2.58	2.96	52.54	—	3.28	2.46	3.35	10.83	0.81
	2010年度	50.60	2.56	3.02	52.73	—	3.36	2.61	3.56	10.67	0.82
	2011年度	48.31	2.42	2.83	51.59	—	3.36	2.60	3.28	11.75	0.80
	2012年度	45.67	2.47	2.95	54.38	—	3.32	2.50	3.62	11.39	0.70
	2013年度	44.59	2.48	3.22	52.79	—	3.44	2.45	3.89	11.11	0.67
	2014年度	42.37	2.52	3.03	53.04	—	3.33	3.00	4.00	11.21	0.67
高等学校	2004年度	75.97	—	1.45	59.33	—	3.28	1.90	1.29	6.84	0.65
	2009年度	62.18	2.43	1.88	59.37	—	3.33	2.88	2.01	9.61	0.68
	2010年度	59.95	2.23	2.08	55.64	—	3.16	2.84	1.61	8.45	0.58
	2011年度	58.46	2.06	1.94	60.93	—	3.13	2.92	1.64	8.81	0.58
	2012年度	57.60	2.07	1.91	64.47	—	3.02	2.67	1.88	8.63	0.46
	2013年度	55.12	2.14	1.90	65.84	—	3.19	2.68	2.15	8.74	0.47
	2014年度	53.08	2.14	1.93	62.89	—	3.25	3.14	2.05	8.72	0.54

注1:「アトピー性皮膚炎」については,2006年度から調査を実施している.
注2:「寄生虫卵保有者」については,5歳から8歳のみ調査を実施している.
注3:「心電図異常」については,6歳,12歳および15歳のみ調査を実施している.

■ 過去最高　　▨ 過去最低

(文部科学省「平成26年度学校保健統計調査結果の概要」より)

性等や結核に関する項目である.

近年の調査では,発育状態については全児童生徒の4.7％にあたる約70万人を,健康状態では22.4％にあたる約330万人を調査対象の標本としている.この標本数は,年齢別,性別にしてもきわめて大きく,標本抽出誤差は非常に小さく,高い信頼性を示している.

調査結果は文部科学省のホームページに載っているので「学校保健統計」とい

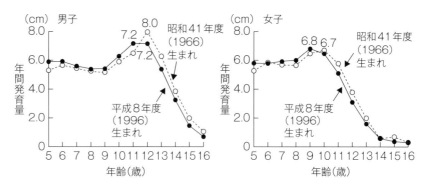

図1-3　親と子の身長の年間発育量の比較
（文部科学省「平成26年度学校保健統計調査結果の概要」より）

うキーワードで一度はアクセスしてみよう．

問題：表1-2は疾病の頻度（％）を多い順に整理したものである．これをみてどんな疾病が多いのか把握しておこう．また，学校の種別・年齢による違いはあるのだろうか？

問題：表1-3は最近10年間の主な疾病・異常である．これをみて最近増えている疾病，減少している疾病にはどんなものがあるかグラフを描いて把握しよう．また，アレルギーが増えているといわれるがどうだろう．

2）学校保健統計-2：日本人の発育は早熟になった？
　　　～データをみながら考えてみよう～

　現代の子どもと親の世代（30年前の子ども）つまり平成8年（1996）と昭和41年（1966）生まれの（年間の）発育増加量曲線を図1-3で比較してみよう．これによれば，男女ともに最大発育年齢（最大の発育増加量を示した年齢）は，男子で11歳，女子で9歳であって，男女ともに親の世代より1歳早く発育のピークを迎えている．このような現象を発育加速現象と呼ぶ．しかしこれだけで早熟化が今も進行中であるとはいえない．このグラフは，30年前の親の世代よりは今年度の値が大きいとか，早熟であるといっているのに過ぎないのである．ここで実は重要な問題がある．図1-4，図1-5をみてみよう．横軸に西暦年を，縦軸に6歳から17歳までの身長の年間増加量をとったグラフである．これによると1940〜50年代の児童生徒がもっとも就学後は身長が増加している．しかしその後は徐々に減少傾向が続き，近年まで減り続けてきている．つまり，日本人の小学校に入学してからの身長の伸びは戦後最高になり，それ以降は減り続けてきたということである．ところが17歳の身長は戦後大きくなってきたのである．ということは就学以前の身長の伸びが日本人の大型化に大きく貢献したということである．

問題：自分自身の発育の経過を母子健康手帳，小中高等学校のときの通信簿等から身長，体重を調べてグラフ化してみよう．そして1年にどれくらい増えたかも計算してグラフにしてみよう．君自身の発育経過はどんな特徴があるだろうか，考えてみよう．

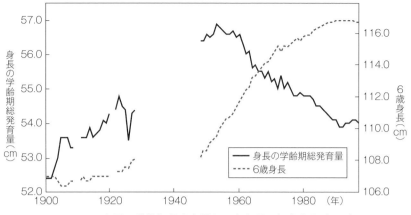

図1-4　身長の学齢期総発育量と6歳身長の年次変化（男子）
戦後日本人の身長の総発育量は就学後は減少し続けた．

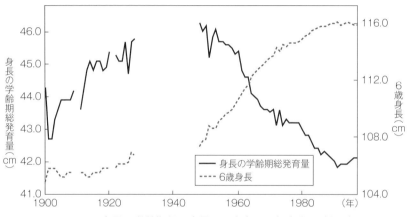

図1-5　身長の学齢期総発育量と6歳身長の年次変化（女子）
戦後日本人の身長の総発育量は就学後は減少し続けた．

3）学校保健統計-3：テレビゲーム等の影響で視力は悪くなっている？

　表1-3にみるように，裸眼視力1.0未満が小学校と中学校，高等学校ではこの10年間ではそれぞれ，25.55％から30.16％へ，47.68％から53.04％へ，59.33％から62.89％へと増加してきている．

　問題：君自身の視力はどうだろうか．視力と生活との関係等を議論し，なぜ「裸眼視力1.0未満の者」の割合は，年齢とともに頻度が上昇しているのであろうか考えてみよう．

4）学校保健統計-4：むし歯は減り続けている？

　むし歯はすべての項目で今までもっとも高い頻度（被患率）を示してきた．しかし，最近では減少し続けている．平成26年（2014）の統計では，小学校52.54％，中学校42.37％，高校53.08％がむし歯をもっている．しかし30年前は90％を超えていたのであり，最近の10年間では図1-6のようにかなり急速に減少している．これはいかに歯科保健教育の影響が大きいかである．最近では歯

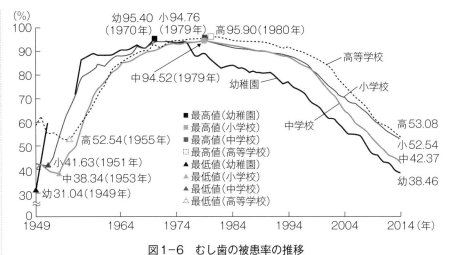

図1-6 むし歯の被患率の推移
(文部科学省「平成26年度学校保健統計調査結果の概要」より)

磨きの習慣は定着したようである．とはいえまだ被患率自体は依然として高率であることから問題がなくなったわけではない．

同じく歯科保健のインデックスとして重要な「12歳の永久歯の1人あたり平均むし歯等数」は平均で1.00本であり昭和59年（1984）の調査開始以来で最低となった．

問題：君自身の歯の状態を調べてみよう．むし歯は全体で何本あるか．処置したむし歯は何本あるか．未処置のむし歯はあるか．歯磨きの習慣とむし歯の関係等を話し合ってみよう．

5）学校保健統計-5：肥満児は増えている？

肥満児の出現率（表1-4）は増えているのだろうか．現在国は次式で性別，年齢別，身長別標準体重から肥満度を判定して，20％を超える者を肥満傾向児，−20％以下の者を痩身傾向児と判定する方式を採用している．

（1式）肥満度＝（実測体重（kg）−身長別標準体重）÷身長別標準体重×100（％）
（2式）身長別標準体重＝a×実測身長（cm）−b

まず，（2式）に身長値を代入してaを乗じ，bを減ずると，その人の身長別標準体重が求められる．このときに別途与えられている定数（表1-5）を用いる．計算は電卓で行うには有効数字が大きくかなり厄介である．しかる後に，1式に代入して実測の体重との差を計算し，この値が身長別標準体重の何パーセントに当たるかを算出して判定する．しかし，この数式が学校現場で個人の肥満度評価に使われることは計算が煩雑なので多分あまりないであろう．また，厳密にはこの定数aと定数bを毎年変更しなくてはならない．これに比べると次の方法は非常に簡単である．

まず，身長と体重を測っておき，式「体重（kg）÷身長（m）^{2}」に当てはめるだけでBMI（Body Mass Index）を求めることができる．BMIが一定の数値を超えたら肥満とする．成人は25以上なら肥満である．しかし，この方法だと具合の

表1-4 年齢別肥満傾向児の出現率(%)

区分		肥満傾向児					
		男子			女子		
		2014年度 A	2013年度 B	前年度差 A-B	2014年度 A	2013年度 B	前年度差 A-B
幼稚園	5歳	2.55	2.38	0.17	2.69	2.49	0.20
小学校	6歳	4.34	4.18	0.16	4.15	3.91	0.24
	7歳	5.45	5.47	△0.02	5.41	5.38	0.03
	8歳	7.57	7.26	0.31	6.24	6.31	△0.07
	9歳	8.89	8.90	△0.01	7.36	7.58	△0.22
	10歳	9.72	10.90	△1.18	8.40	7.96	0.44
	11歳	10.28	10.02	0.26	8.56	8.69	△0.13
中学校	12歳	10.72	10.65	0.07	7.97	8.54	△0.57
	13歳	8.94	8.97	△0.03	7.89	7.83	0.06
	14歳	8.16	8.27	△0.11	7.68	7.42	0.26
高等学校	15歳	11.42	11.05	0.37	8.35	8.08	0.27
	16歳	10.16	10.46	△0.30	7.44	7.66	△0.22
	17歳	10.69	10.85	△0.16	8.25	7.83	0.42

(文部科学省「平成26年度学校保健統計調査結果の概要」より)

表1-5 身長別標準体重を求める際の係数

年齢 \ 定数	男子		女子	
	a	b	a	b
5歳	0.386	23.699	0.377	22.750
6歳	0.461	32.382	0.458	32.079
7歳	0.513	38.878	0.508	38.367
8歳	0.592	48.804	0.561	45.006
9歳	0.687	61.390	0.652	56.992
10歳	0.752	70.461	0.730	68.091
11歳	0.782	75.106	0.803	78.846
12歳	0.783	75.642	0.796	76.934
13歳	0.815	81.348	0.655	54.234
14歳	0.832	83.695	0.594	43.264
15歳	0.766	70.989	0.560	37.002
16歳	0.656	51.822	0.578	39.057
17歳	0.672	53.642	0.598	42.339

(文部科学省「平成26年度学校保健統計調査結果の概要」より)

悪いこともある,というのは子どもでは小学校低学年では17〜19くらいが平均値であるのに対して,中学生だと20近くになってしまい,年齢によってかなり基準を変更せざるを得ないからである.

そこで,図1-7のようなグラフを用意する.横軸を年齢,縦軸を身長と体重としたときの標準値の比率を絵で判定できるようにしたものである.これだと求める身長に対する体重の2次元の空間表示によって一瞬で個人を評価できるから

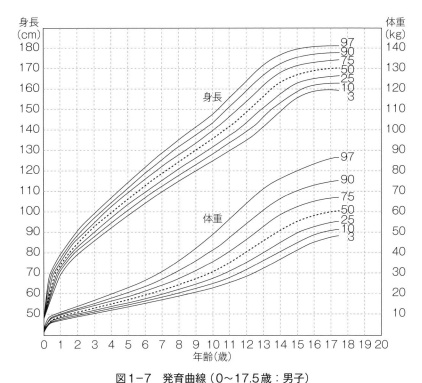

図1-7　発育曲線（0～17.5歳：男子）
（文部科学省スポーツ青少年局学校健康教育課監修（2006）児童生徒の健康診断マニュアル（改訂版）．日本学校保健会）

である．つまり，3％以下なら非常にやせている，反対に97％以上なら非常に太っているという判定をするのである．

問題：君自身のBMIや肥満度を計算してみよう．その他にもさまざまな肥満指数が提案されているので調べてみよう．計算の仕方でかなり評価結果が異なることを知っておこう．

6）年々寝るのが遅くなっているか？

最近の子どもは昭和40年（1965）の子どもと比べると中学生で約2時間くらい遅くなっている．しかし朝は学校があるので以前と同じように7時までには起床しなければならないから，朝寝坊には限りがある．2時間も朝寝坊はできない．すると，寝不足になる．この関係を年代別に示したものが図1-8である．

ここで，朝の覚醒状態を100点満点で表現して100点なら非常に爽快，0点なら非常に不快として，就寝時刻と起床時刻の2条件からこの得点を求めてみよう（図1-9）．このように，早寝早起きは覚醒状態に有利であることがわかる．

問題：君自身の起床，就寝時刻を評価してみよう．

7）驚くべき子どもの災害による事故・疾病数

災害による負傷や疾病によって児童生徒の健康はどれほど被害を受けているだろうか．この統計は日本スポーツ振興センターが毎年公表している（表1-6）．

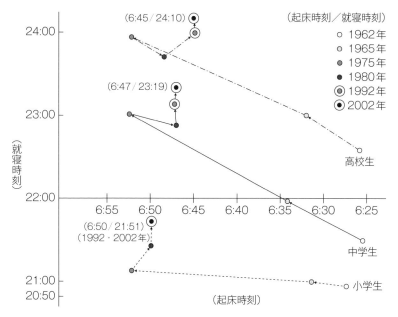

図1−8　年度別にみた子どもの夜型化の傾向

8時間睡眠

起床時刻										
4時						94	95	97	98	100
					89	90	92	93	95	
5時				85	86	86	88	90	93	
			79	81	83	84	85	87	88	
6時		77	78	79	79	79	83	83	84	86
	74	75	77	77	77	79	81	81	82	
7時		72	73	74	75	76	77	78		
	69	70	71	72	73	74	74			
8時	67	68	69	70	70	71				
	66	67	67	68	69					
就寝時刻		12時		11時		10時		9時		8時

図1−9　気分のよい覚醒状態の判別関数（100点満点）

これによれば，常識的な予想を超えて大きな規模の被害がみえてくる．同センターの1年間の災害による負傷や疾病に関する医療費の給付件数は平成26年度には100万件以上であり，1,682万人の児童生徒のうちの6.47％が何らかの怪我や疾病に遭遇している．この件数は何を意味するのか．些細な事故でも医療費を請求するようになったのか，体力低下で怪我をしやすくなったのか，環境が悪化して

表1-6 学校種別災害（負傷・疾病）の発生件数および発生率

学校種別	加入者数(人)(除要保護)	発生件数(件)	発生率(%)
小学校	6,545,551	381,461	5.83
中学校	3,489,682	381,560	10.93
高等学校　全日制	3,300,656	256,234	7.76
高等学校　定時制	98,318	2,462	2.50
高等学校　通信制	137,010	566	0.41
高等専門学校	57,318	2,640	4.61
幼稚園	1,257,678	21,724	1.73
保育所	1,943,394	41,840	2.15
合　計	16,829,607	1,088,487	6.47

((独)日本スポーツ振興センター (2015) 平成26年度「災害共済給付状況」を基に作表)

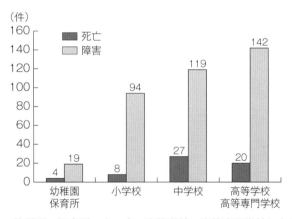

図1-10　幼稚園・保育所，小，中，高等学校・高等専門学校における障害および死亡の発生件数
((独)日本スポーツ振興センター (2014)「学校の管理下の災害〔平成26年版〕」を基に作図)

危険がいっぱいなのか，さまざまな想像ができる．さらに身体障害になってしまった子ども，死亡した児童生徒の数をみると図1-10のようである．

これらの統計から，事故の災害の防止が学校保健の大きな課題であることが理解できよう．

問題：前述の統計をインターネットで検索し，事故・疾病数で障害数を割り算してみよう．すると何件の怪我で身体障害者が発生するか大体の割合が計算でき，さらに事故・疾病数や身体障害の数で死亡を割り算してみると致死率が計算できる．こうして，小さな事故等が積もり重なって重篤な事態になることが理解できよう．

8) 朝食の摂取は学力を伸ばす？

この両者には深い関係がありそうである（図1-11）．

ほとんど朝食を食べない者は5～6％である．そしてその習慣が始まったのが

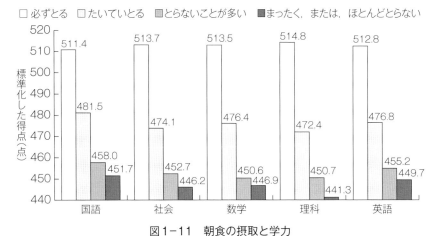

図1−11 朝食の摂取と学力
（国立教育政策研究所「平成15年度小・中学校教育課程実施状況調査」より）

小学生の時だったという者が6％程度いるという調査結果もある．ただしこれらの調査は，年度も調査客体（対象となった人たち）もまったく異なるので，都合のよい結果を結合して話を組み立てるのはかなり無理がありそうである．とはいえ，こうして図を観察すると，何となく小学生のときから成績の良し悪しが朝食によって左右されているようにもみえる．だから朝食を食べれば成績がよくなる，とも期待できる．こうした統計結果の利用が適切であるかどうかには疑問があるが，その反対に，食べないほうが成績がよくなる，という証拠があるわけではない．ともあれこうした話題は学校保健の分野では非常に盛んである．

問題：朝食に関する調査はいろいろなところで行われている．これらの調査結果を調べて，あるいは諸君の友人たちを調べて，実態を知っておこう．次いで，なぜ朝食ぬきが健康に悪いのかを議論しよう．

2章 子どもの発育発達

1. ヒトの発育とその特徴

　発育発達の経過は，ヒト→人→人間といった表現型の変化で捉えるとわかりやすい．すなわち，生物学的なヒトとしての発育，人としての身体的・精神的な発育発達，人間としての身体的・精神的・社会的な発育（成長）発達である．

　ヒトの発育とは，加齢に伴う身体の大きさや重さの変化であり，主として形態面における量的な増大を指す．発育の経過は，身長や体重等の測定を通して客観的に観察可能である．また，マリーナとブシャール（1995）は，「発育とは，9カ月の胎内生活と生後20年間における主要な生物学的活動である」と定義している．さらに，発育は身体全体や身体のある部分のサイズの変化を意味し，サイズの変化は，①細胞数の増加（増殖），②細胞サイズの増大（肥大），③細胞間物質の増加（付加増大），の3過程の結果であるとしている．

　発育は受精の瞬間から始まる．精子の大きさは0.06 mm，ヒトの卵子の大きさは0.1 mmほどである．受精卵の大きさは0.1 mmとなり，その重さは3/1,000,000 gほどであるといわれている．出生時の身長を50 cm，体重を3,000 gとすれば，母胎内（約10カ月）で身長は約5,000倍，体重は約10億倍になる．最終的にたった1個の受精卵が，約60兆個の細胞をもつ個体としてのヒトに成長する．精子と卵子は卵管膨大部で結合し，細胞分裂を繰り返しながら，約7日で子宮に着床する．妊娠は，受精卵が子宮に無事着床して初めて成立する．その過程を図2-1，図2-2に示した．細胞の集合体が，神経や筋肉等の組織を形成し，組織が集まって，胃や心臓等の器官を作る．そして，消化器系等の器官系

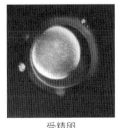
受精卵

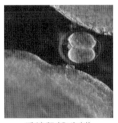
受精卵（2分割）

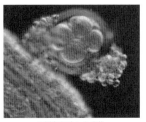
受精卵（4分割）

図2-1　受精卵の分割（卵管を移動し，その後子宮に着床）
（Lennart Nilson（1993）A Child is Born. pp56-60, Dell Publishing）

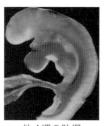
約4週の胎児

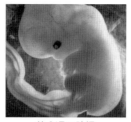
約6週の胎児

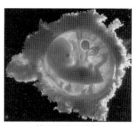
約12週の胎児

図2-2　胎児の発育過程（子宮内での発育の様子）
（Lennart Nilson（1993）A Child is Born. pp79-106, Dell Publishing）

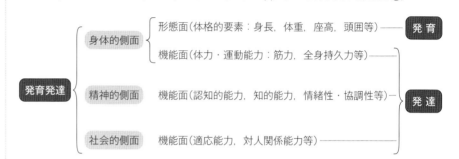

図2-3　発育発達の内容

が形成され，個体（ヒト）となる．

　子どもとは小児保健の立場からみた場合，出生前期から新生児，乳児，幼児，児童生徒までの段階を指す．"小児"は主として医学領域，"児童生徒"は社会，法律，教育の領域で用いられる．小児の年齢段階は，法律や教育領域まで含めると，およそ18歳くらいまでである．よく知られているように，小児は大人を小型化したのではなく，大人とは異なる独自の構造・機能をもち，年齢を重ねる度に変化していく存在である．小児をもっとも特徴づけるのは発育であり，小児期は発育期とも呼ばれる．学校保健領域は，この小児（出生前期から児童生徒）の範疇で捉えると，主に児童生徒をカバーしている．しかし，子どもの発育は受精の瞬間から時系列に従って変化，発育を遂げていく．この過程を視野に入れて児童生徒の現在を捉えることが重要である．

　一方，人間の発達は広範な概念を指す言葉である．一般的に発達は機能面からみた質的な変化を指すことが多い．発達は捉え方によって2つの異なる内容を含む．ひとつの捉え方は生物学的なもので，この意味から発達は機能の特殊化に沿った細胞の分化である．これは，主として遺伝子や遺伝子群の活性と抑制に依存して生じる．その結果として，身体のさまざまな機能の発達が促される．もうひとつの捉え方は，行動的，後天的なもので，子どもが生まれ育った環境の文化的背景の中で個性が形成される．このとき，体力・運動能力，社会的能力，認知的能力，知的能力，情緒性や協調性の発達という表現が用いられる．発育発達の内容は図2-3のようにまとめることができる．また，発育発達の区分を生物学的発

表2-1 生物学的発達段階

区　分	時　期	備　考
受精～2週	細胞期	7日目までを「卵割期」
3週～8週	胎芽期	
9週～出生まで	胎児期	胎児期22週から生後7日目までを「周産期」
出生後～4週	新生児期	出生後，7日までを「早期新生児期」．乳児期は，新生児期を含める場合もある
5週～1年	乳児期	
1歳～5歳	幼児期	欧米では，2歳までを乳児期，「保育」の場では，3歳未満を「乳児」としている
6歳～13歳頃	学童期	「少年少女期」：小学生年代
13歳～22歳頃	青年期	「青少年期」：中高生～大学生年代
22歳～60歳	成人期	成人期を　前期：30歳，中期：50歳，後期：51歳以降とする分け方もある
61歳以降	老年期	初老期（65歳頃まで），それ以降を老年期とする場合もある

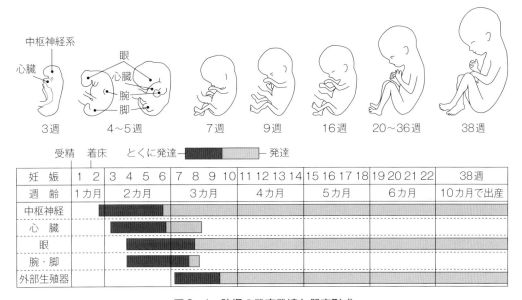

図2-4 胎児の発育発達と器官形成
(吉田邦久（2004）好きになる人間生物学．p59．講談社を参考に作図)

達区分でみると**表2-1**のようにまとめることができる．

発育と発達は車の両輪のような関係にあり，相互に影響し合っている．特に，胎児期では身長や体重の急激な発育に伴い，同時に身体諸器官の発達も著しい．**図2-4**にその例として，胎児の発育発達の経過を示した．

わが国では明治以降，学校教育における子どもの発育に関する知識・理解の重要性が指摘されてきた．明治23年（1890）の小学校令第一条に「小学校ハ児童身体ノ発達ニ留意シテ道徳教育及国民教育ノ基礎並其生活ニ必須ナル普通ノ知識技能ヲ授クルヲ以テ本旨トス」と述べられている．現在では，新生児期から乳幼児

表2-2 発育と計測, 測定の内容

発 育	計測部位	測定内容
長 育	身長・座高・下肢長等	長軸方向の増大
量 育	体重・皮下脂肪量等	量的な増大
幅 育	肩幅・腰幅等	横軸方向の増大
周 育	頭囲・胸囲・胴囲・上腕囲等	周囲の増大

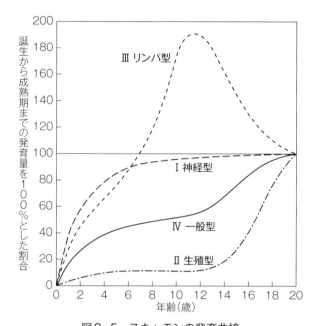

図2-5 スキャモンの発育曲線
(Scammon RE (1930) The measurement of the body in childhood. In:Harris JA, Jackson CM, Paterson DG, Scammon RE (Eds.), The Measurement of Man. pp173-215, University of Minnesota Press.)

期における発育経過は母子保健法で定められた乳児健診, 幼児健診（1歳6カ月, 3歳）を通して, その後の経過は学校保健法（平成21年（2009）「学校保健安全法」に改正）によって定められた幼児から学生までを対象とした健康診断によって知ることができる.

よく知られているようにヒトの発育は, 身長や体重, 座高等の測定を通して客観的に観察することができる. 一般的に発育状態の観察には, 長育・量育・幅育・周育の4つの指標（計測値）を用いる（表2-2）.

また, スキャモン（1930）は, 身体各部の臓器重量の変化をもとに0～20歳までの発育の相対的変化量を著した. この発育曲線からヒトの身体各部の発育状態を知ることができる（図2-5）.

Ⅰの神経型は脳の重さが典型的な経過を示すもので, 生後4～5歳で成人の約80％, 6歳で93％に達する. ちなみに, 成人男性の脳重量は約1,400g, 女性は約1,300gである. その他, 脊髄や視覚器もこの型に属する. Ⅱの生殖型は, 睾丸や卵巣等の生殖器の大部分がそれにあたる. これは思春期スパートが極端に大

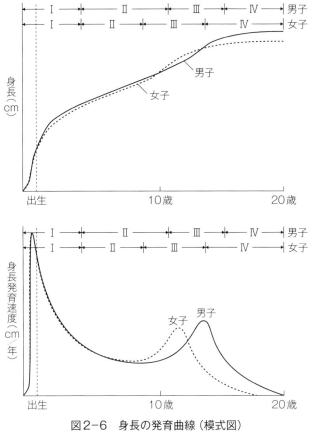

図2-6 身長の発育曲線(模式図)
(高石昌弘,宮下充正(1977)スポーツと年齢. p3,大修館書店)

きい場合である．生殖器の他に脳下垂体・甲状腺・副腎等の内分泌器官もこの型に属する．Ⅲのリンパ型は思春期に入る前に最大になり，以後，成人値となるが，これ以降は縮小が続く．これは胸腺の年齢変化データからえられたものである．胸腺は出生後の免疫機能の発達に欠くことのできない器官である．胸腺の重さは思春期に最大値を示し，約35gである（多田，1997）．その他，扁桃やリンパ節等もこれにあたる．

Ⅳの一般型は身長や体重等に典型的にみられ，S字曲線を示す．この「一般型」にみられるヒトの身長の発育曲線と発育速度曲線を模式的に描くと，図2-6になるといわれているが，個人ごと民族ごとにみると必ずしもこのようになるわけではない（大澤，2006；図2-7，図2-8）．

図2-6は，身長の発育パターンが4期に分けられている．しかしながら子細に観察すれば，加齢に伴い男女別の発育パターンに違いのあることがわかる．第Ⅰ期は，胎生期から乳児期を経て幼児期前半に至る急激な発育を示す時期である．第Ⅱ期は幼児期後半から学童期（3～10歳ころまで）くらいまでの比較的発育の緩やかな時期で，一生のうちでもっとも死亡率が低く，年間発育量もほぼ一定している．また，この時期は安定期であると同時に性差も少ないのが特徴である．

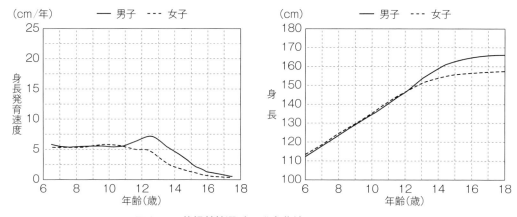

図2-7 体操競技選手の発育曲線（大澤未発表資料）

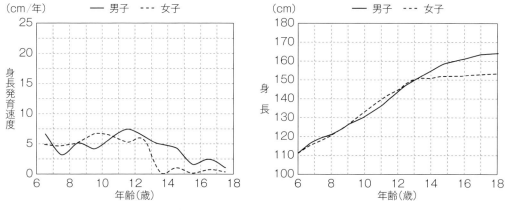

図2-8 中国チワン族の発育曲線（大澤未発表資料）

　第Ⅲ期は思春期と呼ばれる時期で，すでに学童期の後半から始まる急激な発育を示す．図からわかるように，女子の身長が男子のそれを上回る時期がある．これを「発育交差現象」という．女子の発育スパートは男子より約2年ほど早い．
　さらにこの時期に入ると，スキャモンの発育曲線にみられるように，生殖器官も顕著に発達する．女子では初経，男子では精通が現れてくる．この変化によって，体力や運動能力の性差が顕著になってくる．第Ⅳ期は成人に至るまでの時期で，発育は緩慢になりやがて発育停止に至る．
　胎生期は一生のうちでもっとも大きな発育を遂げる時期である．猪飼・高石（1967）はさらに胎児期の身長および体重の発育曲線を図2-9のように示している．以下に，この胎生期の身長と体重の推定式を示す．この式はいずれも各月齢の最終日を推定するもので，どちらの式もおよその見当をつけるには簡便で，平均としてはかなりよくあてはまる．

　　・身長（cm）：5カ月まで：(月齢)^2，6〜10カ月：月齢×5 ………… Haaseの式
　　・体重（g）：5カ月まで：(月齢)^3×2，6〜10カ月：(月齢)3×3 ……… 榊の式

　ところで，ヒト（子どもを中心として）の発育発達にはどのような特徴があるだろうか．生物学的存在としてみたヒトの発育や発達には，これまで述べてきた

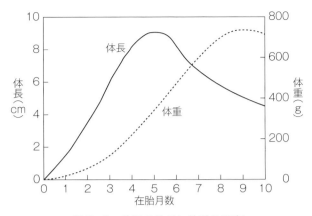

図2-9 胎児の体長と体重の発育
（猪飼道夫，高石昌弘（1967）教育学叢書19巻 身体発達と教育．p19．第一法規出版）（Ylppöより作図）

ように個人差や性差はあるものの，そこには共通する原則や特徴もある．ヒトの成長は，発育と発達の両面にまたがっており，次のような共通点や特徴が認められる（黒羽，1989；榊原，2004）．

①一定の順序に従い連続的な成長を遂げる：ヒトの発育は，順序を替えて進むことはない．身体の移動運動では，首が座る→一人座り→つかまり立ち→一人立ち→一人歩き，といった順序で発達し，平均1歳3カ月ころまでに一人で歩けるようになる．しかし，一人歩きは個人差も大きく，1〜2歳まで幅がある．

②成長は連続的であるが，その速度は一定ではない：神経系の急速な発達は乳幼児期に，身長の急激な伸びは思春期にみられる等，その進み方には緩急がある．

③子どもの発達はロバストで，同一性がある：榊原（2004）は「ロバスト」とは粘り強さや頑健性，持続性を意味すると述べている．さらに彼は次のように指摘した．乳幼時期の生育環境の多様性にかかわらず，ヒトは生後5カ月程で寝返りをうち，1歳前後で立位歩行が可能となる．また，誕生日までにはひとつくらい意味のある言葉をしゃべるようになる．

たとえば，スウォドリング（赤ちゃんをぐるぐる巻きにして，寝かせておく子育ての文化）を行っていても，その後ぐるぐる巻きの布を1歳位で外すと立位歩行ができるように，条件を代えてもロバストな発達がみられる．

④ヒトの成長には方向性がある：頭部から尾部へ，中心部から周辺部（末梢）へ，粗大運動から微細運動へという方向性がある（黒羽，1989）．

2．発育の評価

子どもの発育発達は，ホルモンの作用，骨の性質や成熟度，食生活・食習慣，文化・生活環境，民族の違い，年代等によって大きな影響を受けるため個人差が

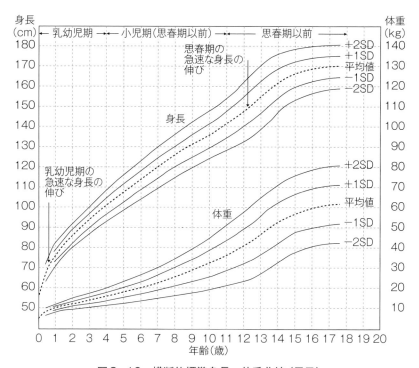

図2-10 横断的標準身長・体重曲線（男子）
（横谷 進（1995）こどもの成長と成長障害. p8, 診断と治療社を参考に作図）

生じる．たとえば，図1-3（p22）に示した図は，昭和41年度（1966）生まれと平成8年度（1996）生まれの者の年間発育量を比較したものである．この図から年代によって年間発育量のピーク年齢に違いのあることがわかる．

　身長や体重を中心に子どもの発育状況を観察することによって，一人ひとりの発育発達の状態，栄養状態（肥満や痩せ等），生活環境，疾病，虐待の有無等のさまざまな情報をえることができる．子どもの発育発達を評価する際には，文化や生活環境が異なる各民族の発育発達に関する標準値が必要である．身長の発育に関しては次のような特徴があることに留意しなければならない．

①最終身長には，小学校入学時の身長，両親の身長の平均，骨年齢，思春期（二次性徴）発現の時期等が影響する．

②思春期発現以前の身長が同じ場合，思春期発現のタイミングが遅いほうが最終身長は高くなり，思春期発現が早いほど最終身長は低くなる傾向がある．

③身長の計測値は，平均値を中心にほぼ正規分布する．

　身長の評価方法であるSDスコアは，身長の実測値から対応する同年齢群の身長の平均値を減じた値を標準偏差で除して算出する．SDスコアが-2SDより低い身長の子どもは，全体の2.3％であるとされ，成長障害を疑う必要がある．また，横断的標準発育曲線を活用して，個々の子どもの発育過程を確認することができる（横谷，1995；図2-10）．

　この横断的標準発育曲線とは，ある年度を定めて各年齢の子どもたちを男女別

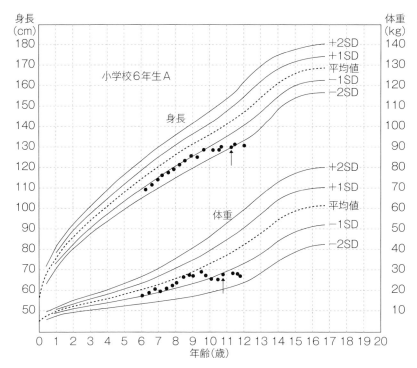

図2-11 身長発育の遅延から脳腫瘍が発見された例
(小林正子(2003)身体計測値の有効活用 その1−子どもの心身状態を反映する身長・体重−. 子どもと発育発達, 1:254-255)

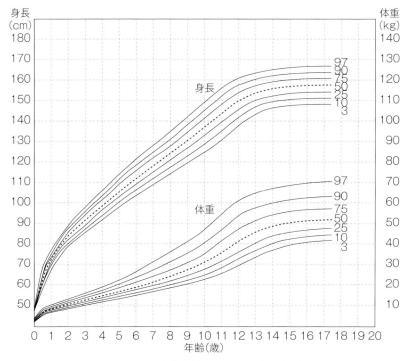

図2-12 発育曲線(0〜17.5歳:女子)
(文部科学省スポーツ青少年局学校健康教育課監修(2006)児童生徒の健康診断マニュアル(改訂版). 日本学校保健会)

表2-3 主な指数による評価

指　数	算出式	基　準	
ローレル指数(Rohrer Index) ※学齢期の子ども，約6〜11歳ころを対象	$\dfrac{体重(kg)}{身長(cm)^3} \times 10^7$	160〜	太りすぎ
		145〜159	太りぎみ
		116〜144	普　通
		101〜115	痩せぎみ
		100以下	痩せすぎ
カウプ指数(Kaup Index) ※乳幼児期の子どもを対象として，小児科でよく使われている	$\dfrac{体重(g)}{身長(cm)^2} \times 10$	22〜	太りすぎ
		19〜21	太りぎみ
		15〜18	普　通
		13〜14	痩せぎみ
		12以下	痩せすぎ
BMI(Body Mass Index) ※指数22がもっとも疾病の少ない体重であり，またこの値が標準体重である	$\dfrac{体重(kg)}{身長(m)^2}$ 標準体重＝BMI値22	18.5未満	低体重
		18.5〜25未満	普通体重
		25〜30未満	肥満度Ⅰ
		30〜35未満	肥満度Ⅱ
		35〜40未満	肥満度Ⅲ
		40以上	肥満度Ⅳ

に多数集め，身長および体重の平均値を年齢別に算出し，それを曲線で繋いで作成したものである．この基礎となる資料が学校保健統計である．これは世界的にみてもきわめて価値の高い統計である．この曲線は平均値を中心に＋2SD，＋1SD，－1SD，－2SDの発育曲線も同時に描かれている．このことによって，対象となる子どもと同性，同年齢グループとの比較が正確にできる．

図2-11は，小学校6年生男子児童の例である（小林，2003）．標準発育曲線にプロットしたところ，身長，体重ともに減少していた．養護教諭が行っていた年4〜5回の計測からその異常に気づいたものである．ただちに専門の医療機関で受診した結果，脳腫瘍であることが判明した．早期発見であったため大事に至ることはなかった．

発育の評価には，その他パーセンタイル法がある．これはある子どもの値が集団の中で小さいほうから累積して何％点に当たるかを示すもので，年齢ごとに身長や体重のパーセンタイル値によって評価されるものである．その発育曲線を図2-12に示した．

これらの他に，表2-3に示したような身長と体重を組み合わせた式から指数（ローレル指数，カウプ指数，BMI）を用いて肥満度の判定を行う方法もある（大澤，2002）．計算の容易さ等を考慮するとこれら指数の利便性も高いが，発育期の子どもへ適用するときには注意が必要である．たとえば，肥満の度合いに変化がなくても，加齢に伴いBMIは順次大きな値を示すことから，個々の子どもの栄養状態を追跡して評価するには若干問題がある．

そこで，子どもの肥満度をより正確に評価する目的で表1-5（p25）に示した

計算式が作成された．これは日本の子どもたち（0～17.5歳）の膨大なデータをもとに導き出された係数と算出式である．

その他の指標として，ウエスト／ヒップ比で成人男性0.9～1.0以上，成人女性0.8～0.85以上，あるいはウエストが成人男性85 cm以上，女性90 cm以上の場合，内臓脂肪型肥満のリスクが疑われる．この内臓脂肪型肥満は，糖代謝異常や脂質代謝異常を引き起こしやすいといわれている．

3．発育を妨げる要因

スキャモンの発育曲線にもあるが，一般的に身体発育の完成期は20歳といわれている．身長発育の経過をみてもそのことがわかる．ヒトの発育（受精から生後20歳までの期間）は個人差があるものの，同一性も高く，ある一定の順序性を保ちながら変化していく．しかし，図2-11の定期的な身長，体重測定が脳腫瘍の早期発見につながった例にみられるように，身体の発育が順調な経過を辿るとは限らない．ここでは，ヒトの正常な発育を妨げる要因について考えてみよう．

正常な発育を妨げる一次的要因は，遺伝的な素因，胎児期あるいは生後の比較的早い時期での病気，中毒，事故等による中枢神経系の損傷である．二次的要因は，生育環境といわれるもので，後天的な環境要因である．

1）発育を妨げる一次的要因

一次的要因のひとつである妊娠から出生までの母親の行動は，子どもの発育に大きく影響する．それらは次のようなものである．

①**妊娠中の母親の栄養不良**：妊娠中の過食はよくないものの，妊娠前の極端なダイエットによって栄養不良状態になっていると胎児の発育に悪影響がでる．

②**妊婦の飲酒**：ある程度の飲酒は問題ない．しかし，アルコール中毒の妊婦の胎児は小さく，他の障害がみられることもある．

③**妊婦中の運動**：妊娠6～7カ月間，中程度以下の穏やかな身体活動は胎児の発育に影響しない．しかし，妊娠中の長期間にわたる激しい運動は，胎児の発育阻害要因となる．

④**妊婦の喫煙**：妊婦本人の喫煙のみならず，受動喫煙の影響も胎児の発育に悪影響を及ぼすことは明らかとなっている．胎児発育を阻害する代表的たばこ煙成分は，一酸化炭素とニコチンである．喫煙妊婦からは非喫煙妊婦に比べ，2.3～4.3倍の確率で低出生体重児（2,500 g以下）が生まれるといわれている．また，平均体重も200 g軽く，さらに早産，流産の危険性がきわめて高くなる．

2）発育を妨げる二次的要因

二次的要因の生育環境は，子どもの運動・睡眠・栄養等の生活習慣をどう整えるかにかかっている．自立し始める幼児期によい生活習慣をつけさせることに

よって，身体各部の発育が促進される．これは，その後の児童期から思春期の発育においても同様である．

もちろん，保護者による幼児・児童への虐待や育児放棄（ネグレクト）はその後の子どもの発育，特に中枢神経系（脳）の発育に悪影響を及ぼす．アメリカで1年間に発生するネグレクトは年間100万件を超えるといわれている．

虐待の極端な例は，「ジニー事件」である．これは1970年アメリカのカリフォルニアで発生した事件で，少女ジニーは生後間もない時期から13年間にわたり，父親から監禁された．この間，父親以外の人との接触は一切なく，彼女は食事を運ぶだけであった．彼女は13歳で解放され，その後医師をはじめ数多くの専門家により社会復帰のための治療や教育が試みられたが，言語能力は未発達のままであったといわれる．この事件は，生後の生育環境がいかに重要であるかを示している．ちなみに児童相談所での児童虐待相談対応件数は，平成25年度（2013）で73,765件であった．

文　献

保志　宏（1988）ヒトの成長と老化－発生から死に至るヒトの一生－．てらぺいあ．
猪飼道夫，高石昌弘（1967）教育学叢書19巻　身体発達と教育．第一法規出版．
小林正子（2003）身体計測値の有効活用その1－子どもの心身状態を反映する身長・体重－．子どもと発育発達，1：254-255．
黒羽弥生（1989）小児の発育発達と保育．高野　陽編，保育講座22巻　小児保健．ミネルヴァ書房．
マリーナRM and ブシャールC著，高石昌弘，小林寛道監訳（1995）発育・成熟・運動．大修館書店．
大澤清二ら（2002）改訂学校保健学概論．家政教育社．
大澤清二（2006）四半世紀のフィールド調査からみた子どもの発育発達の多様性．日本発育発達学会第5回大会大会長講演資料，p13．
榊原洋一（2004）子どもの脳の発達－臨界期・敏感期－．講談社．
Scammon RE（1930）The measurement of the body in childhood. In:Harris JA, Jackson CM, Paterson DG, Scammon RE（Eds.）, The Measurement of Man. pp173-215, University of Minnesota Press.
多田富雄（1997）生命の意味論．新潮社
横谷　進（1995）こどもの成長と成長障害．診断と治療社．

コラム 1　児童生徒の問題行動等生徒指導上の諸問題に関する調査

児童生徒の問題行動とは何を指すのか．たとえば，「学校内外における暴力行為」に関する調査がある．平成26年度(2014)には，中学校で減少の傾向があるものの，小学校での増加傾向が顕著になっている（下図参照）．

暴力行為には，「対教師」「生徒間」「対人」「器物損壊」があり，もっとも多いものが「生徒間暴力」(2014年)である．たとえば，部活中に上級生が下級生に暴力を振るうことや，口論となり突き飛ばすといったといった行為が含まれる．

「突進して友だちを突き飛ばしてしまった．しかし，友だちが自分の行く手を邪魔したのだから，どかなかった友だちが悪いと友だちが泣いていても謝罪をせず，自己弁護している」（杉山，2011）というような場合はどうか．知的な遅れを伴わない，発達障害に「アスペルガー症候群」がある．コミュニケーションの障害であり，対人関係や社会性に難しさがある．突き飛ばした生徒にこういった特徴があることを知っていれば，互いに工夫した人間関係の構築ができたのではないだろうか．

学校は，多くの生徒同士がかかわり合い，お互いに意見を交わし異なる価値観を認め合いながら過ごす場所である．その意思疎通がスムーズに適わないことが，暴力行為として表れているとすれば，問題行動は起こす側の問題だけでなく，支え共に過ごす周囲の問題としても考えられるのである．

問題　生徒が問題行動にいたる背景として考えられることは何か．具体的にあげてみよう．

文献　大和久勝監修，楠凡之編著（2008）発達障害といじめ・暴力．クリエイツかもがわ．
　　　　杉山登志郎（2011）発達障害のいま．講談社現代新書，講談社．

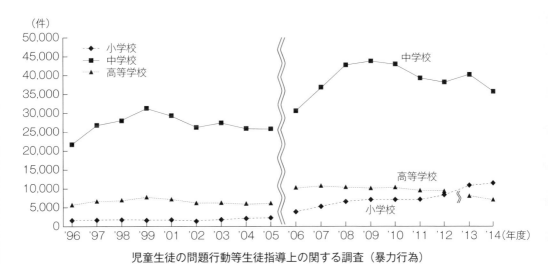

児童生徒の問題行動等生徒指導上の関する調査（暴力行為）
（文部科学省「平成26年度児童生徒の問題行動等生徒指導上の諸問題に関する調査結果」より）

3章 子どもの発達と体育

1. 身体発達の特徴

　「生老病死」は，仏教の言葉でもある．これは4種の苦悩を意味している．すなわち，人間にとって生まれること・老いること・病気になること・死ぬことは避けることができないというのである．身体の発育に伴って，身体諸器官の機能も発達していく．これと呼応するかのように，体力や運動能力も向上する．しかし，それらの機能もやがては衰え，死を迎える．身体発達の経過は，まさに生老病死ともいえる．図3-1は加齢に伴う身体発達の変化を模式的に示したものである．

　一般的に身体の発育発達は17～18歳でピークを迎えるが，適切なトレーニングを継続することによって，性差はあるものの，体力や運動能力は20～25歳頃まで発達する．日本を代表する元プロ野球選手の王貞治氏はプロ入り4年後（年齢的には約22歳）にホームラン王を獲得．メジャーリーガーのイチロー選手はプロ3年目（約21歳）で首位打者，同じく松井秀喜選手はプロ4年目（約22歳）でMVPを獲得している．いずれも，運動機能の発達，つまり体力や運動能力の向上がもっとも顕著な年齢に達したころにタイトルを獲得している．女子の運動機能発達のピークは，男子に比べ2～3年早いといわれている．

　また，スキャモンの発育曲線（図2-5，p34）でみたように，リンパ型発育の指標となった胸腺重量は10歳代後半をピークとして，その後加齢とともに急激に減少する．この胸腺は性成熟期に萎縮がはじまり，もっとも早く老化の兆候を示す器官だといわれている．加齢による胸腺の萎縮に伴い，免疫力は徐々に低下

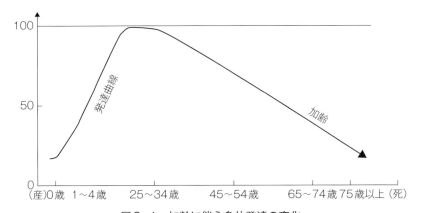

図3-1　加齢に伴う身体発達の変化
（大山良徳，小西博喜（1995）発育発達と体力づくり．p230，三和書房より引用改変）

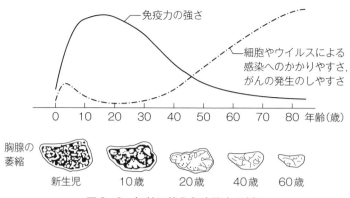

図3-2 加齢に伴う免疫能力の低下
（今堀和友（1993）老化とは何か．p62, 岩波書店）

し，がん等も発生しやすくなる．今堀（1993）は，加齢に伴う免疫能力の低下と病気（がん等）発生の関係を図3-2のように示した．

以上のことからわかるように，身体の発達は，20歳頃まで顕著であり，その後緩やかになり，加齢に伴い機能低下を招来する．しかし，身体諸器官の発達や変化は一様ではなく，それぞれに特徴があることも事実である．ここでは主に①呼吸・循環機能，②性機能，③筋機能の3つの発達と変化について概観する．

2．身体諸機能の変化と発達

1）呼吸・循環機能の発達

呼吸器系および循環器系の機能を別に分けて考えることは難しく，実際的にも両者が一体となって生理的に機能している．呼吸器系は鼻腔，咽頭，気管支，肺という一連の器官から構成されている．その主要器官である肺の重さは出生児約50g，生後1年で男子約180g，女子で約155gとなる．その後8～9歳では女子が男子を上回る．成人男性（24歳）の重さは約1,260g，女性では860gである．一方，循環機能の中心を担う心臓の重さは，出生児約20g，生後1年で男子約55g，女子で約50gである．成人に達すると平均300gほどあるが，その幅は200～350gまでである（図3-3）．これらの器官をスキャモンの発育型でいえば，身長や体重と同様に，一般型に属する．

このような変化は機能発達にも影響を及ぼす．乳児期から幼児期にかけては横隔膜の運動による腹式呼吸であり，その後の呼吸筋の発達とともに胸式呼吸が加わり，小学校に入る年齢あたりでは胸腹式呼吸に変化する．呼吸数の変化は表3-1に示したとおりである．心臓重量が増すにしたがって，脈拍数も変化する．新生児から乳児期では心臓容積が小さく，1回の拍出量を補う必要があるため脈拍数が多いと考えられる．脈拍数の年齢別変化は表3-2に示したとおりである．さらにこれら呼吸・循環機能の発達の指標として最大酸素摂取量がある．これは持久力の発達と関連が深い．この年齢および男女別の変化は吉澤（1994）により明らかにされている（図3-4）．肺や心臓重量の変化と対応させてみてみよう．

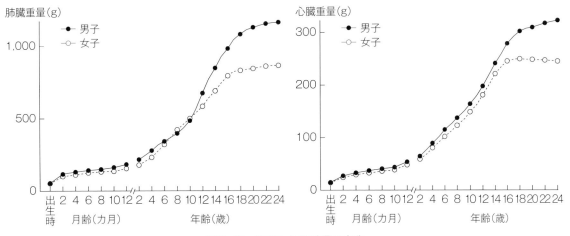

図3-3 肺臓と心臓重量の変化
(馬場一雄編(1967)成長の形態学.pp19-22,医学書院より作図)

表3-1 呼吸数の変化

年　齢	呼吸数(毎分)
新生児	40～50
乳　児	30～40
2～3歳	25～30
5～6歳	20～25
10～11歳	18～22
14歳	19
成　人	16～17

表3-2 脈拍数の変化

年　齢	正常下限		中央値		正常上限	
新生児	70		120		170	
1～11カ月	80		120		160	
2歳	80		110		160	
4歳	80		100		120	
6歳	75		100		115	
8歳	70		90		110	
10歳	70		90		110	
	男	女	男	女	男	女
12歳	65	70	85	90	105	100
14歳	60	65	80	85	100	105
16歳	55	60	75	80	95	100
18歳	50	55	70	75	90	95

　肺や心臓重量が増すにつれて，最大酸素摂取量も増加する(図3-4)．ところが，体重当たりの最大酸素摂取量では，5～11歳頃での差は少ない．5歳頃から身体のサイズに応じた一定水準の有酸素性能力を獲得していると推察できる．

2) 性機能の発達と内分泌

　一定の割合で一定の方向へ着実に発育が進んでいった幼児期から児童期を経て，生涯の激変期ともいわれる思春期を迎える．思春期発現のタイミングは個人差が大きく，早い者で8～9歳，遅い者では12歳過ぎになる．この時期に入ると性ホルモン(男性ホルモン，女性ホルモン)が多量に分泌されはじめる．その結果，生殖器が一気に発達，成熟して働き始めると同時に，生殖器以外にも性差が顕著に現れる．この性差は一次性徴および二次性徴に大別される．一次性徴を示す精

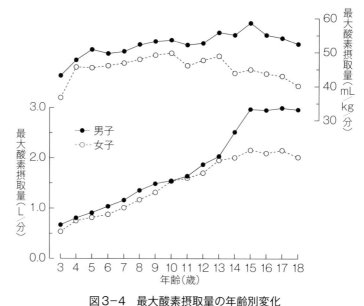

図3-4 最大酸素摂取量の年齢別変化
(吉澤茂弘(1994)幼児の有酸素性能力とその特性.日本運動生理学雑誌,1:1-26)

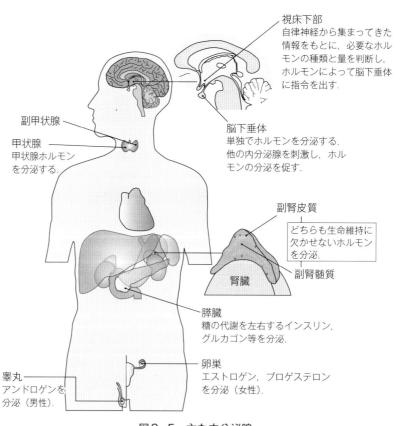

図3-5 主な内分泌腺
(浅野伍朗監修(2002)からだのしくみ事典.p235,成美堂出版)

表3-3 二次性徴発現に伴う身体の変化

男　性	女　性
陰毛，脇毛	陰毛，脇毛
ひげ等の体毛	
声変わり	乳房の変化
肩幅の増大	骨盤の発達
筋肉の発達	皮下脂肪の増量
射　精	初　経
アポクリン腺の発達	アポクリン腺の発達

(保志　宏（1993）ヒトのからだをめぐる12章．p55，裳華房)

表3-4 主な内分泌器官とホルモンおよびその働き

分類	分泌器官	分泌ホルモン	主な働き	
主に発育発達に作用するホルモン（内分泌系）	脳下垂体前葉	成長ホルモン(GH)	骨の身長，筋肉の成長等	生涯にわたって分泌されるが，12～18歳頃の思春期に多く分泌される
	甲状腺	サイロキシン　トリヨードサイロニン	1) 骨や骨格筋の発達を促進　2) 生体内のエネルギー代謝亢進　3) 脳に作用し，精神活動を亢進　4) 造血の亢進	加齢に伴って増加し，15～20歳でピークを迎え，加齢とともに減少
	性腺　睾丸	アンドロゲン　テストステロン	男性性器の発育，二次性徴発来，精子形成，造血	15歳前後から急激に増加し，25～30歳でピークを迎え，加齢とともに減少
	卵巣	エストロゲン	子宮内膜の増殖，二次性徴発来，子宮筋の発育，乳腺の増殖	10歳前後から急激に増加を始め，30歳代でピークを迎え，加齢とともに減少
		プロゲステロン	妊娠維持と基礎体温の上昇，排卵抑制，乳腺発育	
	副腎皮質	副腎アンドロゲン	アミノ酸の代謝，脂肪の分解等	6・7歳から分泌し始め，思春期に急激に増加し，20歳代半ばでピークを迎え，加齢とともに減少
主に体内活動に作用するホルモン（自律神経系）	交感神経内部	ノルアドレナリン	心拍出量の増加，血中グルコースおよび血中遊離脂肪酸濃度の上昇，血管の収縮および拡張等	
	副腎髄質	アドレナリン	交感神経が興奮した状態で分泌され，ノルアドレナリンと似た作用効果をもつ	
	副腎皮質	アルドステロン	腎臓におけるナトリウムの再吸収の促進，体液中のナトリウム濃度の増加等	
		コルチゾール	グリコーゲンの合成促進，血中グルコース濃度の上昇，脂肪細胞における脂肪分解の促進等	
	膵臓	インスリン	血中グルコースの取り込みの促進，血糖値の低下作用等	
		グルカゴン	肝臓におけるグリコーゲンからグルコースへの分解の促進，血糖値の上昇作用等	
		ソマトスタチン	インスリンおよびグルカゴンの産生・分泌の抑制，成長ホルモンの分泌の抑制等	
	脳下垂体前葉	成長ホルモン(GH)	代謝促進（タンパク質，脂質，糖質），血糖値の上昇，恒常性の維持等	

巣と卵巣は性染色体に支配されている．

　また，性ホルモンだけでなく，さまざまなホルモンは内分泌器官によって分泌される（図3-5）．一生の間に分泌されるホルモンの量は小スプーンで数杯程度であり，この微量なホルモンが体内に放出されると，身体に顕著な変化が現れる．この典型が二次性徴の発現である．この時期，男女にみられる身体的特徴は表3-3に示したとおりである（保志，1993）．

　また，これらの主要なホルモンとその働きを表3-4に示した．ホルモンの働きは，きわめて複雑，巧妙であり人間の生命維持活動に欠かせない．たとえば，体温や体内の水分調節，血糖量，血圧，血液内の酸素量などを一定に保つ働きで

あるホメオスタシス（恒常性の維持）にホルモンは欠かせない．その中枢は，間脳の視床下部にあり，ホルモン全体の働きをコントロールしている．そこから指令を受けて，主に身体の発育発達に作用する内分泌系と体内活動に作用する自律神経系とが働き，内臓や諸器官の機能が調節されている．なお，自立神経系には「闘争と怒りの神経」といわれる交感神経，「休養と栄養の神経」といわれる副交感神経がある．

一方，ホルモンの機能をみると，加齢とともにそのバランスが乱れてくる．特に女性の場合，エストロゲン分泌が減少し，視床下部や脳下垂体前葉への負のフィードバックが弱まって，性腺刺激ホルモン量は逆に増えるということが起こる．この結果，月経周期の閉止期を迎え（閉経），ホルモンバランスの乱れによる更年期障害が起こる．ホメオスタシスの中枢として働いているのは視床下部であることから，その老化も大きな要因となっていると思われる．現在，免疫系も含めたこの分野の研究は急速に進みつつあり，ホルモンをこれまでの定義で明確にすることが難しくなってきている．近年，ホルモンが免疫機能にも関与していることが明らかにされている．

3）筋機能（筋力）の発達

筋肉は人間のすべての身体活動を支える重要な役割を担っている組織である．それは，単にスポーツ活動だけに必要とされるものではない．笑うこと，話すこと，書くこと，呼吸すること，姿勢を保つこと，心臓から血液を送り出すこと，さらには日常生活でのさまざまな所作や動作等は，そのほとんどが骨格筋による活動，すなわち広義の「運動」である．

誕生間もない新生児の筋肉量は全体重の23〜25％，それが8歳で27％，15歳で33％，16歳では40〜45％程度を占めるようになる．体重発育も考慮すると成人男性の筋肉量は出生時の約40倍に達する．また，筋肉全体の水分量は幼児期で約70％，これが思春期の後半では66％程度に減少してくる．幼児期では赤筋の割合が白筋に比べ高い．

こうした筋肉量の変化，発達に大きく関与するのが性ホルモン，特に男性ホルモンである．アンドロゲンやテストステロン等の分泌は思春期に入ると急激に増える．女性ホルモンの代表であるエストロゲンやプロゲステロンの分泌も同様である．**表3-4**に示したように，思春期に入ると，性腺（男性は精巣からアンドロゲンやテストステロン，女性は卵巣からエストロゲンやプロゲステロン）から性ホルモンが分泌され最終的に，二次性徴発現，筋力の増大や性差の拡大が起こる．筋力はこの男性ホルモン分泌によって，思春期以降急激に発達する．性差はあるものの，女性の筋力も発達する．

図3-6は，Hettinger（1961）の研究結果を示したものである．彼は年齢別および性別にみたトレーニング効果を検討した．その結果，筋力の増加率でみると，男女の発達率に差はあるものの，思春期後半からの増加率が高い．また，**表3-4**で示したとおり，この時期に性ホルモンの分泌も盛んになっていることがわかる．筋力の男女差は**図3-7**に示したとおりである．

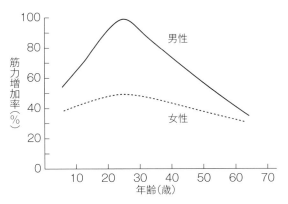

図3-6　トレーニング効果の年齢・性による変化
（Hettinger T（1961）Physiology of Strength
（Thurwell MH, ed）. pp1-83, Charles Thomas）

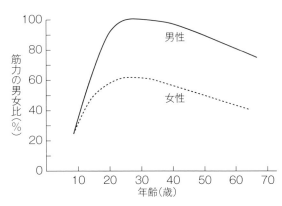

図3-7　年齢別にみた筋力の男女比
（Hettinger T（1961）Physiology of Strength
（Thurwell MH, ed）. pp1-83, Charles Thomas）

　Hettingerの研究成果は，日本における体力トレーニング研究の進展に大きな影響を与えた．その成果としての年齢からどのようなトレーニングを開始すればよいかという知見が蓄積されてきた．その成果として，いつ頃から筋力，全身持久力，敏捷性等を高めるためには，何歳頃からトレーニングを開始するのが相応しいかである．宮下（1980）と浅見（1985）の研究はその中で最も代表的なものであり，その後数十年間にわたり体力トレーニング開始年齢の指標として用いられてきた．しかし，大澤（2015）は，直近10年間の新体力テスト（体力・運動能力調査報告書：文部科学省）のデータ分析からこの指標に大きな間違いがあることを指摘し，これまでの考え方を見直すべきであるという新たな理論を示した．最大発達年齢を考慮した精緻な分析に基づくこの理論は，学校体育や運動部活動のみならず，ハイレベルの競技者養成等に携わる人々に大きな意味を持っている．大澤の理論では，従来宮下が提案してきたモデルよりもトレーニング開始の最適年齢は，幅はあるものの約2〜5歳早くなっている．この理論の概要は以下のとおりである．図3-8はそれをモデルとしてまとめたものである．

最適トレーニング開始の時期
（1）筋力系トレーニング
最大発達年齢　男子：12.6歳　前後を挟み　10.6〜14.9歳　年齢幅4.3歳
最大発達年齢　女子：10.6歳　前後を挟み7.65〜13.55歳　年齢幅5.9歳
（2）筋持久力系トレーニング
最大発達年齢　男子：11.6歳　前後を挟み10〜13歳　年齢幅3歳
最大発達年齢　女子：11.1歳　上記とほぼ同様
※ただし，7歳以前にも第2のピークの存在の可能性あり
（3）持久力系トレーニング
最大発達年齢　男子：11.4歳　前後を挟み10〜13歳　　年齢幅3歳
最大発達年齢　女子：10.5歳　前後を挟み9.6〜12.1歳　年齢幅3歳
※男子は7歳以前，女子は就学前の年齢でピークの可能性あり

筋力系	筋持久力系	持久力系	敏捷系	柔軟性系
男子：12.6歳前後	男子：11.6歳前後	男子：11.4歳前後	男子：10.6歳前後	男子：12.2歳前後
範囲：10.6～14.9歳	範囲：10～13歳	範囲：10～13歳	範囲：10～13歳	範囲：10～14歳
学齢：小5～中3	学齢：小5～中2	学齢：小5～中2	学齢：小5～中2	学齢：小5～中3
女子：10.6歳前後	女子：11.1歳前後	女子：10.5歳前後	女子：10歳前後	女子：10.9歳前後
範囲：7.7～13.6歳	範囲：10～13歳	範囲：9.6～12.1歳	範囲：9.6～12.1歳	範囲：9.6～12.6歳
学齢：小3～中2	学齢：小5～中2	学齢：小4～中1	学齢：小5～中2	学齢：小4～中1

図3-8　最適な体力トレーニング開始年齢のモデル（大澤（2015）より作図）
持久力系女子の年齢範囲と学齢は男子の結果をもとに推定．

（4）敏捷系トレーニング
　最大発達年齢　男子；10.6歳　　前後を挟み10～13歳　　年齢幅3歳
　最大発達年齢　女子；10歳頃　　上記とほぼ同様
　※ただし，女子では就学前の5～6歳頃に極大値を示す可能性あり
（5）柔軟性系トレーニング
　最大発達年齢　男子；12.2歳　前後を挟み10～14歳　　年齢幅4歳
　最大発達年齢　女子；10.9歳　前後を挟み9.6～12.6歳　年齢幅3歳

3．体力・運動能力の発達

　ここでは，子ども（小学校1年生）から老年期までの体力や運動能力の経年変化を平成25年度体力・運動能力調査報告書（文部科学省）の結果から概観する．

　図3-9は筋力発達の指標である握力の加齢に伴う変化である．筋力の指標である握力は，すべての年齢で男子が女子より高い水準を示している．しかし，11歳頃まで男女の差はほとんどない．12歳頃からその差は徐々に拡大する．男子は17歳頃まで顕著な向上傾向を示し，20歳代以降も緩やかに向上している．一方，女子は40歳代前半まで比較的緩やかな向上傾向を示している．

　男子は30～34歳，女子は40～44歳でピークに達しており，体力の他の要素に比べピークに達する時期が遅い．ピーク時以降は男女とも緩やかな低下傾向を示し，60～64歳には，男女ともにピーク時の約90％に，さらに75～79歳では約75％に低下する．

　筋力・筋持久力の指標である上体起こしの加齢に伴う変化の傾向を図3-10に示した．上体起こしは，すべての年齢段階で男子が女子より高い水準を示している．男子は，14歳頃まで顕著な向上傾向を示し，17歳頃にピークに達している．ピーク時以降は急激な低下傾向を示し，60～64歳にはピーク時の約55％に，75～79歳では約35％にまで低下する．女子のピークは男子より3年早く，14歳頃である．数年間その水準を維持しながら，その後緩やかに低下していく．45～49歳以降に急激な低下傾向を示し，60～64歳にはピーク時の約45％に，75～79歳では約30％にまで低下する．

　柔軟性の指標である長座体前屈の加齢に伴う変化を図3-11に示した．柔軟性は男女差がもっとも小さい．男子は11歳以降に顕著な向上傾向を示し，17歳

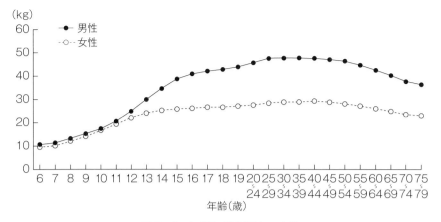

図3-9 加齢に伴う握力の変化

図はすべて，3点移動平均法を用いて平滑化してある（文部科学省「平成25年度体力・運動能力調査報告書」より）．

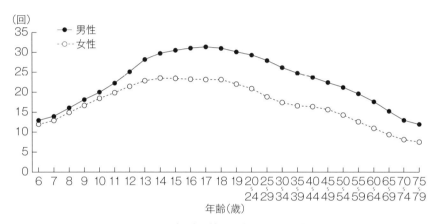

図3-10 加齢に伴う上体起こしの変化

図はすべて，3点移動平均法を用いて平滑化してある（文部科学省「平成25年度体力・運動能力調査報告書」より）．

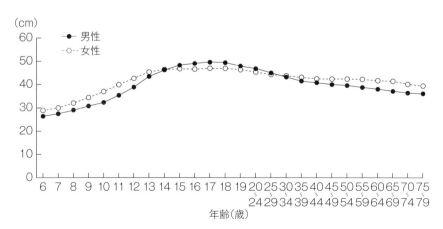

図3-11 加齢に伴う長座体前屈の変化

図はすべて，3点移動平均法を用いて平滑化してある（文部科学省「平成25年度体力・運動能力調査報告書」より）．

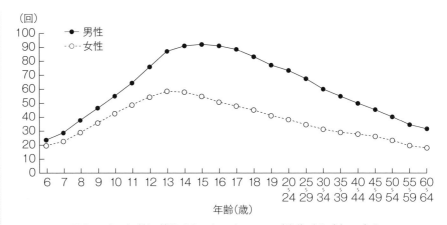

図3-12　加齢に伴う20mシャトルラン（往復時入走）の変化
図はすべて，3点移動平均法を用いて平滑化してある（文部科学省「平成25年度体力・運動能力調査報告書」より）．

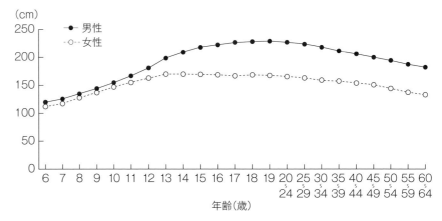

図3-13　加齢に伴う立ち幅跳びの変化
図はすべて，3点移動平均法を用いて平滑化してある（文部科学省「平成25年度体力・運動能力調査報告書」より）．

でピークに達する．以後は緩やかに低下していく．一方，女子では6歳から男子よりもやや高水準を維持したまま，13歳頃まで顕著な向上傾向を示す．男子同様に17歳でピークを迎え，その後緩やかに低下していく．

　全身持久力の指標である20mシャトルラン（往復持久走）の加齢に伴う変化を図3-12に示した．20mシャトルランは，すべての年齢段階で男子が女子より高い水準を示している．男女ともに14歳でピークに達しているが，この年齢までは男女とも顕著な向上傾向を示している．その後の数年間，男子はやや持続，女子は早くも緩やかに低下傾向を示している．19歳頃からは男女ともに顕著な低下傾向を示す．60～64歳では，男子でピーク時の約30％，女子で約25％に低下する．

　図3-13には筋パワー（瞬発力）および跳能力の指標である立ち幅跳びの加齢に伴う変化の傾向を示した．立ち幅跳びは，すべての年齢段階で男子が女子より高い水準を示している．この男子は14歳頃まで顕著な向上傾向を示し，18歳

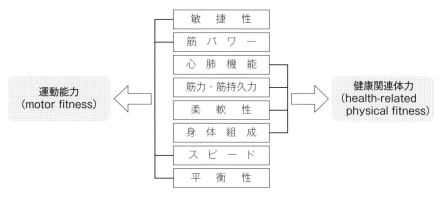

図3-14 運動能力と健康に関する体力要素
(Pate RR (1983) A new definition of youth fitness. Phys Sportsmed, 11: 77-83)

表3-5 各年齢段階毎の新体力テスト測定項目

領　域	測定項目	対象年齢			
		6~11歳	12~19歳	20~64歳	65~79歳
筋力	握力(kg)	☆	☆	☆	☆
筋力・筋持久力	上体起こし(回/30秒)☆	☆	☆	☆	
柔軟性	長座体前屈(cm)	☆	☆	☆	☆
敏捷性	反復横とび(回/20秒)	☆	☆	☆	
全身持久力	20mシャトルラン	☆	☆	☆	
	持久走(男性:1,500m, 女性:1,000m)		☆		
	急歩(男性:1,500m, 女性:1,000m)			☆	
スピード	50m走(秒)	☆	☆		
筋パワー(瞬発力)	立ち幅跳び(cm)	☆	☆		
巧緻性・筋パワー	ソフトボール投げ(m)	☆			
	ハンドボール投げ(m)		☆		
平衡性	開眼片足立ち(秒)				☆
調整力	10m障害物歩行(秒)				☆
全身持久力	6分間歩行テスト(m)				☆
スクリーニング	ADL				☆

頃にピークに達している．女子は12歳頃まで向上傾向を示し，14歳頃でピークに達し，19歳頃までほぼその水準は維持されるが，その後緩やかな低下傾向を示す．男女とも，60~64歳ではピーク時の約75%に低下する．

4．体力テストと体力の評価

　体力テストは，たとえば，児童生徒の現状を単に明らかにすることだけが目的ではない．体力テストは，それを実施して現状を把握し，問題点を整理し，成長期の子どもの体力向上を図る具体策を立てるために行われる．そのために，一定の基準を作成し，体力テスト結果を正しく評価しなければならない．わが国では昭和39年(1964)から平成10年(1998)までスポーツテストや壮年体力テストを実施してきた．これを大きく改め，1999年度からは新しい体力テストが実施

表3-6 項目別得点表：男子（12～19歳）

得点	握力	上体起こし(30秒)	長座体前屈	反復横とび(20秒)	持久走(1,500m)	20mシャトルラン	50m走	立ち幅とび	ハンドボール投げ
10	56kg以上	35回以上	64cm以上	63点以上	4'59"以下	125回以上	6.6秒以下	265cm以上	37m以上
9	51～55	33～34	58～63	60～62	5'00"～5'16"	113～124	6.7～6.8	254～264	34～36
8	47～50	30～32	53～57	56～59	5'17"～5'33"	102～112	6.9～7.0	242～253	31～33
7	43～46	27～29	49～52	53～55	5'34"～5'55"	90～101	7.1～7.2	230～241	28～30
6	38～42	25～26	44～48	49～52	5'56"～6'22"	76～89	7.3～7.5	218～229	25～27
5	33～37	22～24	39～43	45～48	6'23"～6'50"	63～75	7.6～7.9	203～217	22～24
4	28～32	19～21	33～38	41～44	6'51"～7'30"	51～62	8.0～8.4	188～202	19～21
3	23～27	16～18	28～32	37～40	7'31"～8'19"	37～50	8.5～9.0	170～187	16～18
2	18～22	13～15	21～27	30～36	8'20"～9'20"	26～36	9.1～9.7	150～169	13～15
1	17kg以下	12回以下	20cm以下	29点以下	9'21"以上	25回以下	9.8秒以上	149cm以下	12m以下

表3-7 項目別得点表：女子（12～19歳）

得点	握力	上体起こし(30秒)	長座体前屈	反復横とび(20秒)	持久走(1,000m)	20mシャトルラン	50m走	立ち幅とび	ハンドボール投げ
10	36kg以上	29回以上	63cm以上	53点以上	3'49"以下	88回以上	7.7秒以下	210cm以上	23m以上
9	33～35	26～28	58～62	50～52	3'50"～4'02"	76～87	7.8～8.0	200～209	20～22
8	30～32	23～25	54～57	48～49	4'03"～4'19"	64～75	8.1～8.3	190～199	18～19
7	28～29	20～22	50～53	45～47	4'20"～4'37"	54～63	8.4～8.6	179～189	16～17
6	25～27	18～19	45～49	42～44	4'38"～4'56"	44～53	8.7～8.9	168～178	14～15
5	23～24	15～17	40～44	39～41	4'57"～5'18"	35～43	9.0～9.3	157～167	12～13
4	20～22	13～14	35～39	36～38	5'19"～5'42"	27～34	9.4～9.8	145～156	11
3	17～19	11～12	30～34	32～35	5'43"～6'14"	21～26	9.9～10.3	132～144	10
2	14～16	8～10	23～29	27～31	6'15"～6'57"	15～20	10.4～11.2	118～131	8～9
1	13kg以下	7回以下	22cm以下	26点以下	6'57"以上	14回以下	11.3秒以上	117cm以下	7m以下

表3-8 総合得点基準表

階級	12歳	13歳	14歳	15歳	16歳	17歳	18歳	19歳
A	51以上	57以上	60以上	61以上	63以上	65以上	65以上	65以上
B	41～50	47～57	51～59	52～60	53～62	54～64	54～64	54～64
C	32～40	37～46	41～50	41～51	42～52	43～53	43～53	43～53
D	22～31	27～36	31～40	31～40	31～41	31～42	31～42	31～42
E	21以下	26以下	30以下	30以下	30以下	30以下	30以下	30以下

されることとなった．これが「新体力テスト」である．このテストは運動能力をさまざまな角度から捉え，それを可能な限り評価するために開発された．さらに，運動能力と健康に関する体力を分離して捉えるのではなく，そこに含まれる健康関連体力としての要素も取り込んだ．その考え方を示したものが図3-14である．これはPate（1983）の研究をもとにしている．

以上のことから，「新体力テスト」は，体力と運動能力を特に区別することなく構成されている．これまでのテストでは，対象年齢が6～59歳までであったが，これを6～79歳まで広げたところに大きな特徴がみられる．年齢段階毎に測定項

課題1　新体力テストの実施と自己の体力評価

測定項目	測定結果	得　点
握　力	kg	
上体起こし(30秒)	回	
長座体前屈	cm	
反復横とび(20秒)	回	
持久走(1,500m/1,000m)	分　　　秒	
20mシャトルラン	回	
50m走	秒	
立ち幅とび	cm	
ハンドボール投げ	m	
総合得点		
体力評価ランク		

※持久走，20mシャトルランを除いて，2回測定し，記録のよいほうを採用する．
※握力は左右2回測定し，結果の高い左右それぞれの数値から平均値を求める．

目は異なるが，共通する項目もある（表3-5）．この中で健康関連体力の測定項目として，「握力」「上体起こし」「長座体前屈」を年齢段階に関係なく設定し，加齢に伴う運動能力の推移をみることができるようにしている．

なお，新体力テストでは各項目を10点法で示し，その合計点をもとにA～E段階で評価するようにしている．表3-6～8は12～19歳対象を対象とした項目別得点表および総合評価基準表である．

体育系学生である場合には，当然Aランクに位置する体力が求められる．年齢基準は異なるが，ここに示した表はその基準がもっとも高いものである．新体力テストを自ら実施して，総合得点と評価を行ってみよう．

文　献

浅見俊雄（1985）スポーツトレーニング．朝倉書店．
浅野伍朗監修（2002）からだのしくみ事典．成美堂出版．
江口篤寿編（1996）新版学校保健．医歯薬出版．
Hettinger T（1961）Physiology of Strength（Thurwell MH, ed）．pp1-83, Charles Thomas．
保志　宏（1993）ヒトのからだをめぐる12章．裳華房．
今堀和友（1993）老化とは何か．岩波書店．
伊藤眞次，若林一二（1997）内分泌学 第4版．理工学社．
勝目茂編著，和田正信，松永智著（2015）入門運動生理学 第4版．杏林書院．
Leshner AI 著，伊藤眞次，船田紀明訳（1982）行動内分泌学．理工学社．
宮下充正（1980）子どものからだ．東京大学出版会．
文部科学省（2016）平成25年度体力・運動能力調査報告書．
大澤清二（2015）最適な体力トレーニングの開始年齢-文部科学省新体力テストデータの解析から-．発育発達研究，69：25-35．
Pate RR（1983）A new definition of youth fitness. Phys Sportsmed, 11: 77-83
清野裕，千原和夫，名和田新ら編（2004）ホルモンの事典．朝倉書店．
高石昌弘，樋口　満，小島武次（1981）からだの発達．大修館書店．
吉澤茂弘（1994）幼児の有酸素性能力とその特性．日本運動生理学雑誌，1：1-26．

コラム 2　感染症発生動向調査

「感染症の予防及び感染症の患者に対する医療に関する法律」（感染症予防法）および対象感染症の分類については本書の「5章2. 感染症」で解説するが，これらの感染症の発生状況を，国はどのようにして調べているのだろうか．

一類から四類までのすべてと五類の一部の感染症については「全数把握」といって，すべての医療機関に報告義務がある．これらの感染症は危険性が高く，発生数の少ないうちから感染被害を食い止めるために個々のケースへの即時的な対策が必要である．

一方，五類の感染症のうち，上記の一部を除く感染症については「定点把握」といって，指定を受けている定点医療機関にのみ報告義務があり，地域的・時期的な患者数の動向把握を主眼としている．定点把握の対象となる感染症には，集計期間が週単位であるものと月単位であるものがある．また，原則として定点医療機関は，日本医師会の協力のもと，医療機関の中から可能な限り無作為に選定されているが，人口および医療機関の分布等を勘案して，できるだけ該当都道府県全体の感染症の発生状況を把握できるように考慮するようにと規定されている．

これらの感染症の発生動向や流行予測は，国立感染症研究所感染疫学センターのwebサイト（http://www.nih.go.jp/niid/ja/from-idsc.html）より，また，インフルエンザ等による学校欠席者数は，日本学校保健会の感染症情報収集システム（http://www.gakkohoken.jp/）より知ることができる．

もっとも危険な一類感染症の発生は日本では今のところないが，平成26年（2014）にアフリカでエボラ出血熱の感染者が多数出た際や，平成27年（2015）に韓国で二類感染症の中東呼吸器症候群（MERS）の感染者が出た際は日本への拡大が懸念された．二類感染症の結核に関しては，平成26年（2014）の新登録結核患者数は19,615人となり，結核の統計を開始して以来初めて年間2万人を下回った．人口10万対新登録結核患者数も徐々に低下傾向にあるが，結核は注意を払うべき感染症の一つであることに変わりはない．

三類，四類のうちで発生している感染症の多くは，海外旅行帰国者によるもの等，海外由来である．平成26年（2014）に四類のデング熱が昭和20年（1945）以来69年ぶりに国内で発生し，感染が拡大したこと等から，検疫の強化や旅行者に対する感染症の知識の啓発等が今後も重要である．

問題　どうすればインフルエンザやエイズ等の感染症から自分自身を守れるかについて考え，周囲の人たちと議論してみよう．

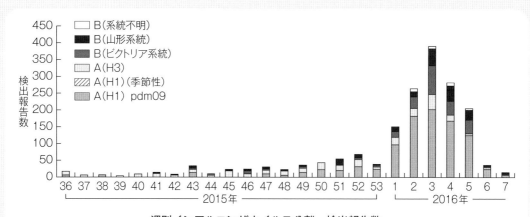

週別インフルエンザウイルス分離・検出報告数

（国立感染症研究所「インフルエンザウイルス分離・検出速報」（http://www0.nih.go.jp/niid/idsc/iasr/Byogentai/Pdf/data2j.pdf，参照日：2016年2月22日）より）

4章 子どもの心の発達と体育

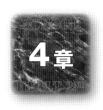

　近年，都市化，少子高齢化，情報化，国際化等による社会環境や生活環境の急激な変化は，子どもの心身の健康にも大きな影響を与えている．現代社会はストレス社会といわれ，平成25年度（2013）の国民生活基礎調査の結果（図4-1，図4-2）によれば，およそ2人に1人の割合で日常生活において悩みやストレスがあると回答している．中高生の年代が含まれる12～19歳でみると，男性32.2％，女性39.3％という結果であった．また，日本学校保健会による平成23年度（2011）の調査結果（図4-3）から，学校保健室利用者のうち記録を要する子どもの健康問題の背景要因は，主に心に関する問題が4割以上を占め，小学校，中学校，高等学校のいずれにおいても身体に関する問題を上回っていることが明らかとなり，メンタルヘルスが学校保健の中で主たる問題の位置を占めている現状を表しているといえよう．

　こうした状況の中，中央教育審議会答申「子どもの心身の健康を守り，安全・安心を確保するために学校全体として取組を進めるための方策について」が出され，学校においては，子どもの心身の健康問題の早期発見，早期対応を図るうえで大きな役割を果たしている日々の健康観察や保健指導等の適切な実施が求められている．健康観察という面で保健体育教員は，体育授業や運動部活動において児童生徒が体を動かしている様子やその表情，逆に実技の時間でありながら元気のない様子等，座学とは違う側面からも観察することができる．人の心と体はきわめて密接な相関関係にあり，保健体育科の学習指導要領においても「心と体を一体として捉え」という文言がある．心理発達面の基礎的な知識は保健体育教員

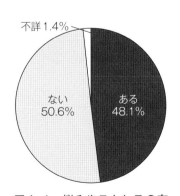

図4-1　悩みやストレスの有無別構成割合（12歳以上）
（厚生労働省「平成25年国民生活基礎調査の概況」）

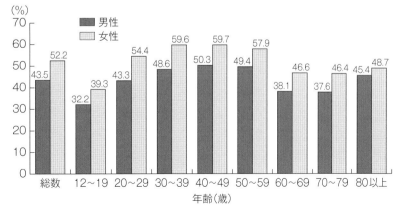

図4-2　性・年齢階級別にみた悩みやストレスがある者の割合（12歳以上）
（厚生労働省「平成25年国民生活基礎調査の概況」）

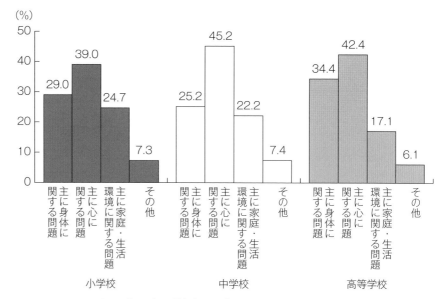

図4-3 記録の必要「有」の児童生徒の主な背景要因（校種別）
（日本学校保健会（2011）保健室利用状況に関する調査報告書：平成23年度調査結果．p31）

にとって必要不可欠なものである．

　本章では前半を欲求について，その中にマズローの「欲求階層理論」も含め，後半はエリクソンの「ライフサイクル理論」を解説し，保健体育教員として注意すべき点について考える．

1．一次的欲求と二次的欲求

　人には生理的に平衡状態を維持する機能が備わっていて，この働きをホメオスタシスと呼ぶ．ホメオスタシスは一般に，生体内の生理的水準を感知する働きと，感知された情報に基づいてそれを調整する働きによって実現される．生命の維持に必要な摂食の欲求，飲水の欲求，睡眠の欲求，排泄の欲求等のホメオスタシスに基づく欲求と，種の保存に不可欠な性欲求を一次的欲求と呼ぶ．

　一次的欲求が満たされたとしても，人はよりよく生きるために行動する．「食べたい」「眠りたい」というだけではなく，「体によくておいしいものが食べたい」や「暑くても快適に熟睡したい」という欲求である．このようにより高度な社会生活維持のための経験的な欲求を二次的欲求と呼ぶ．一次的欲求は生物として生きていくうえで必要な欲求であり，二次的欲求は人が学習することにより獲得する欲求である．

2．マズローの欲求階層説

　マズロー（Maslow AH）の欲求階層説や自己実現の概念については，実証に関する批判や理論枠組みに関する批判等もある．しかし，教育や学習活動における

実践的指針の土台に据えられるものとしてこれまで普及しているのも事実である．ここではその概要について解説する．マズローは，欲求には階層的な構造があり，全体を5つに分類し，低次の欲求が充足されると，より高次な欲求が現れ，階層の最上位には自己実現の欲求が位置すると提唱した．

（1）生理的欲求

人間のあらゆる欲求の中で，もっとも優勢なものである．生きていくための最低限のもので，食欲，睡眠への欲求，排泄の欲求等でホメオスタシスに基づくものである．しかし，それだけはなく性的願望，純然たる活動や運動，動物における母性行動等も含まれる．

特に極端までに生活のあらゆるものを失った人間では，生理的欲求が他のどのような欲求よりももっとも主要な動機づけとなる．食物，安全，愛情，尊敬等を失った人では，おそらく食物への飢えが他の何ものよりも強いということである．

（2）安全の欲求

生理的欲求が満足されると，次は安全の欲求が出現することになる．安全の欲求とは，自らの安全や保護を求め，不安や脅威の対象から身を守り，予測可能な秩序立った状態に自らを置こうとする欲求である．また，安定したよい社会では危険な野獣に遭遇したりすることもなく，違法な襲撃を常に受ける機会もなく，無秩序，暴政等も経験しない．それは満腹した人が飢餓を感じないように，安全な社会で生活する人は危険にさらされているとは感じない．しかし，安全性や安定性を求めようとする様子は，見慣れないものよりも見慣れたものを，あるいは知らないものよりよく知っているものに対する，共通した選好性にみられる．

（3）所属と愛の欲求

生理的欲求と安全の欲求の両方が十分に満たされると，家族や仲間といった周囲の人々から受け入れられたいという所属と愛の欲求が出現する．他者から愛されたいという欲求は，パートナーを求める行動に人を駆り立てる．しかし，愛情の欲求は性的欲求と同義ではない．性的欲求は生理的欲求と位置づけられるが，愛情の欲求はより高次な動機づけとみなすことができる．

（4）承認の欲求

社会生活における人々が，安定したしっかりとした根拠をもつ自己に対する高い評価，自己尊敬，自尊心，あるいは他者からの承認等に対する欲求・願望をもっている．これらの欲求は，二分することができる．ひとつは自分自身に対する承認欲求であり，強さ，達成，適切さ，熟達と能力，自信，自尊心，独立と自由等に対する願望がある．もうひとつは他者から受ける尊敬，評判，信望，地位や名声，優越等に対する願望である．これらすべてを承認の欲求と呼ぶ．

（5）自己実現の欲求

自分の能力や可能性を発揮して，創作的活動や自己の成長を図り，あるべき自分になりたいと思う欲求を自己実現の欲求と呼ぶ．生理的欲求から承認の欲求までの4階層を欠乏欲求と呼び，これが満たされた人は，自己実現を追求する成長欲求の段階に移行する．自己実現の欲求だけは満たされることがなく，終わりなく，よりよい自己へ成長し続けたいとするもっとも高次な欲求である．

3．欲求不満と心の働き

1）葛　藤

　欲求不満とは，個人の欲求が内的要因，または外的要因によって妨げられ，不満足に終わる状態をいう．内的要因には，複数の欲求が同時に発生した場合や目標が高すぎる場合等がある．外的要因には，天候不順等の自然的要因，人間関係の緊張等の社会的要因等がある．また両立しがたい，矛盾する欲求をもつこともある．この場合の欲求不満な状態を葛藤と呼ぶ．葛藤には3つのパターンがあり，1つ目はどちらも魅力的なものであるが，どちらか一方を選択しなければならないときに起こる．この状態を「接近−接近」の葛藤と呼ぶ．2つ目はどちらを選択しても自分が苦痛や不利益を被る場合で，逃げ場のない状態のときに起こる．この状態を「回避−回避」の葛藤と呼ぶ．3つ目は1つの目標が魅力的な部分と苦痛と不利益を被る部分をもっている場合に起こる．この状態を「接近−回避」の葛藤と呼ぶ．

2）適応機制

　人は欲求不満や葛藤の状態に陥ったとき，どうにかして欲求を充足させようとして，より安定した精神状態を保とうとする．そうした心の働きや行動を適応機制と呼ぶ．

　代表的な適応機制には以下のようなものがある．

①抑圧：欲求を無意識的に意識の世界から抹消して，欲求不満のない状態にすること．抑圧される内容は，不快な観念・性欲・敵意・攻撃欲等である．無意識に追いやられているが，夢や症状といった形で現れたりする．

②合理化：自分の失敗や無能力を認めず，何らかの理由を見出して，自分の立場を正当化することである．イソップ寓話の「すっぱいブドウの論理」等である．

③同一化：自分の欠点や弱点を補うために，自分より優れた人と自分を同一にみようとすることである．他人の行動や考え方を自分の中に取り入れて自分も同一だと認識する働き．自分の尊敬する人の言動を模倣したり，映画・演劇の主人公に熱中するような場合等をいう．

④投射：自分の欠点や弱点に劣等感をもつ者が，それらの欠点・弱点を他人も同様にもっていると考えることにより，自分の劣等感を解消しようとすること．自分が不誠実な場合，これを他人に転嫁して，他人を不誠実だという場合等である．

⑤反動形式：ある欲求を隠ぺいするために，無意識的にもっている自分の本当の感情や欲望と正反対の言動・態度を意識的にとる働きである．何かの理由があり子どもに憎しみを抱いている継母が，過剰にその子をかわいがったり，甘やかしたりする場合等である．

⑥逃避：苦しい状態や場面から逃れることである．たとえば失恋をした後に，アルコールにのめり込むような場合等である．

⑦退行：自分の願望が満たされない状況に陥った際，その欲求を満たすことができる早期の発達段階に戻る働きである．たとえば，弟が生まれ，両親の愛情を独占されたと感じた兄が，急に赤ちゃん返りして指しゃぶりをしたり，幼児語を使う場合等である．

⑧代償：自分が望んでいたもとの対象よりも価値の低いもので，欲求を充足させることである．旅行へ行きたがっている子どもが，それがダメとなると，テレビやゲームで我慢するような場合である．

⑨補償：身体的・精神的に劣っていると感じるとき，これを自分ができる他のことで補って劣等感を解消しようとする働きである．学業成績で評価がまったく得られない生徒が得意な運動に打ち込み，チームのリーダーとなって活躍する場合等である．

⑩昇華：現実には満たすことができず，社会的にも受け入れられにくい欲求や感情を，社会的に受け入れられる方向（芸術や学問，職業，スポーツ等）に置き換えて充足する働きである．

以上のような適応機制によって，欲求不満や葛藤の回避・解消しようとするが，うまくできない場合，不適応行動をとらざるを得ないこともある．不適応行動には大きく2つに分かれる．

①非社会的行動：自分自身のうちに立て籠り，社会との対応を拒否する状態である．具体的には，他人と話しをしない，孤独になる，わがままをいう，嫉妬する，他人に強い恐れの感情をもつ，情緒が不安定になる，かんしゃくを起こす等の行動をとることがある．

②反社会的行動：他人を攻撃することにより，社会に好ましくない影響を与え，社会を混乱させることである．具体的には，うそをつく，他人のものを盗む，家出をする，放火する，残忍な行為に出る，性的暴行等である．

4．エリクソンのライフサイクル理論

人間が生涯を通していかに発達するかということに関する理論は数多く，ここで解説するエリクソンの「ライフサイクル理論」もそのひとつであり，人生を8つのステージに分類し生涯発達理論が展開されている．各ステージには図4-4に示すように，生物学的な成熟の程度や文化・社会的要求に対応した心理社会的危機とよばれる発達課題が存在し，各ステージでの課題をうまく解決することが次のステージにおける健全な発達につながるとされている．エリクソンの「ライフサイクル理論」については，発達の因果関係を説明する理論としては不十分であるとの批判もあるが，乳幼児期の情動発達や児童期における自己概念の発達，そして青年期のアイデンティティ発達，高齢化に伴って中年期以降の発達課題が改めて注目され，人は生き方によってはさらに長期にわたって成長できる，あるいは成長しなければならないといった各領域に与えた影響は大きく，教育関係者の圧倒的な支持を得て現在に至っている．ここでは8つのステージのうち，子どもの心の発達にかかわる青年期までの5つのステージについて簡単に解説していく．

		1	2	3	4	5	6	7	8
VIII	老年期								統合 対 絶望
VII	成人期							生殖性 対 停滞性	
VI	前成人期						親密 対 孤立		
V	青年期					同一性 対 同一性混乱			
IV	学童期				勤勉性 対 劣等感				
III	遊戯期			自主性 対 罪悪感					
II	幼児初期		自律性 対 恥・疑惑						
I	乳児期	基本的信頼 対 基本的不信							

図4-4 エリクソンの漸成図式
(エリクソンEH, エリクソンJM著, 村瀬孝雄, 近藤邦夫訳 (2001) ライフサイクル, その完結 増補版. p34, みすず書房より引用改変)

1) 乳児期（0〜1歳半頃）

基本的信頼なしには乳児は生き延びることさえできない．空腹を満たしてもらう，濡れたおむつを交換してもらうといった経験を通して，他者を信頼することを学ぶのである．つまり，現に生きている人はみな基本的信頼を獲得し，それによってある程度まで希望という強さを得ているということになる．乳児期の発達課題は，まさに養育者(主に母親)と子が一対となった密な関係の中で達成される．生後1年を迎える頃，乳児は母親のそばで自由に生き生きと探索活動をすることができるようになるが，時に何か不安を感じる事態が生じると，すぐに母親のもとに戻り不安を低減することができる．母親の姿が見えなくなると泣き叫ぶが，母親が戻れば喜びを全身で表現し，すぐに元気を取り戻す．これは良好な愛着行動が形成されていることも示している．

2) 幼児初期（1歳半〜3歳頃）

子どもが2歳頃になると言語の獲得が急速に起こり，これまでの非言語的なコミュニケーションに言語が伴うようになり，自己主張が出てくる．また歩こうとする強い意志があり，歩くことができることを誇示している．しかし，そうした自己主張には限界があり，子どもは度を越えてコントロールを失うと，不安定な状態に後戻りし，自信を失い，自分の能力に対する疑惑と恥の感覚に襲われる．

このような時期には保護者として見守ることが大切となる．もちろん失敗したときには注意することも必要であるが，あまり注意ばかり受けてしまうと，自分でやってみようという思いが萎縮してしまう．ここでは意志という強さを得ることになる．

3) 遊戯期（3歳～6歳頃）

幼児初期の段階で自律性が育まれていくと，さらに「あれもしたい，これもしたい」といった積極性が出て，好奇心が旺盛になる．大人との会話も成立し，大人を真似て行動したがり，自分ができる範囲を越えたことにも興味を示すようになる．自主的に計画を練り目標を立てることができるようになる．しかし，危険な行為や社会的規範に反する行為を実行しようとした場合には，大人に厳しく注意され，罪悪感を経験する．自主性を保ちつつも，他者の権利や目標を侵害しないようなバランス感覚の習得がこのステージでは大切となる．ここでは目的をもつというものを得ることになる．

4) 学童期（6歳～13歳頃）

生活の場所や時間が家庭から学校へ広がり，同年代の友だちとうまくつき合っていくための社会的スキルを獲得する時期である．それまで競う場面が比較的少なく，守られた状態の家庭から離れ，学校という教育の場から知識や教養を学習する中で，成績といった評価も受けることになる．この時期における勤勉性とは，特に学校における大人，教師の要求する行動をその通り実行しようとする態度が基本となる．勉強や運動場面では，一定水準以上の成績を上げるために一生懸命努力をすること，すなわち勤勉性が求められる．しかし，時に努力したが結果が伴わず，悔しい思いをすることや，落ち込むこと，劣等感を味わう場面がある．そのときに必要となるのが，どのように勤勉に取り組んだのかに注目し，励まし，支持することがこの時期の心理的発達課題をクリアさせるために重要となる．教員として，結果に拘泥せず，学童に劣等感を強く抱かせないような，過程重視の指導態度が求められる．

5) 青年期（13歳～22歳頃）

この時期は二次性徴や異性への関心，性的欲求の衝動等さまざまな変化が多く起きる時期である．学童期以上に同年代の仲間との関係が重要になり，そうした中で「自分とはどのような人間で，どのように生きていくのだろう」といった問いに取り組むことが重要な課題であるとエリクソンは論じている．青年期は，「家族の中での自分はなんだ」「学校での自分の役割はなんだ」「相手にとっての自分の存在はなんだ」「自分が生きている意味はなんだ」「この先どうやって生きていくのか」等，さまざまな自分に対する疑問や葛藤が生じやすい時期である．エリクソンはこうした「〜である自分」というものをアイデンティティと呼び，青年期において本来自分が求めていた自己イメージと所属する社会の価値や理想との間に同一感や一体感を感じることができたとき，「これが本当の自分だ」と実感

できたとき，好ましいアイデンティティ（肯定的自己同一性）が確立されたと判断する．

しかし，青年期において好ましいアイデンティティが確立できなかった場合（自己同一性混乱）は，「自分は何のために生きているのか」「自分は何ものだ」「何をすればいいのか」「本当の自分がわからない」等といった考えに支配される．所属する社会において，大人として果たすべき役割をみつけられず，メンタルヘルスに悪影響を及ぼし，うつ状態になる等，さまざまな心のトラブルを引き起こすといわれている．

5．保健体育教員として注意すべき点

子どもたちをとり囲む社会環境や生活環境は日々変化し，その変化は子どもの心身の健康に影響を及ぼしている．そのため，教職員は日常的に子どもの健康状態を観察し，心身の健康問題を早期に発見し，適切な対処を図らなければならない．心身の相関といわれるように，心の変化は体に現れることも多く，保健体育教員は座学ではみられない子どもの身体活動の様子を授業の中でも常に確認することができる．運動部活動ではより親密に子どもたちとかかわり，子どもたちの悩みの解決の手助け等，心理的発達の支援する機会も多い．

ここで注意すべき点は，前述したように子どもは日々変化しているため，これまでは通用していた対処法が通用しない場合が増えているという点である．教員としての経験力はとても大きな財産であり活用すべきであるが，経験だけですべての子どもに対処できるほど現在の現場は簡単なものではない．教員自身が社会の急速な変化・進展の中で，知識・技能の絶えざる刷新が必要であることを自覚し，常に探究心を持ち，学び続けなければならない．心の発達は心理学の専門分野ではあるが，子どもが好ましいアイデンティティを獲得するため支援する職業である以上，保健体育教員は経験だけで対応するのではなく，心理学その他の心身の健康に関する学問の最低限の知識を身につけなければならない．そして心と体をより一体として捉え，健全な成長を促すためにも，保健体育教員は保健と体育の授業を関連させて指導していくことが大切である．

文　献

馬場禮子，永井　徹編（1997）ライフサイクルの臨床心理学．培風館．
エリクソン EH，エリクソン JM 著，村瀬孝雄，近藤邦夫訳（2001）ライフサイクル，その完結 増補版．みすず書房．
マズロー AH 著，小口忠彦訳（1987）改訂新版 人間性の心理学．産業能率大学出版部．
松井　剛（2001）マズローの欲求階層理論とマーケティング・コンセプト，一橋論叢，126：495-510．
中島義明，繁桝算男，箱田裕司編（2005）新・心理学の基礎知識．有斐閣．
日本学校保健会（2011）保健室利用状況に関する調査報告書：平成 23 年度調査結果．
小川芳男（2012）心理学概論．北樹出版．
岡市廣成，鈴木直人監修（2014）心理学概論 第 2 版．ナカニシヤ出版．

小澤治夫, 今村修, 佐野金吾ら（2008）これからの授業に役立つ新学習指導要領ハンドブック／中学校保健体育. 時事通信社.

佐々木英和（1996）生涯学習実践の学習課題に関する理論的考察−A.H.マズローの欲求理論の批判的継承を軸として−. 生涯学習・社会教育学研究, 20：21-30.

田口則良編著（2000）自分理解の心理学. 北大路書房.

上田礼子（1996）生涯人間発達学. 三輪書店.

コラム 3　喫煙の状況，喫煙習慣者の年次推移

　厚生労働省は国民の身体状況，栄養摂取量および生活習慣の状況を明らかにし，国民の健康の保持増進の総合的な推進を図るための基礎資料を得ることを目的として，毎年「国民健康・栄養調査」を実施している．この中に「たばこに関する状況」が含まれており，平成25年度（2013）の結果の概要によれば，現在習慣的に喫煙している者の割合は，19.3％であり，前年と比べても減少しているが，男性32.2％と諸外国に比べると依然高い水準にあるといえる（下図参照）．女性8.2％は男性と比較し低い水準であるが，ほぼ横ばいで推移している．さらに男性の30～50歳代では約40％，女性の20～40歳代では約12％と喫煙率が高い年齢層が存在している．

問題 喫煙とメタボリックシンドロームとの関連性を各自で調べ，禁煙による医療経済効果について考えてみよう．

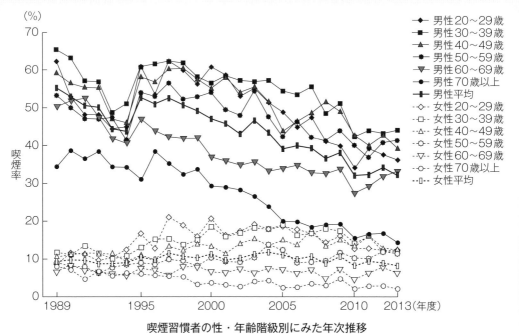

喫煙習慣者の性・年齢階級別にみた年次推移

（厚生労働省「平成25年度 国民健康・栄養調査」(http://www.health-net.or.jp/tobacco/product/pd100000.html, 参照日：2015年9月30日) より）

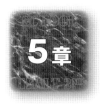

5章 現代的な健康課題の現状と対策

1. 子どもの生活習慣病

　生活習慣病は中高年に顕在化する2型糖尿病，高血圧，脂質異常症，動脈硬化性疾患，がん，歯周病等を指すことが多い．これらの疾患は加齢とともに増加・重症化していき，医療費高騰の大きな要因となるため，高齢化社会の医療対策における重要課題のひとつとなっている．そこで，厚生労働省は平成20年（2008）4月より，40歳から74歳までの医療保険加入者を対象に，メタボリックシンドローム（内臓脂肪症候群）に着目した「特定健診制度」をスタートさせ，メタボリックシンドローム該当者または予備群と判定されたものに対して「特定保健指導」を行うことを義務づけた．また，ライフステージに応じた健康づくりのための身体活動により健康日本21（第2次）の推進に資するよう，「健康づくりのための身体活動基準2013」を策定した．

　子どもの生活習慣病の要因として，大人と同様に不健全な食生活，エネルギー摂取過剰，運動不足，睡眠不足，過度なストレス等があげられる．このようなライフスタイルは，肥満の子どものみならず，日本人の一般的状況になりつつあるため，現代社会におけるごく普通のライフスタイルが生活習慣病に起因している．

　身体的にも精神的にもまだ発育発達途上にある子どもの生活環境を整えることは，保護者・教育者を含めた社会の責任である．さらに，子どもに対する健全な環境づくりは将来の成人生活習慣病予防に不可欠であり，正しい健康教育の確立とともに，このような社会環境の整備が必須の課題である（日本学術会議臨床医学委員会・健康・生活科学委員会合同生活習慣病対策分科会，2008）．

1）子どもの生活習慣の変化と現状

　大人の生活習慣病の大きな要因として，子ども時代の生活習慣や栄養異常が指摘されている．現代の子どもたちをとりまく居住空間，遊び，学校，通学，地域等の生活環境は，親世代のころから大きく変化している．日々の生活の利便性や効率性が高くなった一方で，運動不足や体力低下がみられる子どもが増加し，生活の夜型化，睡眠時間の減少といった生活リズムの変化が指摘されている．このような生活習慣の変化は，かつて成人病と呼ばれていた生活習慣病の予備群となる子どもを増加させる要因となっている．

　生活習慣病対策では，ライフスタイルの改善はしばしば個人の責任に課されることが多い．しかし，現代社会におけるライフスタイルは必ずしも個人の責任のみで説明できるわけではなく，車社会，携帯電話・スマートフォン，インターネッ

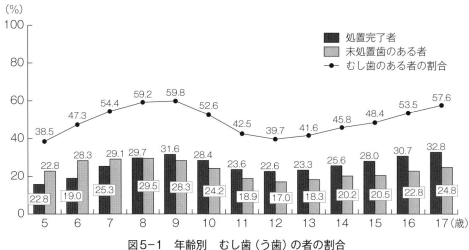

図5-1 年齢別 むし歯（う歯）の者の割合
（文部科学省「平成26年度学校保健統計調査結果の概要」より）

ト，リモコン等とともに，飽食の生活による栄養の偏りや体力を使う必要のない環境が大きな問題である．

　子どもの健康状態を把握する手段として，文部科学省の学校保健統計調査が有効である．平成26年度（2014）の学校保健統計調査（文部科学省，2015）で疾病・異常を被患率等別にみると，幼稚園と小学校では「むし歯（う歯）」が，中学校と高等学校では「裸眼視力1.0未満の者」もっとも高くなっている．

2）むし歯（う歯）

　文部科学省が公表している学校保健統計によると，40年前には幼稚園を除く学校種で90％を超えていた「むし歯」の者の割合（処置完了者を含む．以下同じ）は，平成26年度（2014）には幼稚園38.5％，小学校52.5％，中学校42.4％，高等学校53.1％となり，すべての校種で年々割合が低下してきている（図1-6，p24参照）．

　また，「むし歯」の者の割合を年齢別にみると，乳歯から永久歯に生え替わる直前の9歳が59.8％ともっとも高く，その後，10～12歳において割合が減少する．また8歳以降では，処置完了者の割合が未処置歯のある者の割合を上回っている（図5-1）．

　12歳の「永久歯のむし歯数」は1.0本となっており，昭和59年（1984）に調査を開始して以降，減少傾向にある（図5-2）．

　近年，生後間もない乳児の口の中には虫歯菌はおらず，乳幼児期に虫歯菌を持つ保護者と同じスプーンを使って食事をしたり，食べ物を口移しで与えられることにより感染することが周知されるようになった．このことより，保護者が子どもの口腔に虫歯菌が感染しないように気をつけるようになり，また，児童生徒の歯みがき習慣の定着や口腔内環境がよくなってきたこともあり，わが国の児童生徒のむし歯の罹患状況は過去に比べ低下した．また，例えむし歯に罹患したとしても進行は慢性化し軽症状態で進み，過去のようにむし歯を早期発見し早期治療

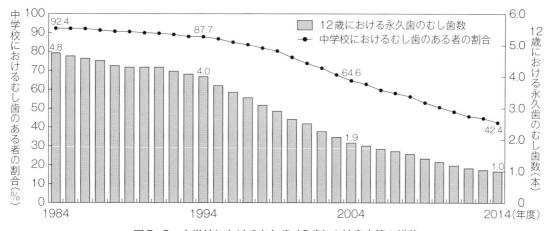

図5-2　中学校におけるむし歯（う歯）の被患率等の推移
（文部科学省「平成26年度学校保健統計調査結果の概要」より）

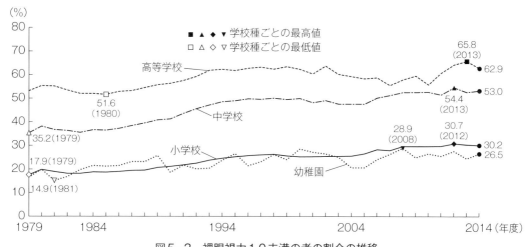

図5-3　裸眼視力1.0未満の者の割合の推移
（文部科学省「平成26年度学校保健統計調査結果の概要」より）

しないと歯髄を除去し，歯質が崩壊して歯が喪失することも少なくなった．また，むし歯の初期様変化（いわゆるCO：要観察歯）が学校歯科健康診断に導入されるようになり，従来C（むし歯）と診断されていた状態がCOに区分されるようになったこともむし歯の罹患率の低下に関係していると考えられる．

3）裸眼視力1.0未満の者

平成26年度（2014）の「裸眼視力1.0未満の者」の割合は，幼稚園26.5％，小学校30.2％，中学校53.0％，高等学校62.9％となっており，近年は微妙な増減を繰り返している（図5-3）．「裸眼視力0.3未満の者」の占める割合は，幼稚園1.0％，小学校8.1％，中学校25.0％，高等学校35.8％で，年齢が進むにつれて高くなっている．

これら視力低下の原因のほとんどは近視によるもので，近視の原因ははっきり

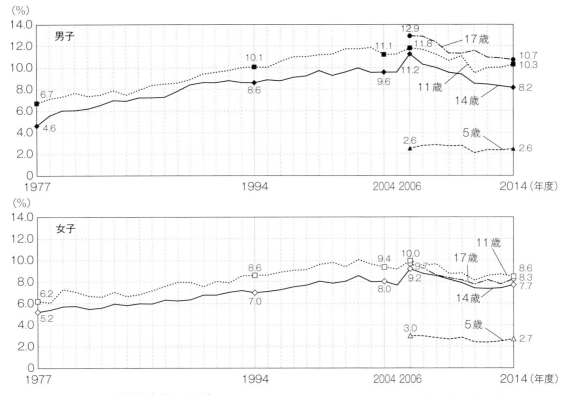

図5-4　肥満傾向児の出現率（文部科学省「平成26年度学校保健統計調査結果の概要」より）

と解明されていないが，遺伝要因と環境要因の双方が関係していると考えられている．とくに環境要因の主なものとしては，学習や読書等の近業作業をする時間の増加やその際の部屋の環境，テレビやゲーム，パソコン，携帯電話・スマートフォン等の影響が考えられる．学校現場では，環境要因へのアプローチとして，眼を疲労させないよう生活習慣を見直すことや視力の低下に早く気づくこと，また，それを放置せずに眼科医の診察を受けること等を指導することにより，視力低下の進行を予防することができると考えられる．

　一方，学校における現行の視力検査は「黒板の文字が判読できる視力」である遠見視力の検査であり，「教科書やノート，パソコン画面の文字を判読する視力」である近見視力検査は行われていない．しかし，近年の教育現場では，小学校から一人一台パソコンが導入される等，近業主体の学習形態に変わってきている．また，家庭学習においては，遠見視力よりも近見視力が必要であるため，今後は近見視力の検査についても考慮する必要がある．

4）肥満および痩身傾向

　肥満度とは，現在の体重が身長から算出される標準体重に対してどの程度多いまたは少ないのかを知る指標で，通常，標準体重より＋20％以上を肥満，－20％以下をやせと考える（学校保健会，2008）．肥満度の算出式は下記のとおりである．

　　肥満度(％) ＝（実測体重－身長別標準体重）／身長別標準体重×100

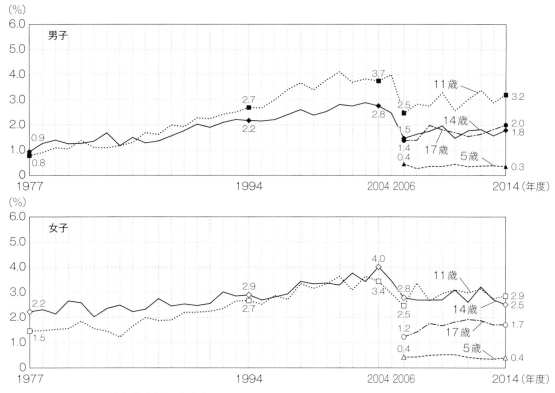

図5−5　痩身傾向児の出現率（文部科学省「平成26年度学校保健統計調査結果の概要」より）

　平成26年度（2014）の肥満傾向児の出現率は，男子では5歳が2.6％，11歳が10.3％，14歳が8.2％，17歳が10.7％であり，17歳がもっとも高くなっている．一方，女子では5歳が2.7％，11歳が8.6％，14歳が7.7％，17歳が8.3％であり，11歳がもっとも高くなっている（図5−4）．5歳を除く全年齢で男子のほうが女子より肥満傾向にあり，また，近年では肥満傾向児の出現率は減少傾向に転じてきている．

　子どもの肥満は大人の肥満に移行する可能性が高い．大人の肥満は脂肪細胞のサイズが肥大化しただけなのでやせると体型が元に戻ることが多いが，子どもの頃からの肥満は，体内の脂肪細胞の数そのものが増え，さらに一つひとつの脂肪細胞のサイズも肥大化しているため，子どもの頃から肥満だと脂肪細胞が縮んで小さくなっても，脂肪細胞の数が減らないのでやせにくい．中でも肥満男子は予後が悪く，子どものときに肥満であると，大人になってからメタボリックシンドロームになりやすいことが指摘されている（Vanhalaら，1998）．

　小児期のメタボリックシンドロームの診断基準は，①腹囲の増加（80 cm以上）を必須項目とし，②中性脂肪120 mg/dL以上，ないしHDLコレステロール40 mg/dL未満，③収縮期血圧120 mmHg，ないし拡張期血圧70 mmHg以上，④空腹時血糖100 mg/dL以上の3項目のうち2項目以上を満たしている場合とされている．また，腹囲/身長が0.5以上，小学生では腹囲75 cm以上の場合には，内臓脂肪の増加があると判定される．大関ら（2008）は，腹囲が80 cm以上は「赤

信号」，腹囲／身長が0.5以上は「黄信号」という腹囲を用いた子どもの健康管理を提唱している．大人の肥満・メタボリックシンドローム・生活習慣病の予防には，子どものときに肥満にしないことが重要で，適度な食事制限と身体運動の継続的実施という生活習慣教育の重要性が再認識されている．

一方，平成26年度（2014）の痩身傾向児の出現率は，男子が5歳で0.3％，11歳で3.2％，14歳で1.8％，17歳で2.0％であった．また，女子は5歳で0.4％，11歳で2.9％，14歳で2.5％，17歳で1.7％であった（図5-5）．痩身傾向児は男子より女子に多く，男子は10歳，女子は9歳で2％を超え，男子は17歳まで2～3％前後で推移するものの，女子は8歳頃から痩身傾向児が増え始め，とくに12歳で4.2％とピークを迎え，中学・高校になるにつれて緩やかに減少していく．

女性のやせ願望は一般に中学生頃から始まるが，近年やせ願望の低年齢化が指摘され，小学生からやせ願望をもつ女子が増えてきている．著しいやせ願望は，神経性食欲不振症（拒食症）や神経性大食症（過食症）といった摂食障害を引き起こす可能性をもち，また，長期間の低栄養状態は骨密度の低下や生理不順等のさまざまな身体的・精神的障害をきたす．中でも女性のやせ問題と低出生体重児の増加の関連性が指摘されている．

朝食欠食や偏食が中学生以降に著明に増加すること，ボディイメージは主に思春期に強く意識しだすこと等から，幼少期から食育を開始する必要があり，とくに，女子に対してはやせによる健康障害に関して継続した教育・啓発が望まれる．

2．感染症

病原微生物が人間をはじめとする動植物の体内に定着，増殖することによって生じる病気を総称して「感染症」と呼ぶ．病原微生物には，原虫（マラリア等），スピロヘータ（梅毒等），真菌（カンジダ症等），細菌（赤痢，コレラ，ペスト等），ウイルス（麻疹，インフルエンザ等）等があり，病原微生物に感染すると人体は微生物の繁殖を抑えようとして発熱，発疹，下痢，局所の炎症といったさまざまな症状を起こし，時として死に至らしめることさえある（表5-1）．

1）感染症の昔と今

14世紀の中頃にヨーロッパを襲ったペストは「黒死病」と呼ばれ，当時の人口の4分の1にあたる2,500万人が，この病気のために命を落とした．天然痘（痘そう）もまた，人類を長い間苦しめてきた感染症であるが，種痘の予防接種が普及したことにより，昭和54年（1979），WHOが撲滅宣言をするに至った．これは予防医学と国際保健協力の輝かしい勝利といえる．

このようにして，現在まで人類は多くの感染症を押え込んできた．コレラ，ペスト，腸チフスといった死亡率が高かった感染症は，近年では突発的に地域的な流行（エピデミック）を起こすことはあっても，前世紀までのように，壊滅的な大流行（パンデミック）を起こすことはなくなった．

ところが，近年，エボラ出血熱，後天性免疫不全症候群（AIDSエイズ），病

表5-1 細菌とウイルスの違い

> ● 細 菌
> 大きさは1000分の1mm程度で，顕微鏡で見ることができる．細菌は自分で細胞を持っているため，細胞分裂をしながら自力で増殖することができる．細菌に対しては，細胞を退治する働きの抗生物質が有効にはたらく．
> ● ウイルス
> 電子顕微鏡を使わないと見えないくらい小さく，10万～100万分の数mm程度の大きさで，ウイルスは自分で細胞を持たず，ほかの生きている細胞に入り込んでその細胞の機能を奪い増殖していく．ウイルスはもともと細胞を持たないので，細胞を退治する働きの抗生物質は効き目がない．

原性大腸菌O157，重症急性呼吸器症候群（SARS），高病原性鳥インフルエンザ（H5N1）等の今まで知られていなかった新たな感染症（新興感染症）や，結核，狂犬病，マラリア，コレラ，麻疹，風疹等，抗生物質の発達等により一時期は減少していた感染症が再び流行すること（再興感染症）等が注目されるようになった．

また，次々に有力な抗生物質が開発されるのに伴い，強毒病原菌による感染症が全般的に減少している一方で，メチシリン耐性黄色ブドウ球菌（MRSA）やバンコマイシン耐性黄色ブドウ球菌（VRSA），多剤耐性結核菌等，今までの抗生物質が効かないような「薬剤耐性菌」が出現し始めた．

現在のわが国では，人々が感染症で命を落とすことは少なくなったが，世界の全死亡者のうち1/3は肺炎，結核，マラリア，エイズ等の感染症で，中でも，開発途上国では貧困，不衛生，医療の遅れ，食料不足等と感染症が関連し，未だに感染症による死亡率が高い状態が続いている．

このように，感染症は今なお人類にとって重大な脅威である．感染症は教員にとって，自身の健康上の最優先課題のひとつである．自分の担当する児童生徒の健康を守り，学校全体への流行を阻止するためにも，感染症についての基本知識は必要不可欠である．

2）感染症の3要素

感染症の成立には「病因因子（感染源）」「環境因子（感染経路）」「宿主因子（被感染者の感受性）」の3要素がかかわっており，感染症を防ぐためにはこれらの3因子のうち1つ以上を阻止することが重要である（図1-2，p4参照）．

「病因因子（感染源）」とは，病原体を保有し他に伝播させる能力のある感染患者，保因者，蚊やノミ等の昆虫，水や土壌といった環境等をさす．

「環境因子（感染経路）」とは，咳やくしゃみ等により飛び散った病原体から感染する飛沫感染，飛び散った飛沫が空気中を漂い移動することによって感染する空気感染，感染者と握手やキスをしたり，感染者が触ったドアノブや遊具等に付着した病原体に触れることにより感染する接触感染，病原体に汚染された食べ物

や飲み物を摂取することにより感染する経口感染等をさす．

「宿主因子（被感染者の感受性）」とは，体内に侵入してきた病原体に対して人がもっている抵抗力や免疫をさす．通常，人には病原体が体内に侵入し，増殖しようとするとそれに抵抗する生まれつきのしくみがある．そのような生体防御機構を「免疫」と呼ぶが，病原体に対する個人個人の感受性は，この免疫能力の程度と深くかかわっている．感染症の発症を未然に防ぐためには，病原体に感染しても発症しない，健康で丈夫な身体をつくることが大切である．また，人為的に免疫を作成し感染症の発症をできる限り抑える予防接種は，感受性対策として有効である．

病原体に感染してから症状が現れるまでの間を潜伏期間と呼び，潜伏期間は感染症の種類によって異なる．学校感染症として学級閉鎖や学校閉鎖を引き起こすことがあるインフルエンザの潜伏期間は1～3日，ノロウイルス胃腸炎は1～2日で，潜伏期間中でも保因者として周囲に病原体を排出していることがあるため，感染症の流行状況等に気をつける．

3）感染症の予防

感染症への予防対策として，わが国では，明治時代に制定された「伝染病予防法」が100年以上にわたって用いられてきた．しかし，近年では交通手段の進歩等により感染症が容易に拡大するようになり，国内外の感染症の動向の変化に対応できなくなってきたため，平成10年（1998）には「伝染病予防法」「性病予防法」「エイズ予防法」の3つの法律を統合・改変し，新たに「感染症の予防及び感染症の患者に対する医療に関する法律」（感染症予防法）が制定され，平成11年（1999）から施行された．その後，検疫の強化やスピードを重視した危機管理対策を実現するために改正が行われ，現在では感染力や罹患した場合の重篤性等に基づき，感染症を危険性が高い順に一類から五類に分類して管理している（表5-2）．

感染症を未然に防ぐ手段の1つに予防接種がある．予防接種は，個人の感染のリスクを減少させるのと同時に，集団の免疫水準を高めて流行を最小限に食い止める可能性をもつ．

日本では昭和23年（1948）に予防接種法が制定され，痘瘡，ジフテリア，腸チフス，パラチフス，百日咳，結核等の12疾病に対して，個人の費用負担なしに集団接種し，罰則付き等の義務規定を定めた定期接種が始まり，強制的に予防接種を行うことで罹患率が飛躍的に下がっていった．

その後，数回に及ぶ対象疾病の見直しが行われ，昭和51年（1976）の改正では，種痘の廃止，腸チフス，パラチフス，発疹チフス，ペスト等の削除，麻疹，風疹，日本脳炎の定期接種化が行われ，費用負担，義務規定は残したが罰則規定を廃止し，予防接種後の健康被害救済制度が導入された．

さらに，平成6年（1994）の改正より予防接種の義務規定が廃止され努力義務規定（勧奨接種）となり，接種方法も集団接種から個別接種へと移行した．また健康被害にかかわる救済制度の充実とともに，接種前の予診の徹底や適切な情報提供等により有効かつ安全な予防接種体制の整備が行われた．

表5-2 感染症予防法の対象感染症リスト

分 類	分類基準	対象となる感染症
一類感染症	感染力と罹患した場合の重篤性等に基づく総合的な観点から見た危険性の程度に応じて分類	(1)エボラ出血熱 (2)クリミア・コンゴ出血熱 (3)痘そう (4)南米出血熱 (5)ペスト (6)マールブルグ病 (7)ラッサ熱
二類感染症		(1)急性灰白髄炎 (2)結核 (3)ジフテリア (4)重症急性呼吸器症候群(病原体がコロナウイルス属SARSコロナウイルスであるものに限る) (5)中東呼吸器症候群(病原体がベータコロナウイルス属MERSコロナウイルスであるものに限る) (6)鳥インフルエンザ(H5N1) (7)鳥インフルエンザ(H7N9)
三類感染症		(1)コレラ (2)細菌性赤痢 (3)腸管出血性大腸菌感染症 (4)腸チフス (5)パラチフス
四類感染症	一類～三類感染症以外のもので、主に動物等を介してヒトに感染	(1)E型肝炎 (2)ウエストナイル熱 (3)A型肝炎 (4)エキノコックス症 (5)黄熱 (6)オウム病 (7)オムスク出血熱 (8)回帰熱 (9)キャサヌル森林病 (10)Q熱 (11)狂犬病 (12)コクシジオイデス症 (13)サル痘 (14)重症熱性血小板減少症候群(病原体がフレボウイルス属SFTSウイルスであるものに限る) (15)腎症候性出血熱 (16)西部ウマ脳炎 (17)ダニ媒介脳炎 (18)炭疽 (19)チクングニア熱 (20)つつが虫病 (21)デング熱 (22)東部ウマ脳炎 (23)鳥インフルエンザ(鳥インフルエンザ(H5N1及びH7N9)を除く) (24)ニパウイルス感染症 (25)日本紅斑熱 (26)日本脳炎 (27)ハンタウイルス肺症候群 (28)Bウイルス病 (29)鼻疽 (30)ブルセラ症 (31)ベネズエラウマ脳炎 (32)ヘンドラウイルス感染症 (33)発しんチフス (34)ボツリヌス症 (35)マラリア (36)野兎病 (37)ライム病 (38)リッサウイルス感染症 (39)リフトバレー熱 (40)類鼻疽 (41)レジオネラ症 (42)レプトスピラ症 (43)ロッキー山紅斑熱 (44)ジカウイルス感染症(2016)
五類感染症	国民や医療関係者への情報提供が必要	(1)インフルエンザ(鳥インフルエンザ及び新型インフルエンザ等感染症を除く) (2)ウイルス性肝炎(E型肝炎及びA型肝炎を除く) (3)クリプトスポリジウム症 (4)後天性免疫不全症候群 (5)性器クラミジア感染症 (6)梅毒 (7)麻しん (8)メチシリン耐性黄色ブドウ球菌感染症 (9)アメーバ赤痢 (10)RSウイルス感染症 (11)咽頭結膜熱 (12)A群溶血性レンサ球菌咽頭炎 (13)カルバペネム耐性腸内細菌科細菌感染症 (14)感染性胃腸炎 (15)急性出血性結膜炎 (16)急性脳炎(ウエストナイル脳炎、西部ウマ脳炎、ダニ媒介脳炎、東部ウマ脳炎、日本脳炎、ベネズエラウマ脳炎及びリフトバレー熱を除く) (17)クラミジア肺炎(オウム病を除く) (18)クロイツフェルト・ヤコブ病 (19)劇症型溶血性レンサ球菌感染症 (20)細菌性髄膜炎 (21)ジアルジア症 (22)水痘 (23)侵襲性インフルエンザ菌感染症 (24)侵襲性髄膜炎菌感染症 (25)侵襲性肺炎球菌感染症 (26)性器ヘルペスウイルス感染症 (27)尖圭コンジローマ (28)先天性風しん症候群 (29)手足口病 (30)伝染性紅斑 (31)突発性発しん (32)播種性クリプトコックス症 (33)破傷風 (34)バンコマイシン耐性黄色ブドウ球菌感染症 (35)バンコマイシン耐性腸球菌感染症 (36)百日咳 (37)風しん (38)ペニシリン耐性肺炎球菌感染症 (39)ヘルパンギーナ (40)マイコプラズマ肺炎 (41)無菌性髄膜炎 (42)薬剤耐性アシネトバクター感染症 (43)薬剤耐性緑膿菌感染症 (44)流行性角結膜炎 (45)流行性耳下腺炎 (46)淋菌感染症
新型インフルエンザ等感染症	新たに人から人に伝染する能力を有することとなったインフルエンザであって、国民が免疫を獲得していないことから、全国的かつ急速なまん延により国民の生命及び健康に重大な影響を与えるおそれ	新型インフルエンザ 再興型インフルエンザ
指定感染症	既知の感染症で、一類から三類感染症と同等の措置を講じなければ、国民の生命及び健康に重大な影響を与えるおそれ	2015年現在、該当なし
新感染症	ヒトからヒトに伝染する未知の感染症であって、重篤かつ、国民の生命及び健康に重大な影響を与えるおそれ	2015年現在、該当なし

平成11年（1999）には「感染症の予防及び感染症の患者に対する医療に関する法律」の施行により伝染病という文言を感染症に改め，その後平成13年（2001）に対象疾病を一類疾病（努力義務があり社会的防衛が期待される疾病）と二類疾病（努力義務がなく個人的防衛が期待される疾病）に分ける規定を行った．そして，平成18年（2006）には結核予防法の廃止に伴い，結核の予防接種を予防接種法に追加した．

　予防接種のワクチンには，生きている病原体を弱毒化させた生ワクチン（ロタウイルス，BCG，麻疹・風疹混合，おたふくかぜ，水痘等），病原体を死滅させて作った不活化ワクチン（B型肝炎，ヒブ，肺炎球菌，四種混合，日本脳炎，インフルエンザ，A型肝炎，HPV等），病原体の産生した毒素を取り出し不活化したトキソイド（ジフテリア，破傷風，二種混合等）という3つのタイプがある．

　児童生徒における予防接種は，本来，義務接種による集団防衛においてもっとも効果を発揮する方法であったが，近年，予防接種の副反応を報じるマスコミの情報等に保護者の意識が大きく左右されるようになったり，麻疹，百日咳，結核，風疹等，一時は罹患者が減っていた感染症が再流行する等，新たな感染症問題が持ち上がっている．

4）出席停止基準

　校長は学校保健安全法第19条に基づき，学校保健安全法施行規則第18条に定められた「学校において予防すべき感染症」に罹患している，または罹患している疑いがある児童生徒の出席を停止させることができる．また，感染の拡大を抑えるため，罹患するおそれのある児童生徒を出席停止にしたり，学校を臨時休業にすることもできる．校長が出席停止を指示したときは，その旨を学校の設置者に報告しなければならず，さらに学校の設置者は保健所に連絡しなければならない．

　学校において予防すべき感染症は第一種，第二種，第三種に分類されており，それぞれに出席停止期間の基準が定められているので，基準を遵守するとともに，出席停止期間を経過しても，患者本人の体力の回復を十分待って登校を再開することが，次の感染症を防ぐことにつながる（表5-3）．

5）最近の話題

　学校現場において，最近注目されているいくつかの感染症について以下に簡単に解説する．

（1）性感染症（STD）

　性器クラミジア感染症，淋菌感染症の報告数は男女ともに2002年までは増加傾向がみられたがその後は減少傾向にあり，性器ヘルペスと尖圭コンジローマは，ほぼ横ばいで推移している．しかし，HIV感染症（後天性免疫不全症候群，AIDS）は，わが国は世界の中での感染率はきわめて低いが，毎年の感染者数が増え続けているのが問題である．現在，HIVウイルスに感染してから発症するまでの潜伏期間は平均10年といわれており，抗ウイルス薬治療の発達により予後

表5-3 学校感染症の分類と出席停止期間

種類	感染症名	出席停止期間
第一種感染症	エボラ出血熱，クリミア・コンゴ出血熱，痘瘡，南米出血熱，ペスト，マールブルグ熱，ラッサ熱，ポリオ，ジフテリア，重症急性呼吸器症候群（病原体がSARS（サーズ）コロナウイルスであるものに限る），中東呼吸器症候群（MERSコロナウイルス） 鳥インフルエンザ（病原体がインフルエンザウイルA属インフルエンザAウイルスであってはその血清亜型がH5N1であるものに限る） ※上記の他，新型インフルエンザ等感染症，指定感染症および新感染症	完全に治癒するまで
第二種感染症	インフルエンザ ※鳥インフルエンザ（H5N1）および新型インフルエンザ等感染症を除く	発症した後5日を経過し，かつ，解熱した後2日（幼児にあっては，3日）を経過するまで
	百日咳	特有の咳が消失するまでまたは5日間の適正な抗菌性物質製剤による治療が終了するまで
	麻疹（はしか）	解熱後3日を経過するまで
	流行性耳下腺炎（おたふくかぜ）	耳下腺，顎下腺または舌下腺の腫脹が発現した後5日を経過し，かつ，全身状態が良好になるまで
	風疹（三日ばしか）	発疹が消失するまで
	水痘（みずぼうそう）	すべての発疹が痂皮化するまで
	咽頭結膜熱（プール熱）	主要症状が消退した後2日を経過するまで
	結核，髄膜炎菌性髄膜炎	病状により学校医その他の医師において伝染のおそれがないと認めるまで
第三種感染症	コレラ，細菌性赤痢，腸管出血性大腸菌感染症，腸チフス，パラチフス，流行性角結膜炎，急性出血性結膜炎，その他の感染症※	病状により学校医その他の医師において伝染のおそれがないと認めるまで
その他の感染症※	感染性胃腸炎（ノロウイルス感染症，ロタウイルス感染症等），サルモネラ感染症（腸チフス，パラチフスを除く），カンピロバクター感染症，マイコプラズマ感染症，インフルエンザ菌感染症，肺炎球菌感染症，溶連菌感染症，伝染性紅斑，急性細気管支炎（RSウイルス感染症等），EBウイルス感染症，単純ヘルペス感染症，帯状疱疹，手足口病，ヘルパンギーナ，A型・B型肝炎，伝染性膿痂疹（とびひ），伝染性軟属腫（水いぼ），アタマジラミ，疥癬，皮膚真菌症	第三種の感染症に分類されている「その他の感染症」は，学校で通常みられないような重大な流行が起こった場合に，その感染拡大を防ぐために，必要があるときに限り，学校医の意見を聞き，校長が第三種の感染症として緊急的に措置をとることができるものとして定められているものであり，あらかじめ特定の疾患を定めてあるものではない．

（文部科学省「学校において予防すべき感染症の解説」（http://www.mext.go.jp/a_menu/kenko/hoken/1334054.htm）より作表）

は改善してきたが，性感染症に感染する性行動はHIV感染の危険性の高い行動であるうえに，性感染症に感染しているとHIVに感染する危険性も高くなるため，今後も継続した性教育，エイズ予防教育が必要である．

また，尖圭コンジローマの原因であるヒトパピローマウイルス（HPV）感染症は，女性において将来の子宮頸がんのリスクを上昇させることから注意が必要で，平成25年（2013）からHPVワクチンの予防接種が定期化されたが，その副反応により平成28年（2016）2月現在積極的勧奨が一時中止されている．

（2）新型インフルエンザ・鳥インフルエンザ

平成20年（2008）にメキシコで流行が確認され，その後，全世界に広がった

新型インフルエンザ（H1N1）は，季節性インフルエンザと抗原性が大きく異なる新しい型のインフルエンザで，免疫がないため人から人へと感染して急速に蔓延した．また，鳥インフルエンザ（H5N1）は鳥から鳥への感染と，鳥から人への感染は報告されているが，人から人への感染はきわめて稀なため，現在のところ新型インフルエンザという承認にはなっていない．

潜伏期間は季節性インフルエンザと同様に2～5日程度といわれ，症状も同様に突然の高熱，咳，咽頭痛，倦怠感，鼻汁・鼻閉，頭痛等がみられる．しかし，季節性インフルエンザに比べ下痢等の消化器症状が多いと指摘されている．治療には季節性インフルエンザと同様にインフルエンザ治療薬が処方される．

日頃，児童生徒に接している教員は，こうした新型インフルエンザ等の新興感染症について，厚生労働省のwebサイト等を通じて最新情報を得ておくことが望ましい．

（3）エボラ出血熱

昭和51年（1976）にスーダンで初めて発症が確認されたウイルス性出血熱で，最近では平成26年（2014）からギニア，リベリア，シエラレオネ等の西アフリカで大流行した．エボラとはザイールの流行地の近くの川の名前で，自然宿主はオオコウモリ科のコウモリであると考えられているが，現在のところ不明である．

主な症状は発熱，発疹，疼痛，無力症等で，発症後2～3日で急速に悪化し，全身に出血，吐血，下血がみられ，致死率（罹患した場合に死に至る率）は平均50％前後といわれ，約1週間程度で死に至ることが多い．現在までわが国での発症例はないが，予防接種等の有効な予防法がないため，流行地からの帰国者の発熱の場合は，他の一類疾患ともども注意を要する．

（4）デング熱

デングウイルスによる感染症で，人から人への感染はなく，発症者や不顕性感染者よりネッタイシマカやヒトスジシマカを介して感染する．感染症法の四類（動物由来の感染症）に分類されている．主に，熱帯や亜熱帯地域で流行しているため，海外の流行地で感染して日本へ帰国した症例が毎年200名前後報告されていたが，日本国内で感染した症例は60年以上報告されていなかった．しかし，平成26年（2014）夏に東京都を中心に日本全国で150人を超える国内感染者が確認され話題となった．

デング熱を起こすウイルスは4種類存在し，同型のウイルスに再び感染しても免疫によって軽症ですむが，異なる型に感染すると免疫が過剰に働き重症化することがある．予防接種等の有効な予防法がないため，蚊が多い地域では体育や屋外活動等の際に肌の露出をできる限り避け，虫除け剤等を使用し，蚊に刺されないように注意する．

3．食中毒

食中毒には，細菌によるもの（感染型：サルモネラ菌，カンピロバクター，病原性大腸菌等；毒素型：黄色ブドウ球菌，ボツリヌス菌等），ウイルスによるも

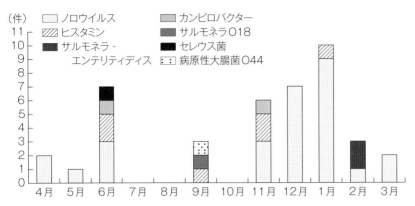

図5-6　学校給食における月別・原因菌等別食中毒発生件数（平成16～26年度）
（（独）日本スポーツ振興センター「学校給食における食中毒の発生状況」（http://www.jpnsport.go.jp/anzen/anzen_school/school_lunch/tabid/1006/Default.aspx#4）より）
（文部科学省調べ）

の（ノロウイルス等），自然毒によるもの（毒きのこ，じゃがいもの芽，ふぐ毒等），化学物質によるもの（洗剤，殺虫剤等）等の種類があり，これらの菌に汚染された食品を摂取すると，通常24～48時間以内，早ければ食後すぐや数時間で腹痛，吐き気，嘔吐，下痢，発熱，倦怠感，発汗等の症状が現れる．

1）学校における主な食中毒

学校では給食を介して食中毒が発生することがあり，その発生件数や発生月，原因菌等に特徴がみられる（図5-6，コラム9（p157）の図参照）．学校給食による食中毒は，細菌やウイルス等の病原性微生物により発生することが多い．

近年では，平成23年（2011）2月に北海道岩見沢市内の小・中学校の給食で児童生徒および教職員約1,500名の発症者が出たサルモネラ食中毒（原因はブロッコリーサラダ）や，平成26年（2014）1月に静岡県浜松市内の小中学校の給食で児童生徒および教職員1,300名の発症者が出たノロウイルス食中毒（原因は食パン）等，大勢の感染者が出た食中毒が報告されている．また，食中毒は人から人へと二次感染して集団発生することもあり，体力のない子どもは重症になり亡くなることもあるため，注意が必要である．

2）食中毒の予防

食中毒発生件数の大半を占める病原性微生物による食中毒の予防は，細菌やウイルスを「食品につけない」「食品内で増やさない」「ついてしまったら殺菌する」ことである．食中毒を引き起こす病原微生物には，十分な加熱と手洗いで予防が可能なもの（カンピロバクター，サルモネラ，腸炎ビブリオ等）と，耐熱性が高く加熱しても安心できないもの（ボツリヌス，ウェルシュ，黄色ブドウ球菌等）があるため，食品の選択，取り扱い，手洗い等による予防を心がける．

病原微生物による食中毒の予防については，WHO（世界保健機関）が平成16年（2004）に提唱した「食品を安全にする5つの鍵」が有名である．

①清潔に保つ：そもそも病原微生物を飲食物に「つけない」ことが最重要で，手や指の洗浄は必ず石鹸等を使う．専用の消毒液を使用する場合は，殺菌力が落ちないように，薄めて使うことのないようにする．また，まな板や包丁の，ちょっとした死角に菌が付着していることがあるので注意する．

②生の食品と加熱済み食品とを分ける：生の素材に付着している菌が調理済みの食品に移らないように注意する．調理用具も，それぞれ別に分けて使用するほうが安全である．

③よく加熱する：殺菌効果がもっとも高いのは，加熱することである．食中毒の原因菌は，75度以上で1分以上加熱すれば，ほとんど死滅する．しかし，大きな食材だと中心部分の温度が上がりきらない場合もあるので注意が必要である．

④安全な温度に保つ：調理済み食品は，室温に2時間以上放置しないこと．梅雨の時期はさらに注意が必要である．いったん加熱処理した場合でも，生き残った少数の菌が，その後増殖して食中毒を引き起こしてしまうことがある．

⑤安全な水と原材料を使用する：魚介類だけではなく，野菜や果物といった生で食べる食材は，十分に洗浄する必要がある．ドレッシング等に使う酢にはある程度の殺菌作用があるが，加熱等の代わりにはならない．マリネしたものも生食と同じくらいの注意が必要である．

学校給食の調理室ではもちろんのこと，調理実習や課外活動等の際にも上記の点に配慮した調理を行う．

4．喫煙・飲酒・薬物乱用防止教育

　喫煙，飲酒，薬物乱用は健康への影響が大きく，依存状態に陥るとそこから抜け出すことはきわめて困難であるとされている．しかし，近年，未成年者の喫煙および飲酒は減少傾向がみられ，また，青少年の覚せい剤事犯の検挙者数が減少傾向となる等，喫煙・飲酒・薬物乱用防止教育が一定の成果を上げていると思われる．発育発達途上の学齢期にある子どもたちにとって，喫煙，飲酒，薬物乱用の心身への影響は甚大なため，正しい知識をもってこれらの危険性を判断する「一次予防」が重要である．

　一次予防の目的は，子どもたちから喫煙，飲酒，薬物乱用を始めるきっかけを除き，児童生徒が誘因を避けたり，拒絶できるようになることである．そのために，子どもたちが喫煙，飲酒，薬物乱用の健康や社会に及ぼす影響，社会的対策について関心をもち，その知識を身につけ，理解することが必要である．そして，子どもたち自身が喫煙，飲酒，薬物乱用にかかわる要因に気付きこれらを絶対にしないという意志決定と行動選択ができ，自らの生活をコントロールできるようになり，理想的にはその防止にも貢献できるようになることが望まれる．

1）喫　煙

　国民健康・栄養調査（2015）によると日本人の喫煙率は男性が約32％，女性が

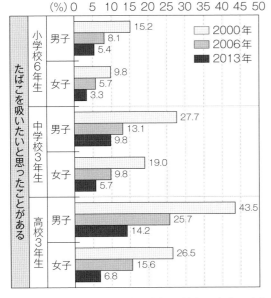
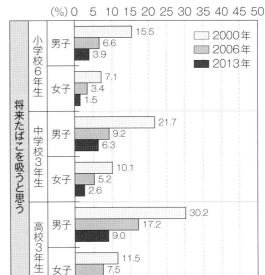

図5-7　児童生徒の喫煙に対する意識の変化（文部科学省「薬物等に対する意識調査報告書」より）

約8％で男女ともにこの10年間で減少傾向にあり，中学生・高校生の喫煙率も減少傾向にある．文部科学省（2013）の「薬物等に対する意識等調査報告書」によると，小学校5年生から高校3年生で「たばこを吸いたいと思ったことがある」と回答した児童生徒の割合は，男女ともに学校種・学年が上がるにつれて高くなり，すべての学校種・学年で男子のほうが女子より高く，男子では高等学校1年生以上では10％を超えた．しかし，平成12年（2000），平成18年（2006）の同調査と比較すると，「たばこを吸いたいと思ったことがある」と回答した割合そのものは大きく下がっている（図5-7）．

また，たばこを吸うと健康に害があるかについて，男女ともにいずれの学校種・学年でも「大いに害がある」と思うと回答した児童生徒がおおむね90％を超えており，たばこを吸う人を「かっこいいと思う」と回答した児童生徒の割合は，いずれの学校種・学年においても6％未満であったが，男子のほうが女子より高かった．

また，将来の喫煙の可能性として「将来たばこを吸うと思う」と回答した児童生徒の割合は，男女ともにいずれの学校種・学年においても平成12年（2000），平成18年（2006）の同調査と比較し，割合が下がっている（図5-7）．

子どもたちの学びの場である学校は，未成年者の将来の健康行動に大きな影響をもつので，喫煙防止の徹底が必要である．わが国では「健康日本21」においてたばこを重点課題の1つとして取りあげ，また，平成15年（2003）に制定された健康増進法でも第25条に「公共交通機関，学校等の多数の人が利用する施設での受動喫煙防止に関する規定」を含んでいる．しかし，文部科学省（2013）による「学校における受動喫煙防止対策実施状況調査」をみると，学校における受動喫煙防止について未だ4.7％の学校が対策を講じておらず，学校敷地内全面禁

煙措置は 45.4％であった．

また，WHO は昭和 45 年（1970）以来たばこの害への対策やキャンペーンを進めていて，2003 年に「たばこ規制枠組み条約」が採択された．この条約の批准国は，消費を減らすため課税を重くする，警告表示は包装面の半分以上にする，たばこを美化する広告やスポンサー行為を原則禁止する等の対策をとっている．

未成年者の喫煙防止対策にはたばこに関する正しい知識の普及とともに，たばこを容易に入手することができる環境を避ける必要がある．屋外に設置されているたばこの自動販売機は平成 8 年（1996）の行政指導により午後 11 時から午前 5 時までの稼働を自主規制していた．しかし，平成 20 年（2008）の成人識別自動販売機の設置によりこの規制が解除され，タスポ（taspo）と呼ばれる IC カードがあれば夜中でも購入することができるようになった．現在はこのタスポの貸し借りによる未成年者のたばこの購入が問題となっている．

2）飲　酒

未成年者の飲酒は，その健康被害や社会的影響から喫煙同様に法律で禁じられている．しかし，わが国には冠婚葬祭をはじめとしたさまざまな飲酒の慣習があり，また適度な飲酒はストレスを解消する効果も認められ，飲酒についてはかなり容認的である．

文部科学省（2013）によれば，平成 12 年（2000），平成 18 年（2006）の調査と比較し「お酒を飲みたいと思ったことがある」割合が全学年で減少し，飲酒について容認的意識が下がっているようである（表 5−4）．

しかしながら，高校生の男女ともに 5 割以上が「お酒を飲みたいと思ったことがある」と答えている．また，厚生労働省研究班（2009）によると，中・高校生ともに飲酒者率（毎週飲酒率，月飲酒率：この 30 日間に 1 日でも飲酒した者の割合）は減少傾向にある（図 5−8）．といっても，月飲酒率が平成 20 年（2008）では，中学生男子で 10.0％，女子で 10.9％，高校生男子で 22.6％，女子で 20.6％もあることや，飲酒経験率は女子のほうが男子を上回る傾向（中学生で平成 16 年（2004）から，高校生で平成 12 年（2000）から）等，心配な傾向もみられる．

健康日本 21 の目標数値にあるように本来，未成年者の飲酒はあってはならないことであり，未成年者に対する飲酒防止対策の一層の充実が求められる．未成年者が飲酒した場合，アルコール代謝が未完成なためアルコールをうまく分解・排出できず脳への悪影響等が起こり，身体的，精神的，社会的に問題が大きい．

アルコール中毒等の飲酒への依存性の形成も飲酒開始年齢が低いほど割合が高く，また，急性アルコール中毒で病院に運ばれるのは若年層に多く，本来，飲酒してはいけないはずの 10 歳代にもかなりの人数がみられる．中でも「一気飲み」は成人でも大変危険な飲酒方法で，急性アルコール中毒を引き起こし死に至ることもある．こういった飲酒にまつわる事件事故も多発しており，それに対しては交通規則のように厳罰化の方向に進んでいることも忘れてはならない．

アルコール飲料は屋外に設置されている自動販売機で午後 11 時から午前 5 時までの販売を規制しており，これに違反すると罰則が設けられている．しかし，

表5-4 お酒を飲みたいと思ったことがあると回答した児童生徒の割合（%）

		2000年	2006年	2013年
男子	小学校6年生	35.4	31.2	27.8
	中学校3年生	57.2	46.9	43.2
	高校3年生	76.5	66.2	57.5
女子	小学校6年生	34.5	34.4	27.8
	中学校3年生	57.8	51.8	48.6
	高校3年生	79.9	66.5	61.8

（文部科学省「薬物等に対する意識調査報告書」より）

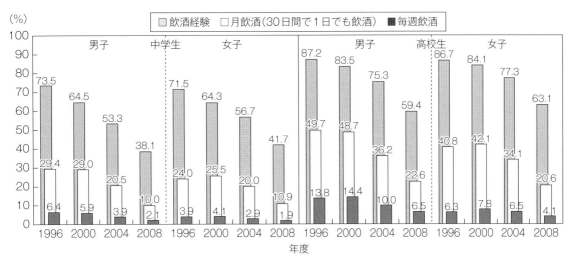

図5-8 わが国の中・高校生の飲酒率（厚生労働省研究班「未成年者の喫煙・飲酒状況に関する全国実態調査」）

コンビニエンスストア等で24時間を通して自由に買えるうえ，たばこと違って宣伝・広告も規制がない等の問題点があげられている．

3）薬物乱用

薬物乱用とは，中枢神経を抑制するモルヒネや睡眠薬，中枢神経興奮作用のあるコカインや覚せい剤，幻覚作用があるLSDや大麻，マリファナ等の薬物を不正な目的や方法で使用することをさす．これらの中には合法的に医療機関で使用されているものもあるが，違法薬物として指定され，水面下での売買により販売されているものが大多数であり，その危険性や依存性が大きな問題となっている．また，風邪薬や睡眠薬等の合法薬でも，医療目的以外で多量に摂取する等の誤った使用方法により快楽を得るオーバードーズや，近年，危険ドラッグと呼ばれるハーブやお香等の吸引による事件や事故が急増し，これらも大きな問題となっている．

薬物乱用の怖さは，繰り返し使用することにより依存性が形成されて使用量が増加し，薬物依存状態になってしまうことである．

青少年対策・教育として，小学校の体育科保健領域，中学校の保健体育科保健分野，高等学校の保健体育科科目保健等に薬物乱用防止が学習内容に含まれてい

る．平成 21 年（2009）の学習指導要領改訂では，高等学校の保健体育科科目保健では麻薬，覚せい剤に加え大麻の危険性についても学習内容に盛り込まれた．また，すべての中学校および高等学校において，年に 1 回は薬物乱用防止教室を開催すること，指導者の養成や研修会の実施，教材の作成や配布等さまざまな取り組みが継続，強化されている．

文部科学省（2013）によると，「覚せい剤などの薬物を絶対に使うべきでないし，許されることではない」との回答は，平成 9 年（1997），平成 12 年（2000），平成 18 年（2006）の調査と比較し増加傾向にあり，「薬物の使用は個人の自由である」との回答は減少している．しかし，インターネットの掲示板等を通して販売される，新しい薬物が新たな問題となっている．

以前は合法ドラッグや脱法ハーブ等の名称で販売されていた薬物が，平成 26 年（2014）より危険ドラッグの名称で統一された．危険ドラッグは大麻や覚せい剤等の化学構造を変化させることによって生成されることが多く，法の規制にはかからないこともあるが，大麻や覚せい剤と同様またはそれ以上の成分が含まれている場合もあり，人体への影響は大きい．近年，危険ドラッグの使用が原因とされる死亡事故が多発したことにより，薬事法や道路交通法等による対応が始まっている．

薬物乱用防止教育は中学校や高校での保健教育に取り入れられているが，健康に害があるという事実のみを伝えるだけの教育では，ファッション感覚で安易に手をつける生徒を止めることは難しい．子どもたちが薬物に手をのばす背景や，手をのばせてしまう環境にも目を向けなければならない．青少年の薬物乱用が大きな社会問題となっているアメリカでは，薬物に手を出させない教育として，自己を尊重させる気持ちを身につけることに重点を置き，同時に誘われても上手に断る技術をロールプレイ等を用いて具体的に教育している．わが国でも薬物の危険性を的確に伝え，薬物に手を出さない教育を継続していくことが重要である．

5．メンタルヘルス

ここでは，児童生徒のメンタルヘルスの現状と対策について述べる．なお，教職員のメンタルヘルスについては「8 章 教職員の健康と教育活動」を参照されたい．

1）不登校および長期欠席者

平成 26 年度学校基本調査速報（文部科学省，2015）によれば，平成 26 年度（2014）の「30 日以上の長期欠席者数」は，小学校 57,858 人，中学校 126,847 人，中等教育学校（前期課程）339 人の合計約 185,000 人となり，小学校，中学校ともに 2009 年より増加傾向に転じている．

このうち，「不登校」を理由とする児童生徒数は，小学校 25,866 人，中学校 96,789 人，中等教育学校（前期課程）247 人の合計約 123,000 人となっている（図 5-9，表 5-5）．平成 13 年（2001）に文部科学省初等中等教育局児童生徒課が

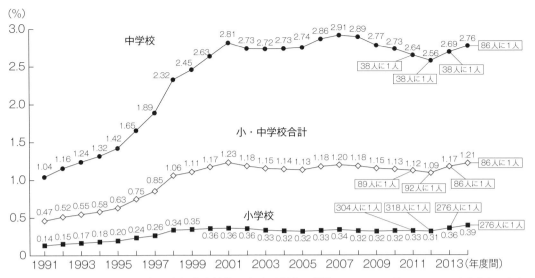

図5-9 「不登校」を理由とする者の全児童生徒数に占める割合の推移(文部科学省「平成27年度学校基本調査」より)

出席日数を「当該児童の学校復帰のために適切であると校長が認める場合には出席扱いとすることができる」と改めたが,学校基本調査では「指導要録上は出席扱いとなっても学校には登校していないため欠席扱いとなり,長期欠席者に該当する」としているため,現場に混乱が生じている.

また,近年,通っていた学校に籍を置いたままフリースクールで学ぶ児童生徒が増加している.フリースクールは公的な学校と認められていないが,籍のある学校の校長の判断により,フリースクールへの出席を在籍校の出席として扱うことができるようになっている.

2) 暴力行為・いじめ・自殺

「児童生徒の問題行動等生徒指導上の諸問題に関する調査」(文部科学省,2015)によれば,小・中・高等学校における暴力行為の発生件数は54,242件,いじめの認知件数は188,057件であった.この調査は平成18年度(2006)から,いじめられた児童生徒の立場に立って,より実態に即して把握できるよう,いじめの定義を表5-6のように見直している.

また,自殺については,平成18年度(2006)にいじめが原因と疑われる自殺が相次いで報道されたが,その後は増減を繰り返している.平成26年(2014)に自殺した児童生徒数(学校が把握し計上した数)は,小学校7人,中学校54人,高等学校169人の合計230人であった.これらの児童生徒が置かれていた状況として,「いじめの問題」があったケースが5人計上されているが,127人(55.2%)は原因不明とされている(表5-7).近年,15～39歳の死因順位の第1位は自殺であることより,子どもの心の大きな問題として早急に自殺防止対応策を講じる必要がある.

5章　現代的な健康課題の現状と対策

表5-5　理由別長期欠席者のうち「不登校」を理由とする児童生徒の推移

区分	合計			小学校			中学校			中等教育学校（前期課程）		
	計	うち「不登校」	全児童生徒数に占める「不登校」の割合	計	うち「不登校」	全児童生徒数に占める「不登校」の割合	計	うち「不登校」	全児童生徒数に占める「不登校」の割合	計	うち「不登校」	全児童生徒数に占める「不登校」の割合
（年度間）	（人）	（人）	（％）	（人）	（人）	（％）	（人）	（人）	（％）	（人）	（人）	（％）
1991	168,303	66,817	0.47	65,234	12,645	0.14	103,069	54,172	1.04	―	―	―
1992	179,121	72,131	0.52	70,746	13,710	0.15	108,375	58,421	1.16	―	―	―
1993	175,603	74,808	0.55	67,517	14,769	0.17	108,086	60,039	1.24	―	―	―
1994	183,199	77,449	0.58	70,598	15,786	0.18	112,601	61,663	1.32	―	―	―
1995	187,825	81,591	0.63	71,047	16,569	0.20	116,778	65,022	1.42	―	―	―
1996	208,443	94,351	0.75	78,096	19,498	0.24	130,347	74,853	1.65	―	―	―
1997	223,334	105,466	0.85	81,173	20,765	0.26	142,161	84,701	1.89	―	―	―
1998	227,991	127,692	1.06	82,807	26,017	0.34	145,184	101,675	2.32	―	―	―
1999	221,179	130,228	1.11	78,428	26,047	0.35	142,750	104,180	2.45	1	1	0.84
2000	223,577	134,290	1.17	78,044	26,373	0.36	145,526	107,913	2.63	7	4	0.46
2001	225,782	138,733	1.23	77,215	26,511	0.36	148,547	112,211	2.81	20	11	0.82
2002	204,143	131,281	1.18	68,099	25,869	0.36	136,013	105,383	2.73	31	29	1.50
2003	193,361	126,257	1.15	62,146	24,077	0.33	131,181	102,149	2.73	34	31	1.00
2004	187,023	123,398	1.14	59,305	23,318	0.32	127,658	100,040	2.73	60	40	1.02
2005	187,713	122,327	1.13	59,053	22,709	0.32	128,596	99,578	2.75	64	40	0.84
2006	196,719	126,890	1.18	61,095	23,825	0.33	135,472	102,957	2.86	152	108	1.39
2007	199,295	129,255	1.20	60,236	23,927	0.34	138,882	105,197	2.91	177	131	1.37
2008	191,692	126,805	1.18	55,674	22,652	0.32	135,804	103,985	2.89	214	168	1.55
2009	180,863	122,432	1.15	52,437	22,327	0.32	128,210	99,923	2.78	216	182	1.46
2010	177,370	119,891	1.13	52,594	22,463	0.32	124,544	97,255	2.73	232	173	1.19
2011	176,673	117,458	1.12	54,340	22,622	0.33	122,053	94,637	2.65	280	199	1.25
2012	175,769	112,689	1.09	53,952	21,243	0.31	121,509	91,249	2.57	308	197	1.21
2013	181,320	119,617	1.17	55,486	24,175	0.36	125,465	95,181	2.69	369	261	1.60
2014	185,044	122,902	1.21	57,858	25,866	0.39	126,847	96,789	2.76	339	247	1.51

（文部科学省「平成27年度学校基本調査（速報値）の公表について」より）

表5-6　いじめの定義

【2005年度調査までの定義】

　この調査において、「いじめ」とは、「自分より弱い者に対して一方的に、身体的・心理的な攻撃を継続的に加え、相手が深刻な苦痛を感じているもの。なお、起こった場所は学校の内外を問わない。」とする。

　なお、個々の行為がいじめに当たるか否かの判断を表面的・形式的に行うことなく、いじめられた児童生徒の立場に立って行うこと．

【2006年度調査からの定義】

　本調査において、個々の行為が「いじめ」に当たるか否かの判断は、表面的・形式的に行うことなく、いじめられた児童生徒の立場に立って行うものとする．

　「いじめ」とは、「当該児童生徒が、一定の人間関係のある者から、心理的・物理的な攻撃を受けたことにより、精神的な苦痛を感じているもの．」とする．

　なお、起こった場所は学校の内外を問わない（以下略）．

　さらに、いじめの「発生件数」を「認知件数」に改めるとともに、学校がいじめを認知するに当たっては、アンケート調査等によって児童生徒から直接状況を聞く機会を設けるよう留意する等、諸注意の変更を行っている．

表5-7　児童生徒の自殺の状況

年	1974	1975	1976	1977	1978	1979	1980	1981	1982	1983	1984	1985	1986	1987	1988	1989	1990	1991	1992	1993	1994
総数	277	290	288	321	335	380	233	228	199	237	189	215	268	170	175	155	141	121	159	131	167
小学生	—	—	—	10	9	11	10	8	8	6	12	11	14	5	10	1	5	5	3	4	11
中学生	69	79	72	89	91	104	59	74	62	83	66	79	110	54	62	53	35	43	68	40	69
高校生	208	211	216	222	235	265	164	146	129	148	111	125	144	111	103	101	101	73	88	87	87

年	1995	1996	1997	1998	1999	2000	2001	2002	2003	2004	2005	2006	2007	2008	2009	2010	2011	2012	2013	2014
総数	139	143	133	192	163	147	134	123	138	126	103	171	159	137	165	156	202	195	240	230
小学生	3	9	6	4	2	4	4	3	5	4	3	2	3	1	0	4	4	6	4	7
中学生	59	41	41	69	49	49	37	36	35	31	25	41	34	36	44	43	41	49	63	54
高校生	77	93	86	119	112	94	93	84	98	91	75	128	122	100	121	112	157	140	173	169

注1）1976年までは公立中・高等学校を調査．1977年からは公立小学校，2006年度からは国私立学校，2007年度からは高等学校通信制課程も調査．
注2）1974年から1987年までは年間の数，1988年以降は年度間の数である．
注3）2014年度総数の内訳は，国立0人，公立182人，私立48人である．
注4）学校が把握し，計上したもの．
（文部科学省「児童生徒の問題行動等生徒指導上の諸問題に関する調査」より）

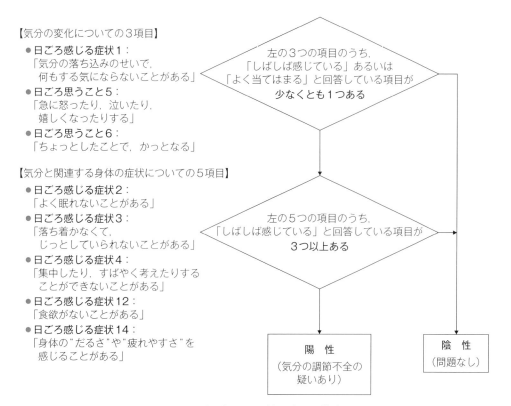

図5-10　気分の調節不全の陽性率
（日本学校保健会「平成18年度児童生徒の健康状態サーベイランス事業報告書」より）

3）メンタルヘルスの新たな指標

学校現場においては，児童生徒に可能な限り負担をかけず，簡便にメンタルヘルス状態のおおよその良し悪しを判断できるような指標が求められている．このような観点から，文部科学省の各種調査結果をもとに，最近いくつかの指標が新たに作成され，定期的な全国調査に用いられている．平成14年度（2002）から日本学校保健会「児童生徒の健康状態サーベイランス」に新たに「気分の調節不全傾向」が追加された．「気分の調節不全傾向」は，児童生徒の気分や感情のトラブルを簡便に捉えるために作成された指標である．気分・感情面に関するメンタルヘルスの良し悪しの判断ができるような基準が示されている（図5-10）．

これらの指標を学校保健現場で有効利用することで，問題の早期発見・早期介入が期待される．学校メンタルヘルス対策においては，学校内での早期発見・早期介入の促進と同時に，その後の地域の保健医療機関との，より緊密な連携が重要となると考えられる．

6. 食　育

現代の日本では，食を大切にする心の欠如，栄養バランスの偏った食事や不規則な食事の増加，肥満や生活習慣病の増加，過度の痩身志向，食の安全上の問題等さまざまな不安が生じている．これらの不安を解消するために，平成17年（2005）に「食育基本法」が制定された．食育とは国民一人ひとりが生涯を通じた健全な食生活の実現，食文化の継承，健康の確保等が図れるよう，自らの食について考える習慣や食に関するさまざまな知識と食を選択する判断力を楽しく身につけるための学習等の取り組みをさし，「食育は生きる上での基本であって，知育・徳育・体育の基礎になるべきもの」（同法前文）と位置づけられている．

学校における食育は，給食を通して行われることが多い．給食は第二次世界大戦後の日本国民全体の栄養状態が悪かった時代に，主に栄養改善のために始められた．しかし，近年ではこの給食本来の目的と現状に大きなずれが生じ，給食を通して食事に関する基本的な習慣や食に対する態度，食事のしつけ等が求められることが多くなった．また，平成8年（1996）に岡山県で発生したO157（腸管出血性大腸菌）感染や平成26年（2014）に静岡県で発生したノロウイルス感染のように，学校給食が原因となった集団食中毒が発生し，学校給食の安全性が問題となったこともある．

これらの食の問題を解決するうえで，学校における「食育」の推進が重要とされ，平成17年（2005）から学校で食に関する指導や給食の指導を行う「栄養教諭」制度が開始された．栄養教諭は食に関する指導や学校給食の管理等を担っているが，すべての義務教育諸学校において給食を実施しているわけではないことや，地方分権の趣旨等から，栄養教諭の配置は地方公共団体や設置者の判断によることとされている．

現代の学校給食の目的は，栄養や健康に関する食事指導により望ましい食習慣や態度を身につける健康教育としての側面と，友だちと楽しくともに食事をする

ことで好ましい人間関係を育てていく場を提供する側面とがある．

また，食に関する知識不足等により，アレルギーを引き起こすアレルゲンが含まれていた給食を食べて，喘息発作やアナフィラキシーを起こして死亡した例がある．いろいろな食物にアレルギーのある子どもが増えている現在では，上記の給食の目的に加えて，個々の子どもの健康状態に応じた給食指導も重要である．

7．起立性調節障害

起立性調節障害（Orthostatic Dysregulation：OD）は中高生の20％程度にみられる症候群であって，思春期から頻度が急激に高くなる（図5-11）．ODは主に「朝なかなか起きられない」「午前中体調が悪く，午後になるとだんだん良くなって，夕方になると元に戻る」「朝礼等で長い時間立っていられず，倒れることがある」「ちょっとした事故や出来事を聞いても非常に気分が悪くなる」「立ちくらみがひどい」「お腹が刺すように痛む」「人から顔色が悪いといわれる」「お風呂に入ったときに，湯気に巻かれて気分が悪くなる」「少し動いただけで動悸や息切れがする」「乗り物酔いを起こす」等の症状をあわせもっている．さらに診断のためには，起立試験といって，安静仰臥の状態から10分から15分の立位を保った状態の心電図，血圧，脈拍を測ってその前後の反応を比較して判定する（表5-8）．

昔は虚弱児という概念で一くくりにしていたが，現在では1つの独立した症候群として考えるようになった．小学5年生くらいから徐々にみられるようになり，中学校，高等学校でピークになるが，そのままにしておいても重篤になることはないので，放置されやすい．しかし，本人は日常生活が体調不良で不愉快であるから，勉強やスポーツに励むというわけにはいかず学校生活に支障をきたしやすい．保健室登校，長欠等にもなりやすい．

OD症状は，規則正しい生活をすることが効果的な改善方法である．早寝，早起き，しっかりとした食事，そして下肢等の身体運動が大変よい効果をもたらす．

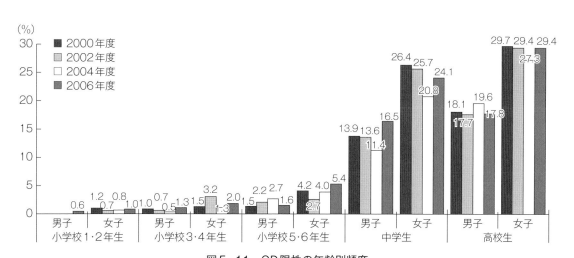

図5-11　OD陽性の年齢別頻度
（日本学校保健会「平成18年度児童生徒の健康状態サーベイランス事業報告書」より）

表5-8　OD判定の診断基準

次にあげることがらについて、日ごろ感じていますか。以下の中から、当てはまるものの番号をそれぞれ記入してください。 1. しばしば（1週間に一度程度）感じている 2. ときどき（1カ月に一度程度）感じている 3. たまに（それ未満）感じている 4. 感じていない		
大症状	1. 「立ちくらみ」や「めまい」を感じることがある。または、立ち上がるときにそっと立ちことがある。	☐
	2. 立っていると気持ち悪くなり、ひどいときには、倒れることがある。	☐
	3. 「お風呂やシャワー」に入ったとき、気分が悪くなり、ひどいときには、倒れることがある。	☐
	4. 少し動いただけでも、胸がドキドキしたり、息切れしたりすることがある。	☐
	5. 朝、頭痛や腹痛、身体のだるさで、起きにくいことがある。	☐
	6. 午前中、頭痛や腹痛、身体のだるさで、調子が悪いことがある。	☐
小症状	7. 「顔色が悪い（青白い）」といわれることがある。	☐
	8. 食欲がないことがある。	☐
	9. 「お腹」が刺すように痛くなることがある。	☐
	10. 身体の「だるさ」や「疲れやすさ」を感じることがある。	☐
	11. 頭が痛くなることがある。	☐
	12. 乗り物に酔いやすい。	☐

ODの判定方式は、
　①1～6（大症状）の中で、3つ以上訴えのあった場合、
　②1～6の中で2つ、7～12（小症状）の中で1つ以上訴えのあった場合、
　③1～6の中で1つ、7～12の中で3つ以上訴えのあった場合、
のいずれかに該当する場合を陽性とする（5と6は両方当てはまっても1つとしてカウント）。
ただし、起立試験時の脈拍、収縮期血圧、脈圧、心電図等の所見を小症状を加えて判定することが望ましいので、上記の結果のみからODの有無を判断することに対しては慎重にすべきである。
（日本学校保健会「平成18年度児童生徒の健康状態サーベイランス事業報告書」より）

これに似た症状をもたらす内科的な疾患もあるので一度はきちんと周辺疾患との区別をしておいたほうがよいが、ほとんどの場合日常生活の改善でよくなる。日常生活の改善ではどうしても対応できない場合には医薬による治療を用いる。近年では大学生や成人した後もOD症状を訴える人がいるが、この場合も生活習慣に原因がある場合がほとんどである。

　あなたも自分自身の症状をチェックして自己診断してみよう。

文　　献

厚生労働省（2013）健康づくりのための身体活動基準2013．
厚生労働省（2015）平成25年 国民健康・栄養調査報告．
厚生労働省研究班（研究代表，大井田隆）（2009）未成年者の喫煙・飲酒状況に関する全国実態調査-平成20年度調査研究報告書-．2009年6月．
文部科学省（2012）学校における受動喫煙防止対策実施状況調査．
文部科学省（2013）薬物等に対する意識等調査報告書．
文部科学省（2013）学校において予防すべき感染症の解説．（http://www.mext.go.jp/a_menu/kenko/hoken/1334054.htm，参照日：2016年2月19日）
文部科学省（2015）平成26年度 学校保健統計調査．
文部科学省（2015）平成26年度 児童生徒の問題行動等生徒指導上の諸問題に関する調査．
文部科学省（2015）平成27年度学校基本調査速報．
日本学校保健会編（2008）平成20年度版 学校保健の動向．pp23-34．
日本学校保健会（2008）平成18年度児童生徒の健康状態サーベイランス事業報告書．
日本学校保健会（2013）学校において予防すべき感染症の解説．
日本学術会議臨床医学委員会・健康・生活科学委員会合同生活習慣病対策分科会（2008）提言　出生前・子どものときからの生活習慣病対策．
日本スポーツ振興センター学校安全webサイト（2015）学校給食における食中毒の発生状況．（http://www.jpnsport.go.jp/anzen/anzen_school/tabid/1006/Default.aspx，参照日：2016年2月19日）
大関武彦，中川祐一，中西俊樹ら（2008）メタボリックシンドロームに関するトピックス-小児におけるメタボリックシンドロームの実態．診断と治療，96：351-357．
Vanhala M, Vanhala P, Kumpusalo E, et al.（1998）Relation between obesity from childhood to adulthood and the metabolic syndrome: population based study. BMJ, 317: 319.

コラム 4　社会生活基本調査

　社会生活基本調査は日本の統計の中核機関である総務省統計局によるもので，私たちの日々の生活における「時間のすごし方」，具体的には仕事，学業，家事，地域での活動等に1日のうちどのくらいの時間を費やしているか，また，過去1年間にどのような活動を行っているかなどについて，5年毎に調査している．

　第1回調査は，昭和51年（1976）10月1日に実施され，当時は，第1次石油危機を経て日本経済が高度成長期から安定成長期へ移行し始めた時期でもあり，国民の意識も金銭的・物質的な側面ばかりでなく，生活の質的向上や精神的充実へ向けられるようになった時期であった．このような状況下で，生産・所得・雇用等の分野に比較して統計が十分でなかった国民生活の質的側面の充実を明らかにすることを目的として開始されたものである．

　この調査は，統計法という法律に基づいた基幹統計調査で国が実施する重要な統計調査である．この調査結果は，仕事と生活の調和の推進，男女共同参画社会の形成，少子高齢化対策という行政施策のための基礎資料として利用されること以外にも，地方公共団体におけるスポーツや文化振興，ボランティア活動の推進といった地域振興等に幅広く利用されている．

　平成23年社会生活基本調査は，全国の世帯から無作為に選定した約8万3千世帯に居住する10歳上の世帯員約20万人を対象に，平成23年（2011）10月20日現在で実施したものである．

問題　下図は平成23年（2011）の社会生活基本調査によるスポーツ行動にかかわるもので，1年間に「スポーツ」を行った人は7,184万3千人，行動者率は全体的に低下傾向であった．インターネットで「社会生活基本調査」を検索して，スポーツ行動について年次ごとの変化や年齢別の特徴に着目して討論しよう．

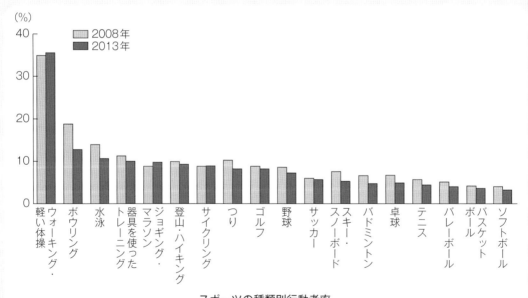

スポーツの種類別行動者率
（総務省統計局「平成23年社会生活基本調査の概要，結果等」より）

6章 学校保健計画と学校保健活動

1. 学校保健安全法

 昭和22年（1947）に教育基本法とともに学校教育法が施行され，その中に「学校においては，別に法律で定めるところにより，幼児，児童，生徒及び学生並びに職員の健康の保持増進を図るため，健康診断を行い，その他その保健に必要な措置を講じなければならない．」とある．これを受け昭和33年（1958）に学校保健法が制定された．学校保健法の目的は「学校における保健管理及び安全管理に関し必要な事項を定め，児童，生徒，学生及び幼児並びに職員の健康の保持増進を図り，もつて学校教育の円滑な実施とその成果の確保に資すること」であった．しかし，平成7年（1995）に起きた阪神・淡路大震災をきっかけに学校施設の耐震化が大きな課題となり，平成11年（1999）の京都市児童殺傷事件，平成13年（2001）の大阪教育大学附属池田小学校児童殺傷事件等の発生をうけ，学校の防犯対策が本格化した．また，いじめによる児童生徒の自殺問題，メンタルヘルスに関する問題，問題を抱える児童生徒の対応やアレルギー疾患の増加等も指摘されている．

 このような流れをうけ，近年の児童生徒等の健康・安全を取り巻く状況をかんがみ，学校保健および学校安全に関して，その地域の実情や児童生徒等の実態を踏まえつつ，学校の設置者並びに国および地方公共団体の責務を定めるために，平成21年（2009）に学校保健安全法が施行された．

 学校保健安全法は「学校における児童生徒等及び職員の健康の保持増進を図るため，学校における保健管理に関し必要な事項を定めるとともに，学校における教育活動が安全な環境において実施され，児童生徒等の安全の確保が図られるよう，学校における安全管理に関し必要な事項を定め，もって学校教育の円滑な実施とその成果の確保に資すること」を目的としている．以下，学校保健に関する部分で，学校保健法から学校保健安全法への改正点の内容についてみていく（学校安全に関する部分は，11章で述べる）．

1）第2条　適用される学校と対象の定義

 新設された条文である．本法における「学校」とは，学校教育法第1条に規定する学校のことをいう．「学校」とは，幼稚園，小学校，中学校，高等学校，中等教育学校，特別支援学校，大学および高等専門学校とする．「児童生徒等」とは，学校に在学する幼児，児童，生徒または学生という．

 専修学校の保健管理については，本法第32条に「専修学校には，保健管理に

関する専門的事項に関し，技術及び指導を行う医師を置くように努めなければならない」「健康診断，健康相談，保健指導，救急処置等を行うため，保健室を設けるように努めらければならない」「本法第3条から第6条まで，第8条から第10条まで，第13条から第21条まで及び第26条から前条までの規定は，専修学校に準用する」とあり，努力義務と準用規定が設けられている．

2）第3条　国及び地方公共団体の責務

新設された条文である．国および地方公共団体は，相互に連携を図り，各学校において保健および安全にかかわる取り組みが確実かつ効果的に実施されるようにするために，財政上の措置その他の必要な施策を講ずるものとした．国は，各学校における安全にかかわる取り組みが総合的かつ効果的に推進するため，学校安全の推進に関する計画の策定とその他所要の措置を講ずるものとし，地方公共団体は，国が講ずる措置に準じた措置を講ずるように努めらければならないとした．

3）第4条　学校保健に関する学校の設置者の責務

新設された条文である．学校の設置者は，児童生徒等および職員の心身の健康の保持増進を図るため，学校の施設および設備並びに管理運営体制の整備充実その他の必要な措置を講ずるよう努めるものとした．従来から学校の各設置者が実施してきた学校保健に関する取り組みの一層の充実を図るため，その責務を法律上明確に規定したものである．施設および設備並びに管理運営体制の整備充実の具体例としては，保健室の相談スペースの拡充や備品の充実，換気設備や照明の整備，AED設置等の物的条件の整備，養護教諭やスクールカウンセラーの適切配置等による人的体制の整備，教職員の資質向上を図るための研修会の開催等が考えられる．なお，学校は国，地方公共団体および学校法人のみが設置することができる．

4）第5条　学校保健計画の策定等

学校においては，児童生徒等および職員の心身の健康の保持増進を図るため，児童生徒等および職員の健康診断，環境衛生検査，児童生徒等に対する指導その他保健に関する事項について計画を策定し，これを実施しなければならないとした．旧法では，「保健又は安全に関する事項について計画を立て，これを実施しなければならない」とあり，学校保健面と学校安全面を合わせた立案・実施となっていた．本法では，それぞれ別に立案・実施しなければならない．

学校保健計画は，学校において必要とされる保健に関する具体的な実施計画であり，毎年度，学校の状況や前年度の学校保健の取り組み状況を踏まえ，作成されるべきものであるとし，①児童生徒等および職員の健康診断，②環境衛生検査，③児童生徒等に対する指導に関する事項を必ず盛り込むこととした．取り組みを進めるにあたり，学校のみならず，保護者や関係機関・関係団体等と連携協力を図っていくことが重要であることから，学校保健計画の内容については原則とし

て保護者等の関係者に周知を図ることとしている．

なお，27条において学校安全計画の策定等について条項があり，そこでは，学校においては，児童生徒等の安全の確保を図るため，当該学校の施設および設備の安全点検，児童生徒等に対する通学を含めた学校生活その他の日常生活における安全に関する指導，職員の研修その他学校における安全に関する事項について計画を策定し，これを実施しなければならないとある．

5）第6条　学校環境衛生基準

新設された条文である．文部科学大臣は，学校における環境衛生にかかわる事項について，児童生徒等および職員の健康を保護するうえで維持されることが望ましい基準を定めるものとし，学校の設置者は，当該基準に照らしてその設置する学校の適切な環境の維持に努めなければならないものとした．校長は，当該基準に照らし，適正を欠く事項があると認めた場合には，遅滞なく，改善に必要な措置を講じ，または当該措置を講ずることができないときは，学校の設置者に対して，その旨を申し出るものとした．学校の環境衛生の改善維持に当たっては，受水槽等の環境衛生に関係する施設設備の適切な管理を図るとともに，環境衛生検査に必要な図面等の書類や検査結果の保管について万全をきすべきであるとした．

6）第7条　保健室

新設された条文である．本法により保健室設置根拠が明確となった．学校には，健康診断，健康相談，保健指導，救急処置その他の保健に関する措置を行うため，保健室を設けるものとした．

7）第8条　健康相談

新設された条文である．これまでも児童生徒等の心身の健康に関して，健康相談が行われてきたが，本法により健康相談と位置づけ，明確な定義づけが行われた．

8）第9条　保健指導

新設された条文である．養護教諭その他の職員は，相互に連携して，児童生徒等の心身の状況を把握し，健康上の問題があると認めるときは，遅滞なく，児童生徒等に対して必要な指導を行うとともに，必要に応じ，その保護者に対して必要な助言を行うものとした．

近年，メンタルヘルスに関する課題やアレルギー疾患等の現代的な健康課題が生ずる等，児童生徒等の心身の健康問題が多様化，深刻化している中，これらの問題に学校が適切に対応することが求められている．健康相談や担任教諭等の行う日常的な健康観察による児童生徒等の健康状態の把握，健康上の問題があると認められる児童生徒等に対する指導や保護者に対する助言を保健指導として位置付け，養護教諭を中心として，関係教職員の協力のもとで実施されるべきことを

明確に規定したものである．組織的に対応する観点から，特定の教職員に限らず，養護教諭，学校医・学校歯科医・学校薬剤師，担任教諭等の関係教職員による積極的な参画が求められる．

学校医および学校歯科医は，健康診断およびそれに基づく疾病の予防処置，改正法において明確化された保健指導の実施をはじめ，感染症対策，食育，生活習慣病の予防や歯・口の健康づくり等について，また，学校薬剤師は，学校環境衛生の維持管理をはじめ，薬物乱用防止教育等について，それぞれ重要な役割を担っており，学校と地域の医療機関等との連携の要としての役割も期待されていることから，各学校において，児童生徒等の多様な健康課題に的確に対応するため，これらの者の有する専門的知見の積極的な活用に努めるべきであるとした．

9）第10条　地域の医療機関等との連携

新設された条文である．学校における救急処置，健康相談または保健指導の実施に当たっては，当該地域の医療機関等の保健医療関連機関との連携のもとで活動を推進することを努めることと明記された．

2．学校保健計画の作成

「学校保健法」が「学校保健安全法」に法改正され，従来は「学校保健安全計画」として立案し，実施してきたが，現行では「学校保健計画」と「学校安全計画」とを別々に作成することが義務付けられた．ここでは「学校保健計画」の立案について解説していく．

学校保健計画の作成にあたっては，該当する学校の地域特性，児童生徒等の実態，学校種別，規模，教職員組織等を考慮し，実情に即し立案しなければならない．ただし，法律で規定されている，①児童生徒等及び職員の健康診断，②環境衛生検査，③児童生徒等に対する指導に関する事項，これらは必ず計画に盛り込む必要がある．保健主事は，学校保健計画作成の中心となり，その円滑，適切な実施を推進することが重要な役割となる．作成の手順としては，「情報の収集と作成方針の決定」「目標や活動の内容の設定」「各組織との連絡・調整」「学校保健計画の決定」となる．情報の収集は年間計画作成の第一歩となり，健康情報の把握にあたっては，目的に応じて見通しを立て，計画的に行われることが大切となる．表6-1に，情報の収集源，情報の内容および健康情報の把握時期として考えられることを示した．

学校保健計画は，学校保健の年間を見通した総合的な基本計画であり，保健主事はその作成の中心となる存在であるとともに，すべての教職員により組織的に学校保健活動が推進されるように，連絡・調整する役割も担っている．つまり，学校保健活動にかかわる人たちを結ぶことで，これらの人たちの意識や意欲を高まる適切な働きかけを行い，活動の充実につながる計画にすることが大切である．

具体的には，まず学校保健安全法等の関連法令を確認するとともに，前年度の学校保健計画についての評価や関係者の意見等の情報を収集する．前任者からの

表6-1　学校保健計画作成にむけての情報について

情報の収集源	・学校保健活動の評価記録からの情報 ・児童生徒の健康に関する情報 ・学校環境衛生の状況に関する情報 ・教職員，保護者，地域社会からの健康に関する情報
情報の内容	・児童生徒の健康状態 ・児童生徒の疾病の治療状況 ・学校環境衛生の実態 ・学校保健組織の活動状況 ・保健教育の実施状況 ・保健室利用状況 ・各種保健衛生統計 ・地域の保健衛生の課題 ・地域の保健医療の動向
健康情報の把握の時期	・定期の健康診断や学校環境衛生検査のように時期が決まっている場合 ・感染症の流行時のように臨時の場合 ・健康観察，救急処置等，記録が累積される場合

（文部科学省「保健主事のためのハンドブック」より作表）

表6-2　学校保健計画を作成するための手順と保健主事の働きかけの例

実践項目と順序	保健主事としての働きかけ
①情報の収集と作成方針の決定	・学校保健安全法等を踏まえ，保健主事として全体像を捉え，計画作成の方向性を定める． ・評価記録や申し送り等から課題を捉える． ・保健部で協力し，各担当等の関係者との意見交換を進める． ・管理職への報告・相談を適宜行う． ・保健部会を開き，収集した情報から課題を絞る．
②目標や活動の内容の設定	・校長の経営ビジョンと，情報の分析によって明確になった健康課題を照らし合わせる． ・管理職から指導・助言を受け，保健部会で学校保健目標や重点目標の案を決定する． ・各学年部会・各分掌から情報をもらい学年保健目標や活動事項を設定する． ・具体的な学校保健活動の確認と調整をする．
③各組織との連絡調整	・学年，関連教科，特別活動等の各担当者と指導する時期や授業時数等について確認・調整をする． ・生徒会やPTA，地域の関係機関等とともに活動できる事業の調整をする． ・学校保健委員会の開催予定を確認する．
④学校保健計画の決定	・保健部で協議し，目標や活動内容を学校の全体計画に位置付ける． ・保健部以外の各分掌や担任団と調整・確認する． ・管理職からの指導・助言を活かす．

（文部科学省「保健主事のためのハンドブック」より作表）

申し送り事項や，前年度の反省と次年度への展望，先進校の事例や資料等からの情報を参考に，保健主事として学校保健の方向性と作成の手順についての方針を定める．学校保健計画の方向性については，校長等の管理職に報告・相談するとともに，そこで得られた指導・助言を計画に活かしていくことも重要である．

次に，学校保健活動にかかわる人たちに相談することで協力者を見つけ出す．ここで重要なことは，計画の方向性や作成の手順を明確に示し，共通理解を図ることである．共通理解に基づき，保健主事が中心となり，学校内の校務分掌等の組織と連携し，協力しながら立案していくとよいであろう．表6-2に，学校保健計画立案のための手順と保健主事の働きかけについて一例を示す．

3．学校保健計画の記入上の留意点

学校保健計画の様式については，法令等による定めがないが，その性格上，その学校の教育目標，学校保健目標，年度重点目標，方針や役割分担等が盛り込まれる内容として考えられる．図6-1に示したひな形を例に解説していく．

（1）月

4月より翌年3月まで示す．長期休業期間である8月については，児童生徒に対してプール指導日や登校日に熱中症や食中毒，合宿や旅行先での注意事項等について指導する機会，保健管理の面でプールの水質管理や校内の清掃計画，用具整備，環境整備点検等，児童生徒が登校していない時期に実施することもあるため，8月も記入欄を設けておきたい．

（2）目　標

学校の教育目標や学校保健目標，年度重点目標については欄外の上部に記述しておき，この欄は月別の重点目標を記入する．季節や学校行事を考慮し具体的な言葉の工夫が必要である．保健室の前の廊下以外にも児童生徒の目に留まりやすい場所に月別目標を掲示することもある．そのため小学校，中学校，高等学校と学校段階に合わせた言葉を選択する必要がある．たとえば4月は定期健康診断がある月である．それに関連させて小学校では「自分のからだのことを知ろう」，中学校では「自分の健康状態を確かめよう」，高等学校になると「今の健康状態を把握し，各自課題をみつけ改善しよう」等のようになる．

（3）保健関連行事

児童生徒の定期健康診断には実施時期が6月30日までと法令で定められているが，その他の保健関連行事は学校の実情に合わせた時期に，月ごとに記入する．定期健康診断は4月だけではすべてを実施することができないため，たとえば4月は身体測定，視力・聴力，内科検診，耳鼻科検診等を集中的に実施し，歯科検診や尿検査等は5・6月に実施することもある．他の保健関連行事の例としては，気になる児童生徒の教育相談委員会の実施は，クラス替えでクラスが落ち着いてきた6月あたりや，夏季の長期休業日明けの9月あたりに年に2～3回実施することもあるかもしれない．その他，喫煙・飲酒・薬物乱用防止教室や救急法講習会等を実施する学校もある．

（4）保健管理

保健管理は対人管理と対物管理に分けられる．対人管理は児童生徒等の健康にかかわる個人情報の整理や管理，日本スポーツ振興センター加入の手続き，健康調査，メンタルヘルスにも関係してくる学校生活調査，修学旅行事前調査，合宿

月	目標	保健関連行事	保健管理		保健教育					組織活動
			対人管理	対物管理	保健指導		保健学習			
					集団指導	個別指導	1年	2年	3年	
(1)	(2)	(3)	(4)		(5)		(6)			(7)

図6-1 学校保健計画のひな型の一例

や体育祭前健診や健康相談, さらにはインフルエンザ等の感染症が発生しやすい時期における健康観察強化や欠席調査等がある. 対物管理は, 主として学校環境衛生活動に関係している. 学校環境衛生の検査は, 定期的, 日常的に実施されるものと, 臨時に実施されるものがある. また, 机やいすの高さの調整は年度初めに実施されることが多い.

(5) 保健指導

健康相談と保健指導については, 学校保健安全法第8条に「学校においては, 児童生徒等の心身の健康に関し, 健康相談を行うものとする.」, 第9条に「養護教諭その他の職員は, 相互に連携して, 健康相談又は児童生徒等の健康状態の日常的な観察により, 児童生徒等の心身の状況を把握し, 健康上の問題があると認めるときは, 遅滞なく, 当該児童生徒等に対して必要な指導を行うとともに, 必要に応じ, その保護者に対して必要な助言を行うものとする.」と規定された. 従来, 健康相談は学校医や学校歯科医が行うものと扱われてきたが, 今回の法改正により新たに養護教諭やその他の職員が行う健康相談が位置付けられたとともに, 保健指導の明確化が図られた. 健康相談と保健指導は明確に分けられるものではなく, 相互に関連して展開されるものであるため, 健康相談に関するものは保健指導の欄に記入し, 計画的に実施しなければならない.

保健指導には, 特別活動等で行われる多数を対象とした集団的な保健指導と, 保健室の養護教諭や学級担任による個別の保健指導がある. 個別の保健指導の主な対象者は, 以下のとおりである.

①健康診断の結果, 保健指導を必要とする者.
②保健室等での児童生徒の対応を通して, 保健指導の必要性がある者.
③日常の健康観察の結果, 保健指導を必要とする者.
④心身の健康に問題を抱えている者.

表6-3は, それぞれの目的や指導内容等についての概略を示したものである. なお, 特別活動における集団的な保健指導では, 日常の生活や学習への適応および健康安全についての内容は示されているが, 時間数が決められているものではなく, 各学校における児童生徒の心身の健康問題等を集団的指導の題材として取り扱えるように計画し実施すべきである. 個別指導と集団指導は, 相互に深く関連するものであり, 児童生徒の発育発達段階を考慮し, 学校教育全体を通じて, 家庭や地域社会との連携を図りながら, 日常生活において適切な体育・健康に関

表6-3 個別の保健指導と特別活動における保健指導の目的・内容等の概略

	個別の保健指導	特別活動における保健指導
方法	個別（小グループ含む）	授業等（学級活動等）
位置付け	学校保健安全法	学習指導要領
目的	個々の児童生徒の心身の健康問題の解決に向けて，自分の健康問題に気付き，理解と関心を深め，自ら積極的に解決していこうとする自主的，実践的な態度の育成を図る．	特別活動の各学習指導要領のねらいに沿って実施する．
内容	日常生活における個々の児童生徒の心身の健康問題	現在および将来において生徒が当面する諸課題に対応する健康に関する内容
指導機会	教育活動全体	学級活動（小・中学校），HR活動（高等学校），児童生徒会活動，学校行事等
進め方	発達段階および個人差に応じて指導する．	学校の実態に応じて，発達段階に即して取り扱う内容，時間を選定し，計画的に実施する．
指導者	養護教諭，学級担任等，栄養教諭・学校栄養職員，学校医等	学級担任等，養護教諭，栄養教諭・学校栄養職員，学校医等

（文部科学省（2011）教職員のための子どもの健康相談及び保健指導の手引．p9）

表6-4 小学校・中学校・高等学校における学級活動の内容例抜粋 (学習指導要領解説)

小学校	中学校	高等学校
(2)日常の生活や学習への適応及び健康安全	(2)適応と成長及び健康安全	(2)適応と成長及び健康安全
ア 希望や目標をもって生きる態度の形成	ア 思春期の不安や悩みとその解決	ア 青年期の悩みや課題とその解決
イ 基本的な生活習慣の形成	イ 自己及び他者の個性の理解と尊重	イ 自己及び他者の個性の理解と尊重
ウ 望ましい人間関係の形成	ウ 社会の一員としての自覚と責任	ウ 社会生活における役割の自覚と自己責任
エ 清掃等の当番活動等の役割と働くことの意義の理解	エ 男女相互の理解と協力	エ 男女相互の理解と協力
オ 学校図書館の利用	オ 望ましい人間関係の確立	オ コミュニケーション能力の育成と人間関係の確立
カ 心身ともに健康で安全な生活態度の形成	カ ボランティア活動の意義の理解と参加	カ ボランティア活動の意義の理解と参画
キ 食育の観点を踏まえた学校給食と望ましい食習慣の形成	キ 心身ともに健康で安全な生活態度や習慣の形成	キ 国際理解と国際交流
	ク 性的な発達への適応	ク 心身の健康と健全な生活態度や規律ある習慣の確立
	ケ 食育の観点を踏まえた学校給食と望ましい食習慣の形成	ケ 生命の尊重と安全な生活態度や規律ある習慣の確立

する活動の実践を促して，健康・安全の基礎を培うことが大切となる．個別の保健指導の実施にあたっても，保健学習および特別活動の保健指導と関連を図っていくことが重要である．表6-4は，小学校，中学校，高等学校における学級活動の内容例を抜粋したものである．集団指導の計画を立てる際，参考にしてもらいたい．

表6-5 学校保健活動の評価観点例

全般	・前年度の学校保健に関する評価や記録が活かされているか. ・児童生徒や地域社会の実態等が反映されているか. ・家庭, 地域社会, 関係機関等との連携がなされ, 教職員の共通理解も図られているか. ・年度の重点目標, 月毎の目標が反映されているか. ・学校保健の基本的な内容を保健管理と保健教育と捉え, それを組織的に推進しているか, 等.
保健管理	・健康診断が, 法令に基づき適切かつ効果的に行われているか. ・健康観察, 健康相談が計画的に行われているか. ・学校環境衛生検査および学校環境衛生活動が計画的に行われているか. ・健康に問題がある児童生徒の保健管理が適切に行われているか. ・法令に基づく公表簿等が適切に整理されているか, 等.
保健教育	・関連する教科等の指導が計画的行われているか. ・特別活動(学級活動, ホームルーム活動, 学校行事, 児童生徒会活動等)による保健指導が計画的, 適切に行われているか. ・部活動も含めた学校生活における日常の保健指導が適切に行われているか. ・個別の保健指導が適切に行われているか, 等.
組織活動	・教職員の協力体制, 役割分担が確立され, 活動が円滑に行われているか. ・家庭やPTA活動等との連携が図られているか. ・学校保健委員会が開催され, 健康に関する課題が解決されているか. ・学校保健に関する研修が, 計画的に行われているか, 等.

(文部科学省「保健主事のためのハンドブック」より作表)

(6) 保健学習

保健学習には, 体育・保健体育の教科としての「保健」だけではなく, たとえば生活科, 家庭科, 理科, 社会科等の教科にも学校保健にかかわるものが含まれる. 記入に際しては各教科担当者, 教科主任等から情報を得て, なおかつ学習指導要領にそった内容に配列されているかを確認する必要がある.

(7) 組織活動

学校保健活動が円滑に進み, 成果を上げるためには, 教職員が役割を分担して活動を組織的に推進することができる協力体制を確立するとともに, 家庭や地域の関係機関と連携するための学校保健に関する組織活動の充実が大切となる. 学校保健に関する組織活動には, 学校内における組織活動, 学校保健に必要な校内研修, 家庭や地域社会との連携, 学校保健委員会等が考えられる. 学校保健委員会の構成員は, 校長, 保健主事や養護教諭, 学年主任等の関係教職員をはじめ, 保護者, 地域の保健関係者, 児童生徒代表者等, 学校や地域の実情に応じて決められるものである. 組織活動における具体例としては, 児童生徒保健委員会の定例会, 健診時協力, 防災訓練時補助, 手洗いうがいの調査活動等や警察署に依頼する薬物乱用防止教室や自転車安全乗り方教室等があげられる.

4. 学校保健活動の評価

学校保健活動の評価は, 学校の実情に即して, 計画全般, 保健管理, 保健教育,

組織活動等の各分野に，評価の観点および内容を設定し，評価を実施し，その評価結果を分析することで的確な問題把握と問題解決に資するように努めなければならない（表6-5）．

学校保健活動は，学校教育全体を通じて行われるものであるため，評価も学校教育全体の中で，多面的に，かつ継続的に実施しなければならない．そのため，適切な時期にバランスよく評価の機会を設ける必要がある．評価の客観性を高めるために，さまざまな方法で資料を収集し，多面的に検討することが大切である．具体的には次のような方法が考えられる．

・児童生徒の日常の生活行動について，教職員が観察により評価する方法．
・面接や質問紙を用意しての質問による方法．
・各担当者による記録の収集，分析による方法．
・教職員等による話合いによる方法．
・児童生徒，保護者，地域の関係者等の意見収集，分析による方法．

そして，評価により改善が必要となった事項については，教職員で共通理解を図り，問題点の解決を図れる方策を考案する．また，明らかになった事項については，必要となる新たな方策を加え，次年度の計画立案や新たな活動方針につなげる必要がある．

5．学校保健活動としてのヘルス・プロモーティング・スクールの展開

WHOは平成7年（1995）に，Global School Health Initiative（全世界学校保健）構想を示した．この構想は，学校が中核になり，児童生徒，教職員はもちろん家庭・地域社会と協力して包括的により一層高いレベルの健康を目指すという考え方である．わが国では平成9年度（1997）の保健体育審議会答申において「時代の変化に対応し健康の保持増進を図っていくため，このヘルスプロモーションの理念に基づき，適切な行動をとる実践力を身に付けることがますます重要になっている．」とWHOの理念が取り上げられた．その後，平成20年度（2008）の中央教育審議会答申では，ヘルスプロモーションを学校において具体的に展開するヘルス・プロモーティング・スクールの体制を整えることの重要性も取り上げ，平成21年（2009）施行の学校保健安全法はヘルス・プロモーティング・スクールの機能を包含した内容となっている．

学校にかかわる多くの人々の健康の保持増進を目指し，さまざまな機会を通じてヘルスプロモーションを推進していくために，学校当局（教育委員会，学校長等）は学校経営の重要な柱として，地域保健当局（地方自治体首長，保健所長等）は地方自治の重要な柱として，連携してヘルスプロモーションの理念に基づく健康戦略を取り入れ，子どもの健康のために重要な社会環境心理的因子である学校力，地域力を上げ，協働して，子どもが安全・安心で，心身ともに健康に育つ社会を築くようにすべきである．

そのために，現行の各種政策や法・制度を子どもの健康生活を守り擁護する視点で洗い直し，必要な方策を講じることが必要となる．学校における健康教育，

保健教育,体育,食育,学校保健計画,学校安全計画,学校保健委員会等の実施状況の点検・評価とその開示に努め,学校を核としたヘルスプロモーションの推進を図る.国もまた同様の責務を果たさなければならない.次に学校当局および地域保健当局は,その職員の個人技術の向上を図り,地域の健康教育の拠点となるとともに,社会的ネットワークと地域活動の強化策を実施し,健康に関する支援的環境の創造と社会的責任の履行に努め,そのため組織的・計画的な保健活動を推進すべきである.さらに,地域と連携した学校保健委員会,あるいは学校と連携した地域保健委員会の活性化と,地域特性・集団特性を踏まえた学校保健計画や学校安全計画,包括的地域保健医療福祉計画を推進することが重要である.

文　　献

江澤和夫（2009）学校安全の課題と展望．レファレンス，59（11）：29-53．
学校保健安全施行規則（昭和33年6月13日文部省第18号）
文部科学省（2008）学校保健等の一部を改正する法律の公布について（通知）．
文部科学省（2010）保健主事のための実務ハンドブック．
文部科学省（2011）教職員のための子どもの健康相談及び保健指導の手引．
日本学術会議健康・生活科学委員会子どもの健康分科会（2010）日本の子どものヘルスプロモーション．
植田誠治,河田史宝監修（2014）新版・養護教諭執務のてびき 第9版．東山書房．

コラム 5　主要死因別死亡率

下図は主要死因別の死亡率の推移を示したものであり，わが国の医療・保健に関するさまざまな資料に引用されている．これは一言でいえば，日本人はどのような理由で（どのような病気で）死亡することが多いのか（多かったのか），ということを表している．したがって，医療・保健行政にかかわる人々にとっては，どのような病気の対策を優先していくべきかという決定を行うための重要な資料となる．

一見，悪性新生物（がん）の死亡数が急増しており，心筋梗塞等の心疾患による死亡は緩やかに増加，脳出血や脳梗塞等の脳血管疾患による死亡はやや減少，肺炎による死亡が増加，不慮の事故は横ばい傾向というようにみえる．実際，死亡率そのものはそのように推移しているが，「日本ではがんの対策が遅れている，脳血管疾患対策は十分，肺炎対策を急がなくては」等と短絡的に考えてはいけない．

わが国は高齢化が急速に進んでおり，現在，総死亡数の約85％が65歳以上の高齢者であることを考慮すべきである．数十年前は，脳出血や脳梗塞を起こした場合，そのまま死亡することも多かったが，現代では先進医療技術や救急医療体制の進歩により，必ずしもすぐにその病気で死亡するとは限らず，疾病の治療経過中に肺炎や心機能の低下によって死亡する人が増えているとも考えられる．

医療技術が進んでほかの病気で死亡することが減れば，相対的に「がん」による死亡が増えるという事情もある．すなわち，がんの発症は高齢化が進めば進むほど確率的に高まり，必然的に死亡率があがる．また，不慮の事故による死亡率が平成7年（1995）と平成23年（2011）に突起しているのは，阪神淡路大震災と東日本大震災によるものである．

この図に限らず，統計値をみる場合，その数字の裏にある現実的な事情を十分に理解しておく必要がある．

問題 インターネットを使って厚生労働省の統計情報から「人口動態統計」を検索し，年齢階級別の死亡原因について議論してみよう．また，死亡原因の性差についても議論してみよう．

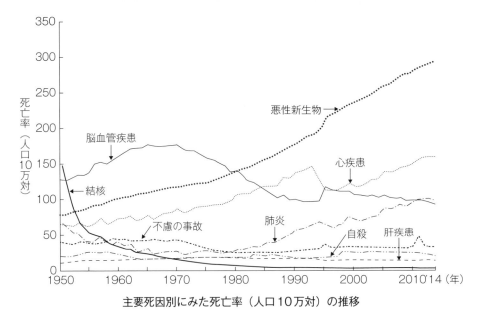

主要死因別にみた死亡率（人口10万対）の推移
資料：厚生労働省「人口動態統計」
1994年までの死亡率は旧分類によるものである．2014年は概数である．
（厚生労働統計協会「国民衛生の動向2015/2016」より）

7章 学校健康診断と健康評価

1. 学校健康診断の歴史

　明治11年（1880），わが国最初の身体検査として活力検査が始まり，同21年（1888）より毎年4月に活力検査の統計を文部省に報告するように指示された（学生・生徒の活力検査に関する訓令）．検査内容には医学的診断ができる項目は少なく，身体形態，筋力，肺活量等の体格や筋力の発達度合いを判定するための項目が主であった．その後，明治30年（1897）には活力検査が改められ，学生生徒身体検査規程が公布された．活力検査で行われていた筋力や肺活量等の測定が除かれ，健康状態をみる目的で脊柱，体格，視力，眼疾，聴力，耳疾，歯牙，その他疾病の項目が付け加えられた．注意される疾病としては，結核感染症，栄養不良，貧血，脚気，神経衰弱等があげられており，当時は感染症や栄養失調が子どもたちの健康障害の中心を占めていたことがうかがえる．

　この時代，国の法令で定められた徹底した学校身体検査の実施は，世界的にも進歩的であって，これを可能にしたものは全国的な学校医設置の普及と考えられている．この学生生徒身体検査規程は，昭和12年（1937）に学校身体検査規程として改正された後，第二次世界大戦後の昭和33年（1958）に公布された学校保健法によって，身体検査という名称は「健康診断」と改められた．今日の学校健康診断は，スクリーニング方式の定着により集団検診としての目的が明確になるとともに，学習指導要領の特別活動の学校行事における健康安全・体育的行事にも位置付けられている．すなわち，学校健康診断は保健管理の中核であると同時に，子どもたちの生涯にわたる健康のために必要な実践力を育てるための教育活動のひとつとして展開されている．

2. 学校健康診断の今日的意義

　現在，実施されている学校健康診断は，学校保健安全法（平成21年（2009）4月施行）の規定に基づいて行われている．わが国における健康上の問題は，日常生活の習慣に起因するものが多くなっており，一人ひとりの食習慣，運動習慣，休養，喫煙，飲酒等の生活習慣が，その発症・進行に関与する疾患群（生活習慣病）が多くを占めている．したがって，家庭，学校，地域における日常の健康観察が重要であると同時に，健康的なライフスタイルを形成し，好ましい生活環境への改善に向けて主体的に行動できる能力の育成が重要である．

　学校における健康診断では，児童生徒の個人および集団の健康状態および発育

表7-1 健康診断の種類

種　類	実施時期		実施主体
就学時の健康診断	就学3カ月前まで(12月末まで)		市区町村の教育委員会
児童，生徒，学生および幼児健康診断	定期	毎年6月30日まで	学校長
	臨時	必要があるとき	
職員の健康診断	定期	学校の設置者が適宜定める	学校の設置者
	臨時	必要があるとき	

発達を医学的見地から把握・評価して，健康上の問題点を明らかにすること，そして，健康教育を通じて自己の身体についての認識をもち，からだの状態と生活の仕方との関係を振り返り，自らの生活をコントロールしていける能力を育てることが求められる．

今日の学校健康診断は，児童生徒の教育を円滑に実施するための保健管理の中核であると同時に，自己の健康状態をみつめて，それをもとに自分の生活をコントロールできるようにする実践力・応用力を育成するという重要な意義を有する．

3．健康診断の種類

現行の健康診断には，小学校就学予定者に実施される就学時の健康診断，児童生徒，学生および幼児の定期・臨時の健康診断，学校の職員に実施される定期・臨時の健康診断があり，学校保健安全法（施行令，施行規則）と局長通達に基づいて実施されている（表7-1）．

1）就学時の健康診断

就学時の健康診断は，市区町村の教育委員会が当該市区町村在住で翌年から小学校への就学予定者を対象に行うものである．義務教育の円滑な実施のために，健康の立場からみた教育の可能性の検討および教育的立場から就学予定者と保護者に対して健康状態保持への注意を促す目的で行われる．検査項目は以下の7項目であり，学籍簿が作成された後，翌学年のはじめから4カ月前（就学手続きの実施に支障がない場合にあっては3カ月前）までの間に行うものとする．検査項目は以下の7項目である．

①栄養状態，②脊柱および胸郭の疾病および異常の有無，③視力および聴力，④眼の疾病および異常の有無，⑤耳鼻咽頭疾患および皮膚疾患の有無，⑥歯および口腔の疾病および異常の有無，⑦その他の疾病および異常の有無．

2）児童生徒，学生，幼児の健康診断

児童生徒，学生，幼児の健康診断の検査項目と実施学年は表7-2のように定められ，毎学年6月30日までに実施される．全検査項目にわたり実施されるの

表7-2 定期健康診断の検査項目と実施学年

項目	検査・診察方法			発見される疾病・異常	幼稚園	小学校						中学校			高等学校			大学
						1年	2年	3年	4年	5年	6年	1年	2年	3年	1年	2年	3年	
保健調査(注1)	アンケート				○	◎	○	○	○	○	○	○	○	○	○	○	○	○
身長					◎	◎	◎	◎	◎	◎	◎	◎	◎	◎	◎	◎	◎	◎
体重					◎	◎	◎	◎	◎	◎	◎	◎	◎	◎	◎	◎	◎	◎
座高(注2)					◎	◎	◎	◎	◎	◎	◎	◎	◎	◎	◎	◎	◎	△
栄養状態				栄養不良 肥満傾向・貧血等	◎	◎	◎	◎	◎	◎	◎	◎	◎	◎	◎	◎	◎	◎
脊柱・胸郭 四肢 骨・関節				骨・関節の異常等	◎	◎	◎	◎	◎	◎	◎	◎	◎	◎	◎	◎	◎	△
視力	視力表	裸眼の者	裸眼視力	屈折異常, 不同視等	◎	◎	◎	◎	◎	◎	◎	◎	◎	◎	◎	◎	◎	△
		眼鏡等を使用している者	矯正視力		◎	◎	◎	◎	◎	◎	◎	◎	◎	◎	◎	◎	◎	△
			裸眼視力		△	△	△	△	△	△	△	△	△	△	△	△	△	△
聴力	オージオメータ			聴力障害	◎	◎	◎	◎	△	◎	△	◎	△	◎	◎	△	◎	△
眼				伝染性疾患, その他の外眼部疾患, 眼位等	◎	◎	◎	◎	◎	◎	◎	◎	◎	◎	◎	◎	◎	◎
耳鼻咽喉頭				耳疾患, 鼻・副鼻腔疾患 口腔咽喉頭疾患 音声言語異常等	◎	◎	◎	◎	◎	◎	◎	◎	◎	◎	◎	◎	◎	◎
皮膚				伝染性皮膚疾患 湿疹等	◎	◎	◎	◎	◎	◎	◎	◎	◎	◎	◎	◎	◎	◎
歯および口腔				むし歯, 歯周疾患 歯列・咬合の異常 顎関節症状・発声障害	◎	◎	◎	◎	◎	◎	◎	◎	◎	◎	◎	◎	◎	△
結核	問診・学校医による診察			結核		◎	◎	◎	◎	◎	◎							
	エックス線間接撮影														◎			◎ 1学年入学時
	エックス線直接撮影 ツベルクリン反応検査 咳痰検査等					○	○	○	○	○	○	○	○	○				
	エックス線直接撮影 咳痰検査・聴診・打診														○			○
心臓	臨床医学的検査 その他の検査			心臓の疾患 心臓の異常	◎	◎	◎	◎	◎	◎	◎	◎	◎	◎	◎	◎	◎	◎
	心電図検査					◎	△	△	△	△	△	◎	△	△	◎	△	△	△
尿	試験紙法			腎臓の疾患	◎	◎	◎	◎	◎	◎	◎	◎	◎	◎	◎	◎	◎	△
				糖尿病	△	◎	◎	◎	◎	◎	◎	◎	◎	◎	◎	◎	◎	△
寄生虫(注2)	直接塗沫法 セロハンテープ法			回虫卵 ぎょう虫卵等	◎	◎	◎	◎	△	△	△	△	△	△	△	△	△	△
呼吸器 循環器 消化器 神経系	臨床医学的検査 その他の検査			結核疾患, 心臓疾患 腎臓疾患, ヘルニア 言語障害, 精神障害 骨・関節の異常 四肢運動障害	◎	◎	◎	◎	◎	◎	◎	◎	◎	◎	◎	◎	◎	◎

◎: ほぼ全員に実施されるもの　○: 必要時または必要者に実施されるもの　△: 検査項目から除くことができるもの
注1) 平成28年度 (2016) から, 小学校, 中学校, 高等学校の全学年において, 全員に実施されるものとなる.
注2) 平成28年度 (2016) から, 必須項目から削除されるものとなる.

が建前であるが，一部の検査項目については，実施学年に特例が設けられている．また，健康診断を行ったときは健康診断票を作成し，進学，転学等の場合には移動先の学校長に健康診断票および歯の検査表を送付しなければならない．健康診断票の保存期間は5年間とされている．

健康診断は，児童生徒の健康状態の把握を行う①管理的意義と，診断結果を活用する②教育的意義の両面を有している．

①**管理的意義**：児童生徒の発育発達状態の把握，健康状態の把握，疾患等の早期発見，国・地域における保健施策資料．

②**教育的意義**：自己の発育状態の把握，自己の健康状態に関する理解と自己管理能力の養成，保健情報を活用した健康教育．

3）職員の健康診断

職員の定期健康診断については，施行規則12条に定められている．職員の健康状態は学校経営に対する影響が大きいため，職員の健康の保持増進をはかり，効率よい教育活動と成果の確保に資する目的で行われる．また，健康診断を行ったときは健康診断票を作成し，職員が他の学校へ移動した場合にはその移動先に健康診断票を送付しなければならない．なお，健康診断票の保存期間は5年間とされている．

検査項目は以下の12項目であり，学校の設置者が定める適切な時期で実施される．

①身長および体重，②視力および聴力，③結核の有無，④血圧，⑤尿，⑥胃の疾病および異常の有無，⑦貧血検査，⑧肝機能検査，⑨血中脂質検査，⑩血糖検査，⑪心電図異常，⑫その他の疾病および異常の有無．

4）臨時健康診断

学校において，感染症または食中毒が発生したとき，風水害により感染症発生の可能性があるとき，夏季における休業日の直前または直後，結核・寄生虫その他の疾病の有無について検査を行う必要のあるとき，卒業のとき等，学校で必要がある場合には臨時に健康診断を実施するものと定められている（学校保健安全法第13条）．検査の方法，技術的基準等は示されていないが，定期健康診断の基準が準用される．

4．事後指導

健康診断は，保健管理的意義と教育的意義の双方を有することは上述した．すなわち，検査によって得られた健康上の問題を見つけ出すと同時に，慎重に情報を管理し，さらには個人・集団に対する指導につなげていくことが重要である．ただし，個人情報に該当する健康診断結果の取り扱いについては十分な配慮が必要である．保護者への通知においても，用紙を封筒に入れる等して他人の目にふれないようにしなければならない．また，学校内においては教育的措置のために

教職員の連携が必要で，情報を共有する場合にも学校外に情報が漏えいしないよう，その取り扱いは慎重に行わなければならない．

1）就学時の健康診断

市区町村教育委員会は，就学時の健康診断の結果に基づき，担当医師および担当歯科医師の所見に照らして疾病や異常を有する場合は治療を勧告する．発育の順調でないもの，栄養要注意のもの等には保健上必要な助言を行い，近年社会問題となっている児童虐待等が疑われる場合には，児童相談所に連絡を取らなければならない．病弱，発育不全等のために就学困難な場合には義務の猶予，もしくは免除，視覚障害，聴覚障害，知的障害，肢体不自由，その他の障害のある場合，特別支援学校（旧盲学校，旧聾学校，旧養護学校）への修学に関し指導を行う等，適切な処置をとらなければならない．

2）児童生徒，学生，幼児の健康診断

健康診断終了から 21 日以内にその結果を，児童生徒または幼児の場合には本人およびその保護者に，学生の場合には本人に通知するとともに，以下の措置を取らなければならない．健康診断結果をまとめ，学校医の所見を通知し，医療の必要性，健康状態や日常生活をおくるうえでの留意点についての十分な理解が得られるように配慮する．

①疾病の予防処置を行うこと．
②必要な医療を受けるよう指示すること．
③必要な検査，予防接種等を受けるよう指示すること．
④療養のため必要な期間，学校において学習しないよう指示すること．
⑤特別支援学校への編入について指導と助言を行うこと．
⑥学習または運動・作業の軽減，停止，変更等を行うこと．
⑦修学旅行，対外運動競技等への参加を制限すること．
⑧机または椅子の調整，座席の変更および学級の編成の適性を図ること．
⑨その他発育，健康状態等に応じて適当な保健指導を行うこと．

これらの措置は，その内容から医学的措置と教育的措置に分けられる．医学的措置としては，健康状態により医療機関での受診や精密検査の指示を行い，学習に関する指導や助言，運動，作業の軽減や行事参加の制限等を行う．一方，教育的措置としては，必要に応じて机・椅子の調整や，教室内での座席の位置等の調整を行う．

健康診断の結果は，学校全体の健康問題の現状を把握し，配慮を要する児童生徒への共通理解を図るだけでなく，自分の発育発達状態や健康状態を認識させ，健康と生活をコントロールする方法を学ぶ健康教育の機会ともなり得る．また，学校行事や学校環境への対策を検討する等，学校安全管理に役立てることも重要である．

3）職員の健康診断

　学校設置者は，健康診断にあたった医師からの生活規制や医療指導に基づき，休暇，休職，職務の変更，勤務の短縮・変更，医療・予防接種受診の指示を行うとされている．医師は，健康に異常があると認めた職員に対して，「生活規制の面（平常の勤務ができるか）」と「医療の面（医療行為が必要か）」を組み合わせて指導区分を決定する．そして，学校の設置者は医師の指導区分に基づき，校長を通じて指示させ，勤務と医療に関する適切な措置，配慮が実施されているかを把握する．

5．健康相談

　学校健康相談の目的は，児童生徒等の心身の健康問題について，本人や保護者等に対して，関係者による相談等を通して問題の解決を図り，学校生活によりよく適応していけるように支援していくことである．学校保健安全法第8条では，学校においては児童生徒等の心身の健康に関して「健康相談」を行うと定められており，また，同法第9条の「保健指導」の中では，養護教諭および他の教職員は，相互に連携して，健康相談または児童生徒等の健康状態の日常的な観察により，心身の状況を把握し，健康上の問題があると認めるときは，遅滞なく必要な指導を行うこと，必要に応じて保護者に必要な助言を行う，と定められている．

　従来，健康相談は，学校医・学校歯科医が行うものとされてきたが，今日の健康相談と保健指導は，その相互の関連性から，学校医，学校歯科医，学校薬剤師等の専門家が担うばかりではなく，養護教諭を中心とした教職員全員が連携を取りながら実施する保健活動であり，必要性がある場合には地域の医療機関，その他の関係機関との連携を図って展開されるように位置づけられた．

　健康相談とひとことでいっても，その中身は多様である．今日の社会環境，子どもたちを取り巻く生活環境の変化によって，児童生徒等がもつ健康問題もさまざまであり，急性感染症，外傷・障害，慢性疾患，精神疾患，歯と口腔の疾患，心と体の悩みまで幅広い．したがって，これまでの治療を中心とした医学的指導・助言のみでは対応が不十分であり，教育的指導・助言によって児童生徒等の健康問題を自ら克服できる力を育成させる活動も求められている．

　健康相談の主な対象者は以下のとおりである．

①健康診断の結果，継続的な観察指導を必要とする者．
②保健室等での児童生徒の対応を通して健康相談の必要性があると判断された者．
③日常の健康観察の結果，継続的な観察指導を必要とする者（欠席・遅刻・早退の多い者，体調不良が続く者，心身の健康観察から健康相談が必要と判断された者等）．
④健康相談を希望する者．
⑤保護者等の依頼による者．
⑥修学旅行，遠足，運動会，対外運動競技会等の学校行事に参加させる場合に

必要と認めた者．
⑦その他．
健康相談の進め方は以下のとおりである．
①健康相談対象者の把握（相談の必要性の判断）．
②問題の背景の把握．
③支援方針と支援方法の検討．
④実施と評価．

　なお，健康相談を実施するにあたって注意しなければならないことのひとつに，支援者と支援方法に関することがある．支援者としての役割を逸脱してしまうと，問題解決ができない，またはさらに深刻化することもあり得る．カウンセリング等で解決できる問題なのか，医療的な対応が必要なものか，常に問題の本質を見極める必要がある．それには日常の健康観察をはじめとする情報収集を丁寧に行い，教職員，学校医，保護者等が連携して的確な問題把握に努めることが重要である．

文　献

小栗一好，黒田芳夫，江口篤寿ら編（1976）学校保健総合事典．ぎょうせい．
藤田和也，山梨八重子（2003）学校健康診断の意義と役割，pp8-20．日本教育保健研究会健康診断プロジェクト編，教育としての健康診断．大修館書店．
大澤清二，田嶋八千代，磯辺啓二郎ら編（2004）学校保健・健康教育用語辞典．大修館書店．
衛藤　隆，岡田加奈子編（2010）学校保健マニュアル 改訂8版．南山堂．
日本学校保健会（2014）学校保健の動向（平成26年度版）．丸善出版．
教員養成系大学保健協議会編（2014）学校保健ハンドブック 第6次改訂．ぎょうせい．

コラム 6　学校教員統計調査

　学校教員統計調査は，学校の教員構成並びに教員の個人属性，職務態様および異動状況を明らかにすることを目的としている．対象者は幼稚園，小学校，中学校，高等学校，中等教育学校，特別支援学校，大学，高等専門学校，専修学校および各種学校の教員である．

　調査事項は，1：学校調査（①性別，年齢別，職名別本務教員数），2：教員個人調査（①性別，年齢別職名，②学歴，勤務年数，③教員免許状の種類，④週担当授業時数，⑤給料月額），3：教員異動調査（①採用・転入・離職の別，②性別，年齢および職名，③学歴（採用・転入者のみ），④採用・転入前の職業等または離職の理由）となっている．

　この調査は3年ごとに実施されており，学校調査および教員個人調査については調査年の10月1日現在，教員移動調査については調査前年度間を調査時期としている．

問題　学校種別・平均年齢の推移を調べ，その特徴について考えてみよう．

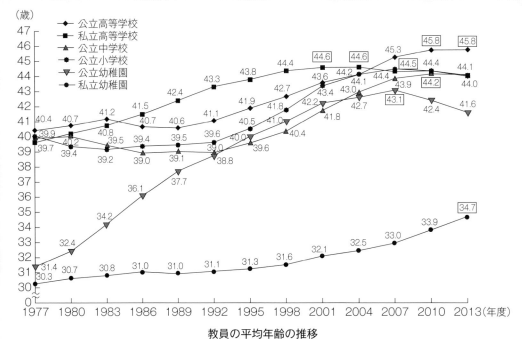

教員の平均年齢の推移
（文部科学省「平成25年度学校教員統計調査（確定値）の公表について」より）

8章 教職員の健康と教育活動

　教職員の健康問題は，その学校の教育活動に直結している．授業ひとつを例にあげれば，第一印象から元気はつらつ，明るさがにじみ出ている勢いのある保健体育教員が行う体育授業は，それだけで子どもの楽しい気分になり，積極的に授業に参加するであろう．しかし，同じ教員の授業であっても，その教員が風邪をひいてしまい，みるからに体調が悪そうな保健体育教員が行う場合，子どもたちの反応はどうであろうか．

　子どもの前に立つ以上，教職員は自分自身の健康を常によい状態に保とうとする心がけや行動は絶対に必要である．加齢とともに教職員もさまざまな健康問題を抱えることとなるであろう．毎年実施されている教職員対象の健康診断において，たとえば血液検査の結果がよくないものであれば自分自身の生活を省みて，不節制なところがあれば改善すべきであり，運動不足であれば日常的に歩く機会を増やす等，解消の努力をすべきである．特に体育実技を担当する保健体育教員は，教育現場でいつまでも子どもと一緒になってスポーツ活動ができるような身体づくりをすべきである．

　これから保健体育教員を目指す学生の中で喫煙習慣がある者は，ぜひ今のうちにやめてもらいたい．子どもの健康問題を扱う専門家である以上，喫煙習慣があることや，メタボリックシンドロームと判定されてしまうことは，極力避けるべきである．また近年，教職員が過度のストレスによる心の不調が社会問題となっている．教育活動は子どもとの人格的なふれ合いが多くあることから，良好なメンタルヘルスを保つことは重要な課題ともいえる．

1. 教育現場における労働安全衛生

　わが国には労働安全衛生法があり，この法律は職場における労働者の安全と健康を守り，労働災害を防止することを目的とし，昭和47年（1972）に制定された．事業主はこの法律に基づき，以下の措置を講じる必要性がある．もちろん教育現場にも適応されるものである．

①安全衛生管理体制を確立するため，事業者の規模等に応じ，安全管理者，衛生管理者および産業医等の選任や安全衛生委員会等の設置が必要である．
②事業主や発注者等は，労働者の危険または健康障害を防止するための措置を講じる必要がある．
③機械，危険物や有害物等の製造や取り扱いにあたっては，危険防止のための基準を守る必要がある．

④労働者の就業にあたっては，安全衛生教育の実施や必要な資格の取得が必要である．
⑤事業主は，作業環境測定，健康診断等を行い，労働者の健康の保持増進を行う必要がある．
⑥事業主は，快適な職場環境の形成に努めなければならない．

1）労働安全衛生管理体制の整備

文部科学省は平成24年（2012）に「学校における労働安全衛生管理体制の整備のために」というリーフレットを各教育委員会・各学校宛に配布している．この中では，学校における労働安全衛生管理体制を整備することで，教職員が教育活動に専念できる適切な労働環境が確保され，学校教育全体の質の向上につながるとしている．教職員50人以上の学校では，衛生管理者・産業医・衛生委員会の選任・設置が要するとされ，教職員10〜49人の学校では衛生推進者の選任が要するとされている．保健体育教員は衛生管理者，衛生推進者に選ばれる可能性もあるため，保健体育教員を目指す学生は，教育現場の安全管理体制についての基礎的な知識が必要である．教育実習に行った際等には，こうした視点をもって実習を行うことで教科以外の面の気づきも多々あり，将来につながるであろう．

（1）衛生管理者

衛生にかかわる技術的事項を管理する者で，衛生管理者免許取得者，「保健体育」の中学・高校教諭，養護教諭等から選任される．主な業務は以下の通りである．

- 少なくとも週1回学校を巡回し，空調設備等の施設・設備，温度・採光等の環境衛生，教職員の勤務実態等を点検し，問題があるときは所要の措置を講ずる．
- 上記の措置等について，月1回の衛生委員会で報告する．
- 健康診断等の結果を踏まえ，心身両面にわたる健康指導を実施する等，教職員の健康管理を行う．
- 問題等が発生した場合は，産業医等との意見交換を行う．

（2）産業医

教職員の健康管理等を行う者で，厚生労働大臣が定める研修を修了した者等から選任される．主な業務は以下のとおりである．

- 健康診断等を通じて，教職員の健康管理を行うとともに，少なくとも月1回学校を巡回し，教職員の勤務実態，学校の衛生状態等の点検を行い，問題があるときは所要の措置を講ずる．

（3）衛生委員会

衛生に関する重要事項について調査審議する機関で，校長・衛生管理者・産業医等で構成される．以下の事項等について調査審議を行う．

- 勤務中の事故等に関する原因調査・防止対策と勤務環境管理．
- 健康診断等の結果に基づいた教職員の健康管理．
- 教職員に対する安全衛生教育についての計画の策定．
- 長時間にわたる労働による労働者の健康管理障害の防止対策．

（4）衛生推進者

衛生にかかわる業務を担当する者で，業務を担当するために必要な能力を有すると認められる者から選任される．主な業務は以下のとおりである．

- 学校を巡回し，空調設備等の施設・設備，温度・採光等の環境衛生，教職員の勤務実態等を点検し，問題があるときは所要の措置を講ずる．

さらに平成20年（2008）4月1日以降より，すべての学校において，医師による面接指導が実施できる体制整備が求められている．週40時間を超える労働が月100時間を超え，なおかつ，疲労の蓄積が認められる教職員については，教職員の申出を受けて，遅滞なく医師による面接指導を行う必要があると判断されたからである．上記に該当しない教職員であっても，健康への配慮が必要な者については面接指導等を行うよう努める必要がある．しかし，実際のところ公立小学校・中学校における労働安全衛生管理体制の整備状況は依然低く，該当教育委員会をはじめとして早急な対応が求められている．

2）教職員の健康診断

教職員の健康診断については学校保健安全法による規定のもと，毎年，学校の設置者が定める適切な時期に実施される．やむを得ない事由により当該期日に健康診断を受けることができなかった者には，その事由がなくなった後に，速やかに健康診断を受けなければならない．検査項目は以下のとおりである．

①身長，体重および腹囲，②視力および聴力，③結核の有無，④血圧，⑤尿，⑥胃の疾病および異常の有無，⑦貧血検査，⑧肝機能検査，⑨血中脂質検査，⑩血糖検査，⑪心電図検査，⑫その他の疾病および異常の有無．

- 胃の疾病および異常の有無の検査を除くもの：妊娠中の女性職員．
- 身長測定を除外できるもの：20歳上の職員．
- 腹囲測定を除外できるもの：35歳未満の職員および36歳以上40歳未満の職員，妊娠中の女性職員，腹囲が内臓脂肪の蓄積を反映していないと診断されたもの，BMIが20未満である職員，自ら腹囲を測定し，その値を申告した職員（BMIが22未満である職員に限る）．
- 結核の有無の検査を除外できるもの：20歳未満の職員，21歳以上25歳未満の職員，26歳以上30歳未満の職員，30歳以上35歳未満の職員または36歳以上40歳未満の職員であって感染症の予防および感染症の患者に対する医療に関する法律施行令第十二条第一項第一号またはじん肺法第八条第一項第一号もしくは第三号に掲げる者に該当しないもの．
- 貧血検査，肝機能検査，血中脂質検査，血糖検査，心電図検査を除外できるもの：35歳未満の職員および36歳以上40歳未満の職員．

さらに学校の設置者は，必要時には臨時に健康診断を実施しなければならない．臨時健康診断については，児童生徒の健康診断に関する規定（学校保健安全法施行規則第10条）を準用し，次のような場合で必要があるときに必要な検査項目について実施する．

①感染症または食中毒が発生したとき．

表8-1 健康診断にあたった医師による指導区分

区分		内容
生活規正の面	A（要休業）	勤務を休む必要のあるもの
	B（要軽業）	勤務に制限を加える必要のあるもの
	C（要注意）	勤務をほぼ平常に行ってよいもの
	D（健康）	まったく平常の生活でよいもの
医療の面	1（要医療）	医師による直接の医療行為を必要とするもの
	2（要観察）	医師による直接の医療行為を必要としないが，定期的に医師の観察指導を必要とするもの
	3（健康）	医師による直接，間接の医療行為をまったく必要としないもの

表8-2 学校の設置者が行う事後措置

A	休暇または休職等の方法で療養のため必要な期間勤務させないこと
B	勤務場所または職務の変更，休暇による勤務時間の短縮等の方法で勤務を軽減し，かつ，深夜勤務，超過勤務，休日勤務および宿日直勤務をさせないこと
C	超過勤務，休日勤務および宿日直勤務をさせないかまたはこれらの勤務を制限すること
D	勤務に制限を加えないこと
1	必要な医療を受けるよう指示すること
2	必要な検査，予防接種等を受けるよう指示すること
3	医療または検査等の措置を必要としないこと

②風水害等により感染症の発生の恐れのあるとき．
③夏季における休業日の直前または直後．
④結核，寄生虫病その他の疾病の有無について検査を行う必要のあるとき．

健康診断における事後措置は学校保健安全法第16条に定められており，健康診断にあたった医師は，健康に異常があると認めた職員について，検査結果を総合し，該当職員の職務内容および勤務強度を考慮して，表8-1に定める生活規正の面および医療の面の区分を合わせて指導区分を決定しなければならない．具体的な表記は生活規正の面と医療の面を組み合わせて，A1，A2，B1，B2，C1，C2のようになる．

そして学校の設置者は，医師による指導区分に基づき，表8-2の基準により措置をとらなければならない．事後措置の区分A～D，1～3については指導区分のA～Dおよび1～3に対応する．

2．生活習慣病とメタボリックシンドローム

わが国では第二次世界大戦後，感染症が激減し，生活習慣病が増加し現在にいたっている．がん・心疾患・脳血管疾患等の生活習慣と関係する疾病は重篤なも

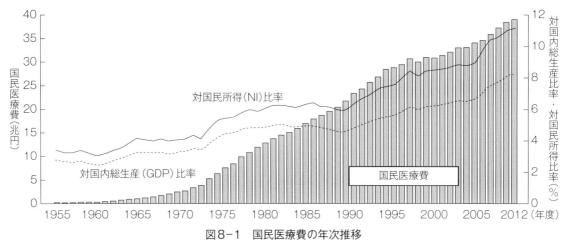

図8-1　国民医療費の年次推移
(厚生労働省「平成24年度国民医療費の概況：結果の概況」より)

のであり，個人および社会に与える損失はきわめて大きい．平成24年度(2012)の国民医療費は39兆2,117億円であり，前年度の38兆5,850億円に比べ6,267億円，1.6％の増加となっている．人口1人当たりの国民医療費は30万7,500円，前年度30万1,900円に比べ1.9％増加している．また国民総生産(GDP)に対する比率は8.3％，これも前年度の8.1％に比べ大きくなっている（図8-1）．こうした観点からも生活習慣病の予防対策はわが国にとって大きな課題となっている．従来，大人を対象にしたものであったが，近年，疫学的研究・動物実験・分子生物学的研究等から，胎児や子どもの栄養状態の異常が大人になってからの生活習慣病発症の要因になることも明らかにされつつある．

保健体育教員を目指す学生の多くは，現在，日々スポーツ活動に励み，食事や睡眠にも気をつけた生活を送っているに違いない．将来，教育現場に出てからは，学生時代に比べ運動量が激減する．そのような生活においても必要以上のエネルギー摂取や朝食欠食率の増加，睡眠不足等の生活習慣が乱れることで，体重が10 kg以上も増えてしまうこともあるかもしれない．約1万人の男性を対象に，20年間の体重変化と有病率の関係を調べてところ，20歳代のBMIが24.9以下であっても20年間に体重が10 kg以上増加した場合には高血圧・糖尿病のリスクが増加するという報告もある（畑中ら，2012）．こうした報告は，現在健康そのものの学生にとって他人事ではない．

1) 生活習慣病

平成8年(1996)に厚生省(当時)がそれまで「成人病」といわれていたものを「生活習慣病」と改名し，その定義を「食生活，運動習慣，休養，喫煙，飲酒等の生活習慣が，その発症・進行に関与する疾患群」とした．成人病という概念は，医学用語ではなく，昭和30年代(1955)に「主として脳血管疾患，がん，心疾患等の40歳前後から死亡率が高くなり，しかも全死因の中でも上位を占め，40〜60歳くらいの働き盛りに多い疾病」と行政的に提唱されたが，その後，加齢に伴っ

て罹患率の高くなる疾患群という意味として国民の間に定着してきた．当時，加齢はやむを得ないものであるから，ある年齢になった段階で早期発見・早期治療を行うことが効果的であるという認識を醸成したことで，国民に受診行動を推進するうえでは大きな役割を果たしてきたといえる．このように「成人病」は加齢に着目した疾患群といえ，「生活習慣病」は人の生活習慣に着目しているため概念的には異なるものといえる．

　具体的に生活習慣病といわれるものは，日本人の三大死因である，がん・脳血管疾患・心疾患，加えてこれら疾患の危険因子となる動脈硬化症・糖尿病・高血圧症・脂質異常症等はいずれも生活習慣病であるとされている．さらに今後死亡原因として急速に増加すると予想されているCOPD（慢性閉塞性肺疾患）については，喫煙が最大の発症要因であり，禁煙で予防可能であるとともに早期発見が重要であることから，「健康日本21（第2次）」ではCOPDの認知度向上を目標としている．学校での健康教育の中心的存在となる保健体育教員を目指す学生で，現在喫煙習慣があるのであれば，今すぐ禁煙することを強く勧めたい．

　生活習慣病が怖いといわれる理由として，本人の自覚症状がほとんどないまま病状が悪化していき，ある日突然とり返しのつかない状態になってしまう点である．たとえば，動脈硬化とは動脈が硬くなり血管の弾性力がなくなり，血管壁にコレステロール等によるかたまりができ，血液の流れが悪くなる状態である．しかし，外見から判断することができず日常生活においても体調の急激な変化がないためにほとんど気づかない，もしくは「大丈夫だろう」という程度である．動脈硬化が進むと血液のかたまり（血栓）がつまり，ある日突然血管を完全に塞いでしまう．これで心筋梗塞や脳梗塞に見舞われることになる．

　また，生活習慣病が怖いもうひとつの理由は，他の疾患と併発・合併するところである．複数発症することで，より重篤な疾患へ進行するリスクが高まる．たとえば，糖尿病と脂質異常症を併発することで狭心症等の心疾患になる確率が何倍も上がるのである．

2）メタボリックシンドローム

　これまでにも「インスリン抵抗性症候群」「マルチプルリスクファクター症候群」「死の四重奏」等さまざまな症候群を提唱した人がいたが，平成17年（2005）に内臓脂肪型肥満を基本に糖尿病，脂質代謝異常，高血圧が2つ以上重なった病態を「メタボリックシンドローム」とする統一的見解が発表された．つまり，生活習慣病の上流に内臓脂肪の蓄積があり，その状態に2つ以上のリスクが重なっていることが診断基準（表8-3）となる．

　国立循環器病センターが行った「吹田研究」といわれる都市型コホート研究によれば，平成元年度（1989）から平成4年度（1992）までに健康受診した6,457名を対象に，脳卒中，心筋梗塞を起こしたかどうかを追跡調査した結果，メタボリックシンドロームと診断された人は，脳卒中で1.7倍，心筋梗塞で2.4倍なりやすいことが明らかにされた（図8-2）．

　メタボリックシンドロームの予備群や軽症といわれる状態であっても，動脈硬

表8-3　メタボリックシンドロームの診断基準

必須項目	（内臓脂肪蓄積） ウエスト周囲径	男性≥85cm 女性≥90cm
選択項目 3項目のうち 2項目以上	1. 高トリグリセリド血症 かつ／または 低HDLコレステロール血症	≥150mg/dL < 40mg/dL
	2. 収縮期（最大）血圧 かつ／または 拡張期（最小）血圧	≥130mmHg ≥ 85mmHg
	3. 空腹時高血糖	≥110mg/dL

※内臓脂肪面積は男女ともに ≥100 cm^2 に相当.
※CTスキャン等で内臓脂肪量測定を行うことが望ましい.
※ウエスト周囲径は立位・軽呼気時・臍レベルで測定する．脂肪蓄積が著明で臍が下方に偏位している場合は肋骨下縁と前上腸骨棘の中点の高さで測定する.
※メタボリックシンドロームと診断された場合, 糖負荷試験が薦められるが診断には必須ではない.
※高トリグリセリド血症・低HDLコレステロール血症・高血圧・糖尿病に対する薬剤治療をうけている場合は，それぞれの項目に含める.
※糖尿病, 高コレステロール血症の存在はメタボリックシンドロームの診断から除外されない.
（メタボリックシンドローム診断基準検討委員会，http://www.e-health net.mhlw.go.jp/information/metabolic/m-01-003.html，参照日：2015年9月30日）

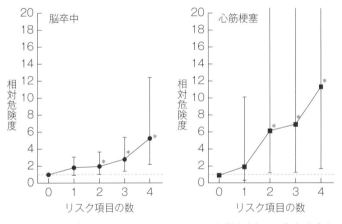

図8-2　メタボリックシンドロームのリスク数と循環器疾患発症との関係
（小久保喜弘（2006）新しい早期発見指標の探索−疫学より−．Modern Physician，26：675−684）

内臓脂肪型肥満	皮下脂肪型肥満
男性に多く みられる	女性に多く みられる※
お腹がぽっこり 出っ張ったリンゴ型	下半身に脂肪が ついた洋ナシ型

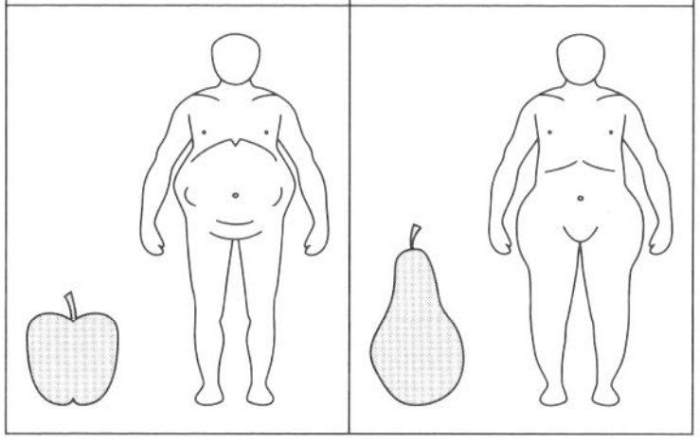

※女性にも内臓脂肪型肥満がみられる.

図8-3　肥満の2つのタイプ

化の進行を予防する観点から生活習慣の改善が重要なのである．肥満には2つのタイプがあり，脂肪がどこに蓄積するかによって内臓脂肪型肥満と皮下脂肪型肥満に分類される．メタボリックシンドロームとの関連が強いタイプは内蔵脂肪型肥満であり，中年以降の男性に多く，腹部がぽっこり出っ張ったいわゆる「りんご型」体型が特徴である（図8-3）.

3．教職員のメンタルヘルス

　文部科学省「平成25年度公立学校教職員の人事行政調査」によると，病気休職者は8,408人であり，そのうち精神疾患を原因とするものが5,078人，これは前年度より118人増加している（図8-4）．

　これまで在職者に占める精神疾患の割合は40歳代，50歳代に比較的高い傾向があったが，2013年度の調査結果では，20歳代0.54％，30歳代0.62％，40歳代0.59％，50歳代0.64％と全世代において0.5％を超え，教職員200人に1人の割合となっている．このことからも，休職するまでには至らないが，精神的に強い不安やストレスを抱えている教職員が多数存在していることがうかがい知ることができる．

　学校教育は，教職員と児童生徒の人格的な触れ合いを通じて行われるものであるため，教職員のメンタルヘルスの悪化は直接児童生徒に悪影響を及ぼしてしまう．また，休職期間中の給与保障や代替教員等の配置による財政的負担も伴う問題でもあり，教職員のメンタルヘルス対策の充実・推進はわが国の喫緊の課題といえる．

1）教職員のメンタルヘルス不調の背景

　社会の変化とともに，多様化した児童生徒・保護者との対応，各種の報告書作成や研修会の参加，授業等の教育活動以外の用務が増える等，教職員の業務量の増加や業務の質の困難化が指摘されており，それに伴い長時間勤務が常態化している．教職員の職務は属人的対応が多く，個人で抱え込みやすい性質があり，一部の教職員に負担が偏る場合がある．そして対人援助職が基本であるため，必ずしも決まった正解がない事例が多い．成果が実感しづらく，自分の行動が適切かどうかの迷い，不安を抱いた状態での対応等もある．自分自身の努力に対するまわりからの肯定的な評価やフィードバックも得られないことも多く，それが原因でバーンアウト（燃え尽き症候群）のリスクも高まりやすい．

　また，学校は企業に比べ管理職が少ないため，指導してもらうケースや，困ったときにすぐに相談する相手がみつかりにくい．相談できたとしても仕事の仕方等のアドバイスになりやすく，経験の浅い特に初任者や精神的に不安を抱えている教職員にとっては，それも逆に負担と感じてしまいストレスとなることがある．教職員の多くは職位に差がなく同僚であり，同僚であるがゆえに他の教員に対しても意見等がいいにくい，自分が行う指導には干渉されたくないという雰囲気があったりすると，教職員間において良好な人間関係が十分に形成されず，大きなストレスとなりやすい．

2）心の病気に対する理解と早期発見

　心の病気は深刻化するまで本人も，周囲の人々にも気づかれないことが多いといわれる．逆に言えば，できる限り早期にメンタルヘルスの不調に気づき対処すれば，本格的な発症を防ぐことや回復につなげることも可能となる．また，スト

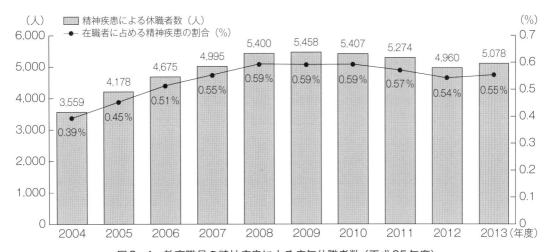

図8-4　教育職員の精神疾患による病気休職者数（平成25年度）
（文部科学省「平成25年度公立学校教職員の人事行政状況調査について（概要）」より）

表8-4　心の病気の初期サイン

本人の気になる症状	周囲の人が気づきやすい変化
・気分が沈む，憂うつ ・何をするのにも元気が出ない ・イライラする，怒りっぽい ・理由もないのに，不安な気持ちになる ・気持ちが落ち着かない ・胸がどきどきする，息苦しい ・何度も確かめないと気がすまない ・周りに誰もいないのに，人の声が聞こえてくる ・誰かが自分の悪口を言っている ・何も食べたくない，食事がおいしくない ・なかなか寝つけない，熟睡できない ・夜中に何度も目が覚める	・服装が乱れてきた ・急にやせた，太った ・感情の変化が激しくなった ・表情が暗くなった ・一人になりたがる ・不満，トラブルが増えた ・独り言が増えた ・他人の視線を気にするようになった ・遅刻や休みが増えた ・ぼんやりしていることが多い ・ミスや物忘れが多い ・体に不自然な傷がある

（厚生労働省「知ることからはじめようみんなのメンタルヘルス」（http:// www.mhlw.go.jp/kokoro/first/first03_1.html, 参照日：2015年9月30日）より作表）

レスに対応できる能力には個人差が大きいため，まわりの人にしてみれば「たいしたことはないだろう」とか「本人の問題だろう」と捉えてしまうことがある．しかし，わが国では心の病気に生涯を通じて5人に1人の割合でかかるともいわれている．メンタルヘルスの不調は特別な人だけのものではなく，誰でもなる可能性があることを多くの人が理解しなければならない．

　心の病気を早期発見するための初期サインの例をあげておく（表8-4）．子どものためにも教職員が互いのことを思いやり，早めに声をかけてあげることはとても大切である．

3) メンタルヘルスケア対策

　メンタルヘルスの不調は，怪我や病気のように身体に現れず心の部分のため気

づきが遅くなる．しかし，身体のケアと同様に3つの予防医学的手段がある．

（1）一次予防

メンタルヘルスの不調者が出ないための，働きやすい環境づくりが必要である．業務内容や労働時間を見直し，過度な疲労や心理的負担を取り除き，風通しのよい良好な職場の人間関係を構築すること等である．しかし，いくらよい職場環境ができたとしても，メンタルヘルスの不調を抱える教職員がでてしまうことがある．

（2）二次予防

そこで，メンタルヘルスの不調に陥りかけている者の早期発見が大切となる．本人が不調に気づいた際には，相談できるように職場の体制をつくることが必要となる．また，メンタルヘルスの知識を共有する場や，ストレスチェック等ができる機会を設けることで，職場全体におけるメンタルヘルスの問題への理解向上を目指さなければならない．本人が不調を我慢して業務を継続する可能性も高いため，前述の表8-4に示したサインを周囲の教職員が見逃さず適切な対応をすることも重要である．

（3）三次予防

メンタルヘルス不調によって休職していた教職員が，回復して職場復帰するときに，再度不調にならないように支援することである．専門職の助言指導等を参考に，本人とともにリハビリ出勤や場合によっては校務分掌等の配置転換等，職場全体で再発予防に取り組むことが重要である．そのような取り組みにより，他の教職員にも影響を与えその後の職場でのメンタルヘルス不調の予防にもつながる．

メンタルヘルスケア対策は以下の4つがある．4つのケアそれぞれの中で3つの予防手段を講じていくことが必要となる．

① **セルフケア**：教職員本人が自らのメンタルヘルスを健全に保とうとすることである．
② **ラインケア**：校長・教頭等の管理職によるケアである．教職員は何よりも「子どものために」という気持ちから困難な場面であっても，時間を割いて解決に向けて取り組んでしまう傾向が強い．残業手当がつくわけでもなく，休日には部活動指導等もあり，長時間労働でも仕方ないという雰囲気があるような職場では，メンタルヘルス不調の早期発見は期待できない．何よりも学校の管理責任者といわれる学校長，教頭が，率先して職場のメンタルヘルスケアを推進していくことが大切となる．
③ **職場内資源によるケア**：職場内での学校保健に関係するスタッフや委員会が中心となり行うケアであり，メンタルヘルスケア推進の担い手となる．
④ **職場外資源によるケア**：地方自治体，共済組合，医療機関等その学校以外の外部機関によるケアである．

文　献

e-ヘルスネット：http://www.e-healthnet.mhlw.go.jp/（参照日：2015年9月30日）

江澤和夫（2013）教職員のメンタルヘルスの現状と課題．レファレンス，63（1）：5-28．

学校保健安全施行規則（昭和33年6月13日文部省第18号）

畑中陽子，玉腰暁子，津下一代（2012）20歳代男性のBMIならびにその後の体重変化が40歳代における高血圧・糖尿病有病率および医療費に及ぼす影響．産業衛生学雑誌，54：141-149．

厚生省（1996）生活習慣に着目した疾病対策の基本的方向性について（意見具申）

厚生労働省：安全・衛生に関する主な制度．http://www.mhlw.go.jp/stf/seisakunitsuite/bunya/koyou_roudou/roudoukijun/anzen/index.html（参照日：2015年9月30日）

厚生科学審議会地域保健健康増進栄養部会次期国民健康づくり運動プラン策定専門委員会（2012）健康日本21（第2次）の推進に関する参考資料．

教職員のメンタルヘルス対策検討会議（2013）教職員のメンタルヘルス対策について（最終まとめ）

文部科学省（2012）学校における労働安全衛生管理体制の整備のために〜教職員が教育活動に専念できる適切な職場に向けて〜

日本学術会議臨床委員会・健康・生活科学委員会合同生活習慣病対策分科会（2008）提言出生前・子どものときからの生活習慣病対策．

コラム 7　国民健康・栄養調査

　国民健康・栄養調査は，健康増進法（平成14年法律第103号）に基づき，国民の身体の状況，栄養素等摂取量および生活習慣の状況を明らかにし，国民の健康の増進の総合的な推進を図るための基礎資料を得ることを目的として実施されている．なお，調査年によって重点項目（平成25年（2013）は基準策定にかかわる現状）が設けられている．

　調査の対象は，調査年の国民生活基礎調査において設定された11,000単位区より層化無作為抽出された300単位区内の世帯（約5,700世帯）および当該世帯の満1歳以上の世帯員（約15,000人）である．

　調査項目は，身体状況調査票〔身長，体重（満1歳以上），腹囲（満6歳以上），血圧，血液検査，問診（満20歳以上）〕，栄養摂取状況調査〔世帯状況，食事状況，食物摂取状況（満1歳以上），1日の身体活動量（満20歳以上）〕，生活習慣調査票（満20歳以上）で構成されている．

　調査時期は，身体状況調査が調査地区の実情を考慮して，もっとも高い参加率をあげうる日時（複数日設定しても構わない），栄養摂取状況調査が11月中の日曜日および祝祭日を除く任意の1日，生活習慣調査が11月中となっている．

問題　歩数の平均値の年次推移を性・年代別に調べ，テーマごとに討論してみよう．

歩数の平均値の年次推移（性・年齢階級別）（厚生労働省「平成25年国民健康・栄養調査報告」より）

		2003	2004	2005	2006	2007	2008	2009	2010	2011	2012	2013
総数	20～29歳	8,007	7,535	8,029	8,060	7,605	7,495	8,586	7,672	7,802	7,459	7,704
	30～39歳	7,925	7,526	7,739	7,712	7,508	7,057	7,632	7,410	7,537	7,288	7,545
	40～49歳	7,961	7,684	7,687	7,789	7,735	7,345	7,769	7,404	7,692	7,345	7,549
	50～59歳	7,909	7,492	7,935	7,757	7,444	7,052	7,521	7,412	7,524	7,354	7,405
	60～69歳	7,016	6,884	7,066	6,970	6,839	6,711	6,642	6,630	6,970	6,955	6,638
	70歳以上	4,474	4,569	4,559	4,515	4,321	4,370	4,178	4,324	4,740	4,710	4,898
	総数	7,103	6,874	6,999	6,965	6,747	6,426	6,741	6,584	6,797	6,661	6,642
男性	20～29歳	8,925	8,302	8,736	8,500	8,562	8,370	9,107	8,322	8,199	8,059	8,261
	30～39歳	8,543	8,257	8,568	8,181	8,366	7,728	8,537	8,278	8,238	8,004	8,274
	40～49歳	8,044	7,934	8,059	8,298	8,147	7,824	7,919	7,873	8,090	7,753	8,216
	50～59歳	8,028	7,979	8,400	7,939	7,896	7,317	7,772	7,684	7,693	7,698	7,586
	60～69歳	7,201	7,434	7,418	7,426	7,162	7,232	6,949	7,092	7,307	7,303	6,887
	70歳以上	4,915	5,386	5,151	5,117	4,948	5,102	4,707	4,890	5,263	5,223	5,393
	総数	7,503	7,474	7,561	7,413	7,321	7,011	7,214	7,136	7,233	7,139	7,099
女性	20～29歳	7,185	6,948	7,350	7,710	6,845	6,720	8,170	7,104	7,487	6,948	7,165
	30～39歳	7,381	6,914	6,992	7,320	6,820	6,525	6,886	6,669	6,930	6,653	6,919
	40～49歳	7,888	7,479	7,388	7,351	7,373	6,931	7,639	6,986	7,367	7,003	6,988
	50～59歳	7,807	7,070	7,541	7,598	7,063	6,843	7,296	7,184	7,371	7,086	7,245
	60～69歳	6,857	6,421	6,777	6,589	6,559	6,265	6,381	6,234	6,705	6,644	6,437
	70歳以上	4,142	3,917	4,088	4,024	3,809	3,790	3,797	3,872	4,323	4,285	4,470
	総数	6,762	6,378	6,526	6,590	6,267	5,945	6,352	6,117	6,437	6,257	6,249

注1）平成24年（2012）は抽出率等を考慮した全国補正値である．
注2）平成24年（2012）以降は，100歩未満，5万歩以上除外

9章 学校環境衛生と教育活動

　児童生徒の体育・スポーツ活動のほとんどは学校環境下で行われるため，体育と学校環境とのかかわりは大きい．体育・スポーツ活動で利用する学校空間は教室を始め，体育館，プール，運動場，テニスコート，シャワー室，部室等，学校空間の主要部分を占めている．体育・スポーツ活動は，座学を主とする他教科に比べて学校環境を広範囲，多様に使用する．したがって，児童生徒が学校環境を利用することによって受ける健康への影響と同時に，体育・スポーツ活動が学校環境に与える影響は無視できない．しかし，現実には体育・スポーツ活動をする側から学校環境衛生を考える機会は多くはないし，保健体育教員の学校環境衛生に対する意識は十分とはいえない．学校環境を毎日使用し，直接に関係をもっているのは教員や児童生徒自身であるという当事者意識をもつことは，学校環境衛生の保持と改善には不可欠である．学校保健と体育・スポーツの担当者が共通の情報や問題意識をもつことが望ましい．

　主要な学校環境衛生項目のチェックと管理は定期的に学校薬剤師が行うことになっている．しかし，学校薬剤師は学校に常駐しているわけではない．また，検査の回数も年に1回から数回と限られている．したがって，日常的にはその使用者である教職員が心がけて衛生環境を保つように目配りをし，もし問題がみつかったらその時点で検査・点検をして適切な処置をしなければならない．グラウンドの石や突起物，穴，体育施設用具の不具合や破損，プールや体育館・部室の不衛生等によって児童生徒の健康や安全が損なわれることも少なくない．

1．法律に基づく学校環境衛生

　学校環境衛生活動は法律に基づいて行われる．法的な根拠は昭和33年（1958）に制定された学校保健法（平成20年（2008）に学校保健安全法と改められた）を基本にして，学校保健安全法施行規則，学校環境衛生基準等にある．

　最近では平成21年（2009）に学校環境衛生基準が改正された．この基準に沿った検査方法や理論的背景についての詳細は，文部科学省のホームページに掲載されている．

　法律では以下の3点を学校環境衛生の目的であるとしている．
　①児童生徒の命を守り，心身の発達を促し，健康の保持増進を図ること．
　②児童生徒の学習能率の向上を図ること．
　③児童生徒の豊かな情操の陶冶を図ること．
　学校環境衛生管理は，以下のような物理・化学・生物学的な環境管理が主であ

る．これらの項目は，年に1〜2回の定期検査を行うこととなっている（臨時検査を行うこともできる）が，日常的にも観察評価して安全を管理することになっている．法律では，学校医が学校薬剤師と協力して学校環境衛生を指導・助言し，さらに，学校薬剤師が環境衛生検査後の措置や指導をするとしているが，実際には学校薬剤師がほとんどの業務を行っている．

学校環境衛生基準は次のような構成になっている．
- **学校環境衛生活動**：学校環境衛生活動の法的根拠，進め方，内容
- **学校環境衛生基準**：1）教室等（換気及び保温等，採光及び照明，騒音），2）飲料水等の水質及び施設・設備（水質，施設・設備），3）学校の清潔，ネズミ，衛生害虫等及び教室等の備品の管理（学校の清潔，ネズミ，衛生害虫等，教室等の備品の管理），4）水泳プール（水質，施設・設備），5）日常における環境衛生（教室等の環境，飲料水等の水質及び施設・設備，学校の清潔及びネズミ，衛生害虫等，水泳プールの管理），6）雑則（臨時検査，検査の記録）

2．実際に学校で行う学校環境衛生の日常活動

学校環境の維持は学校全体で取り組むことが望ましい．学校薬剤師が行う定期検査だけでなく，日常の環境観察や維持管理は常勤である教職員等が行わなければならない．危険箇所や施設設備の不具合については児童生徒のほうが早くみつけるかもしれない．特に以下にあげる学校環境衛生の日常点検項目と，体育・スポーツ活動に関連した重要な項目に留意しよう．

1）採光および照明

体育・スポーツ活動を安全，快適に行うためには適切な明るさが必要である．そのことが原因となって怪我をしたり，事故を起こしたりすることがあってはならない．環境基準は次のようである．
① 教室およびそれに準ずる場所の照度の下限値は，300 lx（ルクス）とする．また，教室および黒板の照度は，500 lx 以上であることが望ましい．
② 教室と黒板の最大照度と最小照度の比は，20：1を超えないこと．また，10：1を超えないことが望ましい．
③ コンピュータ教室等の机上の照度は，500〜1,000 lx 程度が望ましい．
④ テレビやコンピュータ等の画面の垂直面照度は，100〜500 lx 程度が望ましい．
⑤ その他の場所における照度は，工業標準化法（昭和24年法律第185号）に基づく日本工業規格 Z9110 に規定する学校施設の人工照明の照度基準に適合すること．

さらに，
（ア）児童生徒等からみて，黒板の外側15°以内の範囲に輝きの強い光源（昼光の場合は窓）がないこと．
（イ）見え方を妨害するような光沢が，黒板面および机上面にないこと．

表9-1 学校の照度基準（抜粋）

領域，作業または活動の種類		$\bar{E}_m$(lx)	領域，作業または活動の種類		$\bar{E}_m$(lx)
作業	精密工作	1,000	執務空間	保健室	500
	精密実験	1,000		研究室	500
	精密製図	750		職員室，事務室	300
	美術工芸製作	500		印刷室	300
	板書	500	共有空間	会議室	500
	キーボード操作	500		集会室	200
	図書閲覧	500		放送室	500
学習空間	製図室	750		宿直室	300
	被服教室	500		厨房	500
	電子計算機室	500		食堂，給食室	300
	実験実習室	500		書庫	200
	図書閲覧室	500		倉庫	100
	教室	300		ロッカー室，便所，洗面所	200
	体育館	300		階段	150
	講堂	200		非常階段	50
				廊下，渡り廊下	100
				昇降口	100
				車庫	75

（文部科学省（2010）［改訂版］学校環境衛生マニュアル―「学校環境衛生基準」の理論と実践―より）

表9-2 運動場および競技場の照度基準（抜粋）

競技場，競技種目および/または競技区分				$\bar{E}_m$(lx)
柔道 剣道 フェンシング	練習			200
相撲 ボクシング レスリング	練習			200
弓道 アーチェリー	屋内	レクリエーション	ターゲット	300
			射場	100
卓球 バドミントン	レクリエーション			200
バスケットボール バレーボール	レクリエーション			100
テニス	レクリエーション			250
軟式野球	練習，レクリエーション		内野	300
			外野	150
硬式野球	練習，レクリエーション		内野	300
			外野	150
ソフトボール	練習，レクリエーション		内野	100
			外野	50
サッカー，ラグビー，アメリカンフットボール，ホッケー	レクリエーション			100
陸上競技（トラック，フィールド）	練習			50

（文部科学省（2010）［改訂版］学校環境衛生マニュアル―「学校環境衛生基準」の理論と実践―より）

（ウ）見え方を妨害するような電灯や明るい窓等が，テレビおよびコンピュータ等の画面に映じていないことがあげられている．

教室の明るさは教室内の9カ所を照度計で測る．照度の基準が**表9-1**，**表9-2**のように示されているので，これの下限値を上回るようにする．教室およびそれに準ずる場所は300 lx，黒板は500 lx以上が望ましい．体育館をはじめ，学校内の体育・スポーツ活動を行う場所をチェックしてみよう．そして，もし，基準から外れていたら早めに改善するようにしよう．

　教室等の明るさとその環境の日常点検としては以下の2点があげられる．

(1) 明るさと見え方

①黒板面や机上等の文字，図形等がよく見える明るさがあること．

②日常点検で，照度を測定する場合は，黒板面，必要な数カ所の机上面等について行い，その照度は，定期環境衛生検査の判定基準によること．

③照度が不足する場合は，照明器具の清掃を行い，清掃後も照度が不足する場合は増灯する．また，暗くなった光源や消えた光源は，ただちに取り替える．

　電球・蛍光管等の老朽化のチェック，電圧の低下による照度の低下の有無のチェック等，教室の内外をよく見直し，適切な措置を講ずることは教室の明るさを維持するために役立つ．

(2) まぶしさ

　黒板面，机上面およびその周辺に見え方を邪魔するまぶしさがないこと．まぶしさを起こす光源は，これを覆うか，または目に入らないような措置を講ずるようにする．直射日光が入る窓は，適切な方法によってこれを防ぐようにする．

2) 騒音

　教室内は静かであることが望ましい．教師の声より大きな音が入ってくると，教師の声が聞こえにくくなり，学習能率が低下してしまう．1975年に行われた全国調査によると，教師の声の平均値は64 dB（デシベル）であった．WHOの騒音に関するガイドライン（平成11年（1999））では学校では教師の講義を聞き取る知的作業のため，声と騒音の差が少なくとも15 dBは必要である．このことから，教室内の等価騒音レベルは窓を閉じているときは50 dB以下であることが望ましいとされている．窓を開けたときの等価騒音レベルが55 dB以上となる場合は，窓を閉じる等の音を遮る措置を講ずるようにする．

　また，判定基準を超える場合は，騒音の発生を少なくするか，授業を行う教室を騒音の影響が少ない教室等に替える等の適切な措置を講じたい．たとえば，空港に近く，騒音レベルが一定以上の学校では，窓を二重にする等である．これに対して，校内騒音は，学校内で対応できる場合が多い．しかし，校外からの騒音については，学校自体で解決できない場合もあるので，臨時検査を行う等によって，その実態をより明らかにし，学校の設置者による措置を講ずるようにする必要がある．

　音に過敏な児童生徒，聴力や発声に障害のある児童生徒，補聴器をつけている児童生徒等がいる場合は座席の位置を考慮する．また，いすの移動音対策としては，いすの足にゴムキャップをつける等の工夫が望ましい．一方で，体育・スポーツ活動に伴う騒音がしばしば問題となる．学校内はもとより，近隣の住宅等への

配慮も必要である．

3）教室の空気

　教室では，換気の基準として，二酸化炭素は1,500 ppm以下であることが望ましい．この値を超えた場合は換気の強化が必要である．エアコンによる換気が行われない教室や体育館等では，窓や欄間，入り口の戸等の開け方を工夫すべきである．換気回数が，児童生徒数が40人で，容積180 m^3の教室の場合には，幼稚園・小学校では2.2回／時以上，中学校においては，3.2回／時以上，高等学校等においては，4.4回／時以上であれば，児童生徒等の呼気からの二酸化炭素の発生量に注目した換気基準を満たされる．

　教室の温度は，人間の生理的な負担を考えると，夏は30℃以下，冬は10℃以上であることが望ましい．室温と手指および足の冷えの関係からすると，手指の冷えを訴えるものは，10℃では50％を超えるが，14℃前後では約30％，16℃以上では20％以下に減少する．一般に学習に望ましい条件は，冬期で18〜20℃，夏期で25〜28℃程度である．10℃以下が続く場合には，採暖できるようにする．相対湿度は30〜80％であることが望ましいが，人体の快適性の観点からは50〜60％程度である．30％未満の場合には，加湿器の設置を考慮するべきである．暖房時には温められた空気は上方へ，冷たい空気は下方へ移動し，頭部と足元の温度差が10℃前後もみられる教室もある．このような場合は，机上面の高さにおいて，冬期において望ましい温度とされている18〜20℃であったとしても，必ずしも快適な状態とはいえない．さらに，窓側と廊下側のように水平面で著しい温度差があることも多い．このような場合は，カーテンを使用し外気の影響（日射や温度）を受け難くする対策を講ずる必要がある．

　浮遊粉じんは，空気中に浮遊している微細物質のうち粒径10 μm以下の粒子を検査対象とする．浮遊粉じんの基準値は，0.10 mg/m^3以下である．これを超えた場合は，その原因を究明し適切な措置を講ずるようにする．また，換気方法や掃除方法等を改善する．たばこが原因ともなるので学校においては受動喫煙を防止する必要がある．

　快適な教室という点からは，適度な空気の動きが必要である．エアコン使用時には，室内は0.5 m／秒以下であることが望ましい．適度な気流が必要であるが，冬期等は隙間風にも関心を払う．

　このほかには，一酸化炭素，二酸化窒素，揮発性有機化合物，ダニ，アレルゲン等も環境基準に加えられている．

　日常点検としては以下の点があげられる．
　①教室に入ったとき，不快な刺激や臭気がないこと．
　②欄間や窓の開放等により換気が適切に行われていること．
　③教室の温度を時々計測して教室を快適に管理すること．

4）雨水等利用施設における水の管理

　日常点検としては以下の点があげられている．

①雨水等の水質について，外観，臭気が不快でないこと．
②給水栓水について残留塩素は，遊離残留塩素 0.1 mg/L 以上保持されていること．ただし，原水が病原生物によって著しく汚染されるおそれのある場合は，遊離残留塩素 0.2 mg/L 以上とする．

5）学校給食の衛生管理

日常点検は次の点に特に留意する．
①学校給食従事者の健康が管理されていること．下痢，発熱，化膿症および手の外傷等がなく下痢，発熱，腹痛，嘔吐をしている場合には，感染症予防法の規定に従わなければならない．
②調理衣，エプロン，マスク，帽子や手指が清潔であること．
③学校給食の施設・設備は清潔，衛生的であること．調理室，食品庫の温度・湿度，冷蔵庫，冷凍庫の温度が適切であること．
④主食，牛乳等食材の搬入品については検査が適切に行われ，記録されていること．食品等は，清潔な場所に食品の分類ごとに衛生的な状態（温度・湿度，通風，直射日光等）で保管されていること．
⑤調理室には，調理作業に不必要な物品を置いていないこと．
⑥下処理，調理，配食は作業区分ごとに衛生的に行われていること．
⑦調理終了後速やかに喫食されるよう配送・配膳され，その時刻が記録されていること．さらに，給食前の検食が行われていること．
⑧保存食は，適切な方法で 2 週間以上保存され記録されていること．
⑨給食当番の健康状態はよく，服装は衛生的であること．
⑩ごみや残菜は分別されて衛生的に処理されていること．

6）水泳プールの管理

体育関係者にとって水泳プールの衛生管理は特に重要である（表 9-3）．夏季には水泳の実習のためにプールには水が蓄えられ，多数の児童生徒が利用するので，次第に水は汚れ，放置すると細菌等が増殖してくる．この水を介してアデノウイルスによるプール病等が集団発生しやすくなる．

プール利用者は洗眼，洗面，うがいを励行すること．またプール水自体に遊離残留塩素，外観，臭気，味に異常がないこと．事故防止のために排水口と循環水の取り口の点検が不可欠である．

法令では以下のように検査項目および基準値を定めている．
①遊離残留塩素：0.4 mg/L 以上〜1.0 mg/L であることが望ましい．
② pH 値：5.8〜8.6 であること．
③大腸菌：検出されないこと．
④一般細菌：1 mL 中 200 コロニー以下であること．
⑤有機物等：過マンガン酸カリウム消費量として 12 mg/L 以下であること．
⑥濁度：2 度以下であること．
⑦総トリハロメタン：0.2 mg/L 以下であることが望ましい．

表9-3 水泳プールの管理

検査事項	基準等
定期検査：プールの使用期間中1回行う．また，(4)水質については，使用日数の積算が30日を超えない範囲で少なくとも1回行う．	
(1) プール本体の衛生状態等	プール，プールサイドおよび通路は，清潔でプール水を汚染する原因がない．
(2) 付属施設・設備およびその管理状況	入泳人員に対し十分な能力を有し，故障等がなく，衛生的である．
	塩素剤は，塩素ガス・次亜塩素酸ナトリウム液・次亜塩素酸カルシウム，塩素化イソシアヌル酸のいずれか．塩素剤の注入は，連続注入式であることが望ましく，連続注入式でない場合でも残留塩素濃度が均一に維持されている．循環浄化式の場合には，ろ材の種類，ろ過装置の容量およびその運転時間が，プール容積および利用者数に比して十分であり，その管理が常時確実に行われていること．浄化設備がない場合は，1週間に1回水を入れ替える．
(4) 水　質 　① 水素イオン濃度 　② 濁度 　③ 遊離残留塩素 　④ 有機物等（過マンガン酸カリウム消費量） 　⑤ 総トリハロメタン 　⑥ 大腸菌群 　⑦ 一般細菌	原水は，飲料水の基準に適合することが望ましい． ① pH値5.8以上，8.6以下 ② 2度以下 ③ 0.4 mg/L以上あること．1.0 mg/L以下が望ましい ④ 12 mg/L以下 ⑤ 0.2 mg/L以下 ⑥ 大腸菌群は，検出されてはならない ⑦ 一般細菌数は，1 mL中200コロニー以下
(5) 入場者の管理状況	事前にプールの衛生的な使用方法についての指導が行われていること．事前に健康診断等により入場者の健康状態の把握が行われていること．水泳をしようとする者には，水泳前に足を洗わせ，シャワーその他によって十分身体を清潔にさせた後，入場させる．
(6) 日常の管理	日常点検が確実に行われ，管理状況が良好である．
(7) 幼稚園における水遊び場等については，本検査方法，基準を参考とし，構造や使用形態に応じて適切な管理を行う	

⑧循環ろ過装置の処理水：循環ろ過装置の出口における濁度は，0.5度以下であること．また，0.1度以下であることが望ましい．

そこでまずプールの原水に何を用いているかを調べたい．原水は飲料水の基準に適合するものであることが望ましい．水道水を用いる場合は問題ないが，飲料水に供していない井戸水，河川水，湖沼水等を用いる場合は，プール使用開始前に水質検査を行い，基準を満たすよう努める．

プールは常に清潔に保つ．浄化設備がない場合は，汚染を防止するために1週間に1回以上水を替え清掃する．また腰洗い槽を設置することが望まれる．

プールの水位や水温を一定にするための装置を設けた場合には，槽内にヌメリが生じアメーバが生息しやすくなり，レジオネラ属菌繁殖の温床となることがあ

るので清掃し除去する.

プール水は水中で3m離れた位置からプール壁面が明確に見える程度に透明に保たれていること.

使用前に排水口および循環水の取り入れ口が正常な位置にネジ・ボルトで固定されていることを点検し,柵の状態についても確認すること.

プールの付属施設・設備,浄化設備および消毒設備が清潔であり,破損や故障がないこと.

児童生徒の健康観察を行い,プールに入る前には身体を十分に洗うこと.また,塩素に対し過敏症の傾向がある児童生徒等に対しては,腰洗い槽を使用せず,シャワー等によって代替させるほうがよい.

人数,水温,気温,遊離残留塩素,透明度,水素イオン濃度を測定し,そのデータを記録する.排水口,循環水の取り入れ口の安全確認の記録を取る.消毒剤の使用を記録すること等が望ましい.

なお,日常点検としては以下の点があげられる.

7）排水の管理
①排水溝と周辺の清掃が行われ,清潔である.
②排水が滞らず,悪臭がない.

8）学校の清潔
①校地・校舎が清潔である.
②日常の清掃が的確に行われている.
③飼育動物の施設・設備は常に清潔で破損がない.

9）机,椅子の整備
①児童生徒の身体に適合した机,椅子が使用されている.
②児童生徒の机,椅子は清潔で破損がない.

10）黒板の管理
黒板面がよく拭き取られ,黒板ふきが清潔である.

11）飲料水の管理
体育・スポーツ活動を安全,快適に行うためには安全な飲料が不可欠である.飲料水の検査は以下の項目が年1回義務付けられている.一般細菌,大腸菌群,塩化物イオン,有機物（過マンガン酸カリウム消費量または全有機炭素（TOC）），遊離残留塩素,色度,濁度,臭度,味,水素イオン濃度（pH値）等である.これらの検査は学校薬剤師が行うことになっているが,色度,濁度,臭い,味等は,実際日常的に行える官能検査として人間の主観でもチェックすることができる.

飲料水の管理における日常点検としては以下の点があげられている.

①給水栓水の残留塩素は,遊離残留塩素 0.1 mg/L 以上に保持されている.た

だし，原水が病原生物によって著しく汚染されるおそれのある場合は，遊離残留塩素は 0.2 mg/L 以上とする．
② 給水栓水について外観，臭気，味等に異常がない．
③ 冷水器等飲料水を貯留する給水器具から供給されている水についても，給水栓水と同様に管理されている．
・検査の結果が基準に適合しない場合は，基準に適合するまで飲用等を中止する．
・水源の環境をよく調べ，原水が汚染を受けるおそれがある場合は，状況に応じて保健所等と相談の上速やかに適切な措置を講ずる．
さらに，日常点検として以下の諸点があげられる．

12）水のみ・洗口・手洗い場・足洗い場の管理

日常点検としては水飲み・洗口・手洗い場・足洗い場およびその周辺の清掃がよく行われ，清潔であり，また，その施設・設備に故障がなく，排水の状況がよいこと．これらの場所は運動時には利用する機会が多く，汚れたり，濡れて滑りやすくなったりして衛生上，安全上問題になりやすい．また，ごみや泥による排水口の不都合にも十分注意することが必要である．

13）便所の管理
① 便所およびその周辺は，清掃がよく行われ，清潔であるとともに，換気が良好で臭気がない．
② 便所の施設・設備に故障がない．
③ 便所専用流水式の手洗い，石けんが適切に管理されており，衛生的である．

14）ごみの処理
① ごみは，生ごみ，ガラス・金属くず等および再利用，再資源化できるものに分別され，定められた処理方法に応じて適切に処理されている．
② ごみ容器は，適切な場所に配置され，容器およびその周辺は清潔である．

15）ネズミ，衛生害虫等
・ネズミ，ハエ，チョウバエ，カおよびゴキブリ等の生息がみられない．

問題：あなたの学校（大学）の環境衛生状態をチェックしてみよう．そして記録に残そう．問題があったらどうすれば改善できるか考えてみよう．たとえば，プールの水質検査は誰が，どのタイミングで行っているだろうか．その際の方法や手順，結果等について調べてみよう．

問題：あなたが使用している体育館や教室の照度を測定してみよう．

問題：ゴミ処理についてあなたの大学ではどのようにしているだろうか．一度把握しておこう．このように学校環境の問題は身近の問題です．時間を見つけて一度はきちんと把握しておこう．

コラム 8　エイズ動向調査

　現在，エイズ（後天性免疫不全症候群）は感染症予防法の五類感染症として位置づけられており，全数報告が義務づけられている．このエイズ発生動向調査（サーベイランス）は，昭和59年（1984）からはじまり，その後，幾度か法律の改正を経て，感染症予防法にもとづく感染症発生動向調査の一部となって現在に至っている．

　この調査におけるHIV感染者とは，感染症予防法の規定にもとづく後天性免疫不全症候群発生届により，無症候性キャリアあるいはその他として報告されたものである．また，AIDS患者とは，初回報告時にAIDSと診断されたものであり，すでにHIV感染者として報告されている症例がAIDSを発症する等，病状に変化を生じた場合は法定報告から除かれている．

　感染症予防法にもとづく報告は，HIV感染者あるいはAIDS患者を診断した医師が「後天性免疫不全症候群発生届（HIV感染症を含む）」を7日以内に最寄りの保健所長に提出する．保健所はオンラインを通して，都道府県等および中央感染症情報センター（国立感染症研究所感染症疫学センター内）に報告する．報告内容は，性別，診断時の年齢，HIV感染者・AIDS患者の別，診断方法，診断時の症状，発病年月日，初診年月日，診断年月日，感染したと推定される年月日，死亡年月日（死亡者を検索した場合），AIDS診断指標疾患，推定感染地域（日本国内・海外・不明），国籍（日本・海外・不明），推定感染経路，最近数年間の主な居住地（日本国内・海外・不明）である．また，感染症予防法では，医師がエイズを診断したにもかかわらず届出をしなかった場合に対して罰金50万円以下の罰則規定が設けられている．

　以前の日本でのエイズ感染者は，輸入血液製剤による薬害感染が大部分であった．しかし，現在は新規感染の9割程度は性的接触によるもので，中でも同性間の性的接触によるものがもっとも多い．平成26年（2014）12月末で日本で報告されているエイズ感染者数は16,858人，患者数7,633人，累積の死亡者数1,656人で，血液製剤による感染者・患者は1,439人である．

　近年，若年層で増加傾向にあるクラミジア等の性感染症に感染するような無防備な性行動は，エイズ感染の危険性の高い行動にもつながり，性感染症に感染しているとHIVに感染する危険性が高くなる．学校保健の中で，今後も継続してエイズ予防教育を行う必要がある．

問題　インターネットでエイズの歴史や日本および世界の感染者数について調べてみよう．また，日本では若年層での感染者が多いが，その原因について考えてみよう．

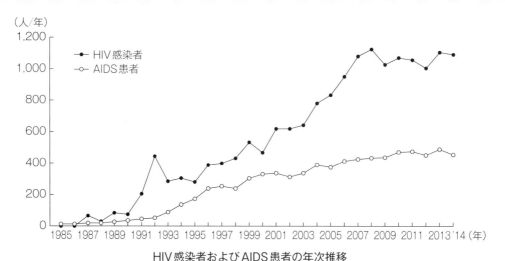

HIV感染者およびAIDS患者の年次推移
（厚生労働省エイズ動向委員会「平成26年エイズ発生動向年報」より）

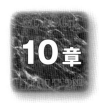

10章 保健教育の基礎とその展開

1．保健教育の領域と構造

1章で説明したように，学校保健の領域は大きく保健管理と保健教育の2つに分類される（図10-1）．そのうち保健教育は，児童生徒が健康の保持増進に自律的に取り組むことのできる能力を育成するよう意図される．すなわち，知識や技能を習得すること，自らにかかわる健康問題を的確に判断し，それに対応し，行動するという健康に関する実践的な能力や態度を育てることが主たるねらいとなる．もちろん単に知識を暗記するだけでは複雑で変化の早い現代社会には対応できない．保健学習においても習得した知識を活用して，自分で考え判断し，さらによりよい対応ができるよう探究する力も育てたい．

この保健教育は，教科教育（保健科教育）の授業として行われる保健学習と教科以外の場面で行われる保健指導とに分類される．この教科の授業として行われる保健学習は，心身の健康の保持増進に必要な知識の理解，技能の習得，態度の育成，自らの意志決定と正しい行動選択ができる実践力の育成を目標として行われる教授−学習活動である．この教科としての保健は，小学校では体育科の中の保健領域，中学校では保健体育科の保健分野，高等学校では保健体育科の科目保健として位置付けられており，それぞれの教科担当教員がこの学習指導を担当する．各学校種の基本的な学習展開の方向性としては，小学校は実践的に理解する，中学校は科学的に理解する，高等学校は総合的（社会的）に理解するとされ，図

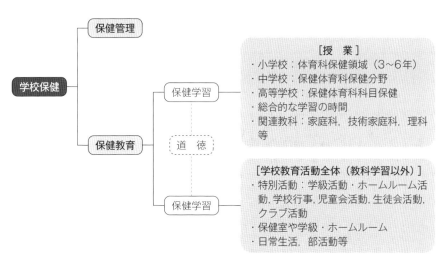

図10-1　保健教育の領域と構造

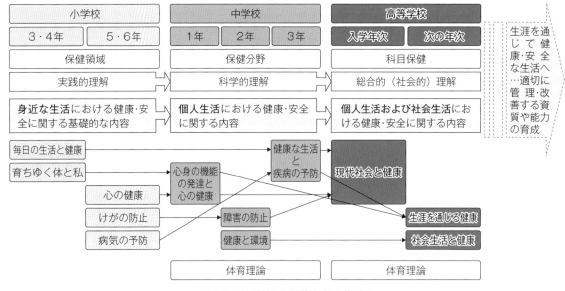

図10-2 保健の指導内容の体系化

10-2に示したように学習内容の体系化が図られている.

また，小学校・中学校は平成10年（1998），高等学校は平成11年（1999）の学習指導要領改訂で総合的学習の時間が導入され，その学習内容には健康が例示されており，総合的学習の時間は授業時間割の中に位置付いて行われるので，この場合には保健学習に近いともいえる．健康にかかわる内容は，その他にも家庭科や特別活動でも扱われており，そのかかわる範囲は幅広い．このように健康にかかわる内容を指導する場面は広く，子どもたちの健全な，よりよい発育発達を保障し，育むのが学校教育であるから，健康であること，健康を学ぶことは常に必要とされる．そういう点では，健康安全に関する指導は，学習指導要領総則の第3に明示されているように，学校の教育活動全体を通して常に行われるのである．

このような教科学習としての授業だけでなく，学校教育全体で常に行われるのが保健指導である．保健指導は，身近な健康の問題，現実的に立ちふさがる健康問題に対し，児童生徒が適切に対応し，その健康問題を解決・改善し，健康的な生活を送ることができるようにすることが目的である．この指導にあたっては，児童生徒の集団を対象にした場合と，個人を対象にした場合とに大きくは分かれ，意図的，計画的に，継続的，組織的に指導される．集団を対象とした場合，特別活動の学級活動（小・中）・ホームルーム活動（高），児童会活動・生徒会活動，学校行事等がある．個人を対象とした場合，児童生徒の個別的健康問題に対処することとなるので，学級・ホームルーム担任を中心に，児童生徒の状況に応じて個別に対応することとなる．

これらは，明確に分類，担当分けできるわけではなく，状況に応じて的確に対応することが求められる．たとえば，受験期には健康管理，インフルエンザ罹患

表10-1 保健学習の単元と学年配当と標準的な時数

区　分	学年	内　容	授業時数
小学校 体育科： 保健領域	3	毎日の生活と健康	4
	4	育ちゆく体とわたし	4
	5	けがの防止 心の健康	8
	6	病気の予防	8
中学校 保健体育科： 保健分野	1	心身の機能の発達と心の健康	12
	2	健康と環境 傷害の予防	8 8
	3	健康な生活と疾病の予防	20
高等学校 保健体育科： 科目保健	1～2	現代社会と健康 生涯を通じる健康 社会生活と健康	計2単位 (70時間)

予防の重要性や体調維持の指導を進路指導担当の教員が行う場合もありうる．したがって，その指導に実際にあたるのは，教科担当教員がほとんどを担う保健学習とは異なり，養護教諭，学級・ホームルーム担任，生徒指導担当教員，栄養教諭，学校栄養職員，学校医，学校歯科医，学校薬剤師，クラブや部活動担当教員等，多岐にわたり，すべての教職員の協力体制，相互理解や連携が必要となる．

学習指導要領にあるように，生涯を通じて健康を適切に管理し，改善して行く基礎を，学校における保健教育は担っているのである．

2．時数および内容とその取り扱い

学校教育は，児童生徒，地域，学校の実態に合わせ，意図的計画的に行われるのであるが，その教育課程の基準として学習指導要領があり，それがわが国の教育レベルを一定程度高く保っている．保健学習においても同様で，学習指導要領，同解説に準拠して，教育課程を編成し，授業を実施することとなる．

現行の学習指導要領では，小学校3年生から高等学校2年生まで，連続的に保健学習が位置付いている．表10-1に標準的な単元配当と時数を示した．小学校3年生で毎日の生活と健康，小学校4年生で育ちゆく体とわたし，合わせて8単位時間程度である．小学校5年生で心の健康とけがの防止，小学校6年生で病気の予防，合わせて16単位時間程度である．中学校は，1年生で心身の機能の発達と心の健康，2年生で健康と環境と傷害の防止，3年生で健康な生活と疾病の予防，合わせて48単位時間程度である．高等学校では3つの単元を，入学年次およびその次の年次の2カ年にわたり履修させるのが原則で，各学年1単位で合計2単位となる．

なお，標準的な1単位時間は，小学校45分，中学校・高等学校50分である．

表10-2 中学校保健分野 年間指導計画例

学期	1							2						3		
月	4	5		6		7		8	9	10		11	12	1	2	3
週	1 2 3	4 5	6	7 8 9	10	11		12 13 14	15 16 17	18 19 20	21	22 23	24 25 26	27 28 29	30 31 32	33 34 35
第1学年	心身の機能の発達と心の健康(2)			心身の機能の発達と心の健康(3)										心身の機能の発達と心の健康(5)		
第2学年	健康と環境(8)							傷害の防止(10):週2単位時間								
第3学年	健康な生活と疾病の予防(10)													健康な生活と疾病の予防(10)		
(保健にかかわる)行事	健康診断／校内点検(ヒヤリマップ作成)	避難訓練(火災)	3年生修学旅行			1年生：臨海実習、2年生：野外活動		避難訓練(地震)	運動会	校内美化活動(花いっぱい運動)		文化祭	卒業生(医師)健康講演会、保護者会企画／生徒会選挙(保健委員会、運動会実行委員会選出)	朝の挨拶運動(生徒会)	防災教室	総合的な学習の時間発表会

3. 年間指導計画

　学校教育は意図的，計画的に行われるのであるから，その計画を立案しなくてはならない．長期的な計画が年間計画，中期的な計画が単元計画，実際の一回一回の授業の計画が単位時間の指導計画，すなわち学習指導案である．

　この学校の計画は，学習指導要領に準拠し，学校や児童生徒，地域の実態に合わせて，そして各学校の教育目標の実現に向けて作成され，改定されていく．保健についても同様で，年間計画とはいえ，その学年の計画を立案するということは，その前後の学年の実績や計画を勘案することは当然で，すなわち小学校であれば4年間，中学校は3年間，高等学校は2年間の保健学習の計画を立案する．この場合，学校や生徒の実態に合わせて適切に配当するので，各学校によってかなり異なり，表10-2に中学校保健分野の年間指導計画例を示したがあくまで例であり，各学校で適切に，よく吟味する必要がある．

　たとえば，体育の水泳は実施できる季節が限られているので，必然的にその時

期には集中的に，週3時間体育実技の水泳学習となるので，保健学習は実施できないだろう．逆に保健学習を意図的に設定したほうがよい場合もある．暑熱馴化が始まる前の5月下旬から6月頃に熱中症の予防（健康と環境の単元）を学習したり，また，運動会等の運動行事に合わせて，けがの予防や応急手当を保健学習で行ったり，また応急手当は体育分野水泳との関連を図るものとされているように，その意義や効果が児童生徒にも理解させやすくする方法もある．このように保健と体育と関連させて指導することは大変有効で，学習指導要領でも推奨されている．

また，高等学校とは異なり，小学校，中学校の標準時数は週1回の保健授業の展開とはならないので（35の倍数ではない），適切な時期にある程度まとまった時数を配当するので，なおさら各学校で保健学習を配当する適切な時期を吟味する必要がある．

4．単元の指導計画

たとえば，高等学校の現代社会と健康の単元の配当時数を試算すると，全35単位時間にもなる．これは1週間に1回，1年間の計画そのままであるから，膨大な量となる．そこで，ある一定のまとまりを単元として考え，中期的な計画を単元計画として立案するのがよいだろう．ここでは，現代社会と健康の中のア健康の考え方をひとまとまり，すなわち4単位時間構成の単元として立案した例を示す．

図10-3-1・2に示したのは，この健康の考え方や単元の全体像を模式化して表しており，単元構造図と呼んでいる．単元構造図は，単元全体を俯瞰的に，授業に現れるさまざまな要素の関連性を，しかも精密に示した設計図でもあり，これにより授業の単元の全体像が具体的に理解できるため，指導能力を高めることができ，指導もしやすくなる．

5．単位時間の指導計画

学習指導要領→学習指導要領解説，同時に学校目標から年間計画，単元計画へと徐々に具体的となり，授業の実際をもっとも具体的，現実的に記述しているのが，単位時間の指導計画である．すなわち，小学校45分，中学校・高等学校50分の保健授業を具体的，詳細に記述している計画である．学習指導案，教案，時案等とも称する．

書くという作業は，きわめて知的で生産的な営為なので思いつきや考えたことが形になり，記録になり，書くことによって自己を相対化できる．第三者として，客観的に見直し，読み返したり，他の人に目を通してもらったりすると，気が付かなかったこと，思い込みで伝わりそうにないこと，間違い等がたくさんわかってくるので，さまざまな点で改善できる．何より，児童生徒の側からどう感じるのかが，かなり想定できるので，授業つくりが格段に進歩する．授業のイメージトレーニングの文書版であり，チェックリストにもなる．学習指導案に定まった様式はないので，教育委員会，学校，教科，教員それぞれで作成し，時には教員

①単元名	高等学校　　保健　　第1学年　　「健康の考え方」			
②小学校，中学校学習指導要領の内容	[小学校　第3学年および第4学年]　(1) 毎日の生活と健康 (1) 健康の大切さを認識するとともに，健康によい生活について理解できるようにする． 　ア　心や体の調子がよい等の健康状態は，主体の要因や周囲の環境の要因がかかわっていること． [中学校　第3学年]　(4) 健康な生活と疾病の予防 (4) 健康な生活と疾病の予防について理解を深めることができるようにする． 　ア　健康は主体と環境の相互作用の下に成り立っていること．また，疾病は，主体の要因と環境の要因がかかわり合って発生すること． 　カ　個人の健康は，健康を保持増進するための社会の取り組みと密接なかかわりがあること．			
③大単元の目標	④学習指導要領の内容	⑤学習指導要領解説の記載内容	⑥小・中学校学習指導要領解説の内容	
わが国の疾病構造や社会の変化に対応して，健康を保持増進するためには，個人の行動選択やそれを支える社会環境づくり等が大切であるというヘルスプロモーションの考え方を生かし，人々が自らの健康を適切に管理することおよび環境を改善していくことが重要であることを理解できるようにする．	ア　健康の考え方 健康の考え方は，国民の健康水準の向上や疾病構造の変化に伴って変わってきていること．また，健康は，さまざまな要因の影響を受けながら，主体と環境の相互作用の下に成り立っていること．健康の保持増進には，健康に関する個人の適切な意思決定や行動選択および環境づくりがかかわること．	(ア) 国民の健康水準と疾病構造の変化 ○わが国の死亡率，平均寿命，受療率等，各種の指標を通して健康水準の動向を取り上げ，科学技術の発達や社会経済の発展に伴って健康水準が向上してきたこと，さらに，疾病構造が変化してきたことを理解できるようにする．		
		(イ) 健康の考え方と成り立ち ○健康水準の向上，疾病構造の変化に伴い，個人や集団の健康についての考え方も変化している．このことを，健康や症状の有無を重視する健康の考え方や，生活の質や生きがいを重視する健康の考え方等を例として理解できるようにする． ○さらに，それらを踏まえて免疫，遺伝，生活行動等の主体要因と，自然，経済，文化，保健・医療サービス等の環境要因が互いに影響し合いながら健康の成立にかかわっていることについて理解できるようにする．	小学校・ア　健康な生活とわたし ○健康の状態には，気持ちが意欲的であること，元気なこと，具合の悪いところがないこと等の心や体の調子がよい状態であることを理解できるようにする． ○健康の状態には，1日の生活の仕方等の主体の要因や身の回りの環境の要因がかかわっていることを理解できるようにする． △心や体が健康であることは，人とかかわりながら明るく充実した毎日の生活を送れることにつながり，健康がかけがえのないものであることにも触れるようにする． 中学校・ア　健康の成り立ちと疾病の発生要因 ○健康は，主体と環境を良好な状態に保つことにより成り立っていること，また，健康が阻害された状態のひとつが疾病であることを理解できるようにする． ○疾病は，主体の要因と環境の要因とが相互にかかわりながら発生することを理解できるようにする． ○主体の要因には，年齢，性，免疫，遺伝等の素因と，生後に獲得された食事，運動，休養および睡眠を含む生活上のさまざまな習慣や行動があることを理解できるようにする． ○環境の要因には，温度，湿度や有害化学物質等の物理的・化学的環境，ウィルスや細菌等の生物学的環境および人間関係や保健・医療機関等の社会的環境等があることを理解できるようにする．	
		(ウ) 健康に関する意志決定や行動選択 ○健康を保持増進するには，適切な意志決定や行動選択が必要であり，それらには個人の知識，価値観，心理状態，および人間関係を含む社会環境が関連していることを理解できるようにする． △また，適切な意志決定や行動選択を行うには，十分に情報を集め，思考・判断すること，行動に当たっては自分なりの計画・評価を行うこと，および社会的な影響力に適切に対処すること等が重要であることについて触れるようにする．		
③大単元の目標		(エ) 健康に関する環境づくり ○ヘルスプロモーションの考え方に基づき，健康を保持増進するには，環境づくりが重要であることを理解できるようにする． ○その際，健康を保持増進するための環境には，自然環境，および政策や制度，地域活動等のさまざまな社会環境があることを理解できるようにする． △また，一人ひとりが健康に関心をもち，健康に関する適切な環境づくりにかかわっていくことが必要であることにも触れるようにする．	中学校・カ　個人の健康を守る社会の取り組み ○健康の保持増進や疾病の予防には，人々の健康を支える社会的な取り組みが有効であることを理解できるようにする．	
⑦内容の取扱い	(1) 内容の(1)のイおよび(3)のイについては，食育の観点を踏まえつつ，健康的な生活習慣の形成に結び付くよう配慮するものとする． (2) 内容の(1)のイの喫煙と飲酒，薬物乱用については，疾病との関連，社会への影響等について総合的に取り扱い，薬物については，麻薬，覚せい剤，大麻等を扱うものとする． (3) 内容の(1)のウについては，大脳の機能，神経系および内分泌系の機能について必要に応じ関連付けて扱う程度とする．また，「体育」における体ほぐしの運動との関連を図るよう配慮するものとする． (4) 内容の(1)のエについては，二輪車および自動車を中心に取り上げるものとする．また，自然災害等による傷害の防止についても，必要に応じ関連付けて扱うよう配慮するものとする． (5) 内容の(1)のオについては，実習を行うものとし，呼吸器系および循環器系の機能については，必要に応じ関連付けて扱う程度とする．また，効果的な指導を行うため，「体育」の「D水泳」等との関連を図るよう配慮するものとする．			

図10-3-1　単元構造図「健康の考え方（現代社会と健康）」（都立新宿山吹高等学校，杉山正明教諭作成）

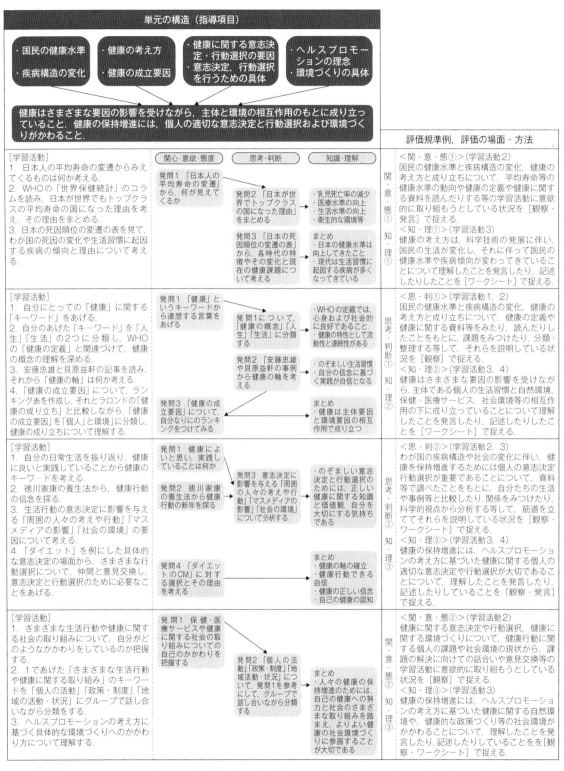

図10-3-2 単元構造図「健康の考え方（現代社会と健康）」（都立新宿山吹高等学校，杉山正明教諭作成）

個人が場面によって様式を使い分けて作成することもある．PC すなわち，表やワープロを活用し，一度ひな形を作ってしまえばその様式に当てはめて書いていけばよいので，作成しやすい．どんな様式や順序であれ，共通に必要な内容も多く，以下にそれを紹介する．

(1) タイトルに教科名

小学校であれば，体育科保健領域学習指導案，同様に中学校「保健体育科保健分野学習指導案」，高等学校「保健体育科科目保健学習指導案」．

(2) 学校名

(3) 授業者名

教育実習生であれば指導教諭名も記載．捺印は，研究授業の時くらいだが，それも場合による．

(4) 日時

何月何日何曜日の，何時間目かも．

(5) 対象の児童生徒

学年，クラス，人数．学校種を明示したほうがよい場合もある．たとえば，中等教育学校の場合であれば，中学校 1 年生，等のように．

(6) 場所

授業実施場所．特別教室等の場合は，特に明記する．

(7) 単元名とその授業の位置

たとえば単元全体が 16 時間構成で，作成している指導案の授業実施がその 2 回目であれば，2/16 と記す．指導期間．

なお，ここで単元計画（単元構造図）を記載するかは場合による．膨大な量の単元計画を毎時の学習指導案に記載すると無駄な場合も多い．公開授業等のように，参観者が参観する授業の背景や位置付け，全体像を知りたい場合もあるので，そのようなときには時案にも単元計画を記載したほうがよいだろう．

(8) 学級・クラス所見

学級・クラスや児童生徒の様子．元気だ，発言が多い少ない，集中できる，といった普段の学習の様子も必要だが，本時の学習内容とのかかわりが少しでも触れられるとよい．たとえば，その学習にかかわる児童生徒の普段の様子であったり，事前調査の集計結果も活用できる．

(9) 学習内容

その授業で学習する内容を端的に表現する．学習指導要領の内容のもっとも細分化された表現の項目名を利用することもできる．たとえば，中学校の第 4 単元 健康な生活と疾病の予防の「(イ) 生活行動・生活習慣」と運動の「(ア) 食生活と健康」であるし，検定教科書の該当ページのタイトルになっていることが多い．

(10) 検定教科書名

出版社，教科書番号，該当ページ．

(11) 本時の目標

その授業で，何を学び，児童生徒にどうなって欲しいのか．授業担当者として，児童生徒の健やかな成長を願う専門職としての願いが示される．また，学習指導

要領や同解説を用いながらも，現実の授業対象となる児童生徒の学習の具体的目標であることも忘れてはならない．この目標実現のために授業は実施・展開され，その指導と評価が一体となるのであるから，この目標が達成されたかどうかが，評価ともなる．

(12) 教具・教材

授業中に使用する教材教具をすべて列挙しておく．授業前に自分でチェックし，すべてそろっていれば，安心して授業に臨むことができる．著者は，教育実習生にチョーク1本まですべて書き出し，授業前に自分でチェックするよう推奨していた．さすがに，机・椅子等の備品までは記載しないが，プロジェクターやビデオ・CD・DVD等の機器は指導案に記載するだけでなく，事前の点検も欠かせない．この教材・教具は，授業の工夫が現れやすいところで，まずはひとつ自分でつくってみるとよい．ワークシート，フラッシュカード，模型・小道具，紙芝居（スケッチブック），フリップ，ポスター等がある．OHP，OHCは古くからよく使われており，ビデオやDVD等の動画は，PCでも映写できるし，タブレット端末も活用できる．

(13) 授業の展開

授業の実際がきわめて具体的に，そして時系列に書かれる．段階は，授業の全体を大まかにいくつかの部分に分け，はじめ→なか→おわり，導入→展開（展開1，展開2）→まとめ，はじめ→うつし→おわり，等のようにすることが多い．時間配分は，分単位で示すが，その学校の授業時間（時刻）が身に付いていない教育実習生の場合，時刻を記入しておくと授業進行の目処がわかりやすい．

学習内容・活動は児童生徒の様子を書く欄で，指導上の留意点・教師の支援は教員のことを書く欄である．教員と児童生徒の欄を混在しないようにするのがポイントである．これを確実に書くだけで，指導案ができあがったときに気付くことが多々ある．学習内容は，児童生徒が何を学ぶのかであり，この学習内容を獲得するために児童生徒が実際に何をするのか，が学習活動である．ディベートするだけでは活動だけである．児童生徒同士がディベートすること（学習活動）を通して，何を学ぶのか，学んで欲しいのか（学習内容）が示されないと，ただディベートしただけで「活動あって学びなし」になってしまう．この学習内容の獲得と学習活動の推進のために，教師がいったい何をするのか，が示されるのが指導上の留意点・教員の支援である．

この教師行動はさまざまある．教員は授業中何をしているだろうか．どんなことに気を付けているだろうか．説明，喋る，誉める，怒る，黙る，キャッチする．児童生徒との相互作用，表情，見る，身振り，手振り，移動・巡視，机間巡視，板書，機器の操作，プリント・資料の配付・回収，示範，まだまだたくさんある．教師はこれらを意図的，そして時には児童生徒の反応に合わせ即応的に判断，選択，実行している．したがって，教員は高度専門職ともいわれるのである．これを的確に，余すことなく書き込んでおかなければならない．

たとえば，「〜を説明する」だけでは，学習指導案ではないのである．何を，どう説明するかが書かれなければならない．したがって，「〜について，わかりや

すく説明する」ではなく，説明する言葉のせめて項目・ポイントだけでも箇条書きに示しておくとよい．児童生徒にとってわかりやすくするために何をどうしたのか，何か教具を使うのか，映像を用いるのか，感情を込めて読み上げるのか，等々さまざまな方法があるので，それらを書かれなければ，わかりやすい説明なのかどうかはわからないのである．

　ということは，児童生徒がどのような反応を示すのか，あらかじめ予想するということにもなる．もちろん児童生徒は思いもしない発言や行動をすることはあり得る．しかし，ある程度予想し，その対応も予定しておくのである．そういう点を明確にした指導案の様式もある．児童生徒の反応が予定通りであったら Yes のほうへ，そうでなければ No のほうへと進むフローチャートにして授業展開を図示する様式である．こうして，教員が何をするのか，それによって児童生徒がどうなるのか，児童生徒と教員とが常に対応関係で示されるのが学習指導案なのである．

　板書計画は，完成形を示すことは当然であるが，板書するタイミング，部分を展開の中に記す．同様に黒板に貼っていくのでよく使われるのがフラッシュカードであるが，こういった教材を提示する場面も展開の中に記しておく．もちろん板書の練習はたくさんしておこう．誤字脱字はもちろん不可だが，筆順も確認しておく．児童生徒が自分のノートに書き写す作業量を勘案すると，1回の授業で黒板一枚全面で完結するようにまとめるのが原則である．

　評価規準は保健の場合，健康・安全に関する「関心・意欲・態度」「思考・判断」「知識・理解」の3つである．これをどこにどのように書き込むかは学習指導案の様式による．表10-3-1～6は，評価規準を柱にした学習指導案の様式である．他に評価規準を指導上の留意点，すなわち教師行動の欄に記載したり，別に独立した項目を立てて記載する場合もある．

（14）教材観，生徒観，指導観

　自分自身でその学習内容や教材を咀嚼し，どう考えるのかといった教材観，その学習内容と実際の児童生徒にどう適応させたり，児童生徒をどうみるのかといった生徒観，その児童生徒への学習内容の指導はどうしたらいいのかといった指導観等，授業者の解釈，考え方等を記載する場合もある．

（15）補足資料，キーワード集

　授業に必要な情報を記述しておく場合もある．用語の解説，キーワードや補足資料等である．授業は単に検定教科書の記述だけで成立するわけではない．その関連性や深い意味，将来の見通し，目の前の児童生徒にはどう活かせるか等，さまざまなことを調べ，学んでおかなければならない．授業を支えるのは膨大な量の知識や研究，経験，実践である．これは教材研究ともいえ，このすべてを学習指導案に書くことはあまりないが，用語集やキーワード等は載せることもある．現代社会の変化，科学の進歩等によって学習内容も影響され，変わってくる．たとえば，がんや心の健康（うつ病）については，現代社会の問題でもあり，学校教育の課題となるかもしれない．なお，インターネットの情報を扱うときは，その信憑性や情報の出所を確かめる慎重さが求められる．

6．単位時間の指導計画の作成例

　中学校保健分野健康な生活と疾病の予防の「食生活と健康」の学習指導案を表10-3-1～6に示した．

　項目は，前節で紹介したが，このような学習指導案ができあがるまでの，いわゆる「学習指導案の書き方」はさまざまである．各個人でそれぞれノウハウがあり，苦労もしている．ここでは，それぞれのノウハウを会得しているベテラン教員に対してではなく，学習指導案を書く練習を始めたばかりの教科教育履修学生，もしくは書いた学習指導案で初めて授業に臨む教育実習生に対し推奨したり，実際に彼らが取り組んだ方法を紹介する．

　まず，学習指導案を作成する場合に常に手元に置いておくべきなのが，学習指導要領・解説と検定教科書である．常にその位置付け，利用，確認しながら作成するのが基本である．

　そして，学習指導案は授業に出てくる（と予想される）ことをすべて書くのである．ただし，それが時系列に，児童生徒・教材・教員の相互関係とともに書かれていなければならない．そのためには，授業に出てくる（と予想される）ことをすべてリストアップする必要があり，以下の4つの手法を紹介している．

① 特性要因分析（フィッシュボーン）方式：項目，相互関連性，時系列等，授業の要素をすべて考え，構造化しながらリストアップできるので，授業がほとんどつくれてしまう．この手法については，14章に詳しいのでここでは述べないが，フィッシュボーンダイアグラムにしたままを学習指導案の様式に書き込むだけで授業ができあがってしまうので，この方法は授業づくり，学習指導案の作成にも大変有効である．

　図10-4に示したフィッシュボーンダイアグラムが，学習指導案の作成例で示した「食生活と健康」の学習指導案になるのである．

② リストアップ方式：まずは，思い付くままにどんどん書き出す．相互関連性，時系列等は後から考え，並べ直す．

③ いきなり学習指導案を書く：それこそ，授業開始の挨拶の号令は，児童生徒の体育係なのか，日直なのか，出席の取り方はどうしようか，から始まり，とにかく書きながら考え，考えながら書く方法．

④ 学習指導要領・同解説から引用する方式：学習指導要領解説はかなり丁寧に記載してある．それらの記述を活かして学習指導案の各項目にあてはめて行く方法．

　学習指導案を書いたら，少し練習してみるとよい．書いただけでは授業の実際はなかなかイメージしにくい．ベテラン教員であれば，指導案を書き上げた時点で大体授業のイメージや児童生徒の反応は予測できる．逆にいうと，児童生徒の反応を想定しながら指導案を書いている．学生，教育実習生であれば，児童生徒の様子を想像するのは難しいので，学生相手に模擬授業，マイクロティーチング等で実際に授業場面を経験するとよい．スポーツでいう練習試合である．そこで気付くことも多々あるので，修正する．

表10-3-1 「食生活と健康」学習指導案（中京大学スポーツ科学部学校体育・保健実践研究ゼミ作成）

○○中学校　保健体育科　保健分野　学習指導と評価の計画

健康によい食生活

教育実習生　○○　○○
指導教諭　　□□　□□

［単元計画］
1. 単元名　第3学年　保健分野　健康な生活と疾病の予防
2. 対　象　中学校3年生 B組男女40名
3. 期　間　200○年○月○日（○）〜□月□日（○）
4. 場　所　B組教室
5. 学習指導要領の内容
　　健康を保持増進するためには，毎日適切な時間に食事をすること，また，年齢や運動量に応じて栄養素のバランスや食事の量等に配慮すること及び運動によって消費されたエネルギーを食事によって補給することが必要であることを理解できるようにする．
6. 単元目標
（1）健康な生活と疾病の予防について関心をもち，意欲的に自分たちの生活を振り返り課題の解決に向けて取り組めるようにする．［関心・意欲・態度］
（2）健康な生活と疾病の発生要因，生活行動・生活習慣と健康，喫煙，飲酒，薬物乱用と健康，感染症の予防，保健・医療機関や医薬品の有効利用，個人の健康を守る社会の取り組みについて，課題の解決に役立つ基礎的な事項及びそれらと生活との関わりを理解することができるようにする．［知識・理解］
（3）健康な生活と疾病の予防について，課題の解決を目指して，知識を活用した学習活動等により，科学的に考え，判断し，それらを表すことができるようになる．［思考・判断］
7. 単元の評価規準
・学習活動に関心を持ち意欲的に取り組んでいる
・理解したことや知識と生活のかかわりについて書きだしている
・学習で得た知識を活かし，筋道を立てて説明できている

表10-3-2 「食生活と健康」学習指導案（中京大学スポーツ科学部学校体育・保健実践研究ゼミ作成）

8. 指導計画（全16時間）

回	学習内容	学習のねらい
1	健康の成り立ち	健康は主体と環境がかかわりあっていることを理解する
②	**食生活と健康**	**調和のとれた食生活を送っていけるようにする**
3	運動と健康	健康の保持増進のために運動習慣をつける
4	休養・睡眠と休養	規則正しい睡眠習慣をつくる
5	生活のしかたと生活習慣病	調和のとれた生活習慣は健康の保持増進のために必要であり，調和が崩れると生活習慣病を引き起こすことを理解する
6	生活習慣病の予防	生活習慣病にならないためにどんな生活を送ればよいのか知り，実践する
7	喫煙と健康	喫煙の危険性を理解し，タバコを吸わない
8	飲酒と健康	飲酒の危険性を理解し，酒を飲まない
9	薬物乱用と健康	薬物の危険性を理解し，薬物に一切関わらない
10	喫煙，飲酒，薬物乱用のきっかけ	喫煙，飲酒，薬物をもし誘われても断れることができるようにする
11	感染症の原因	感染症の原因がウイルスや菌であること，感染症は主体の抵抗力とも関係していることを理解する
12	感染症の予防	感染症を予防するための方略を理解し，実践する
13	性感染症とその予防	性感染症の増加，低年齢化が進んでいることを理解する
14	エイズとその予防	エイズの感染源を知り，有効な予防方法を理解する
15	保健・医療機関や医薬品の有効利用	保健・医療機関を適切に利用できること，医薬品には副作用があることを理解する
16	個人の健康を守る社会の取り組み	個人の健康を守るために，さまざま公的機関があることを理解する

[時　案]
1. 本時の指導計画（　2　/　16　時間目）
　　◎健康によい食生活
2. 本時の目標
　　・食生活と健康について関心をもち，学習活動に意欲的に取り組むことができる
　　・主体に応じた食事の必要性と，食生活のバランスについて理解できる
　　・学習したことを活かし，自分自身の食生活を見直すことができる
3. 教具・教材
　　○ビデオ：トップアスリート（オリンピック銀メダリスト）による食生活とスポーツ・健康の
　　　　　　　関連についてのスピーチ．約1分．テロップあり．
　　○模造紙：空欄があり，適切な語をあてはめる
　　○フラッシュカード：10枚
　　○検定教科書：○○出版社（保体　教科書番号）
　　○ワークシート：B5×2枚

表10-3-3 「食生活と健康」学習指導案（中京大学スポーツ科学部学校体育・保健実践研究ゼミ作成）

4. 学習と指導

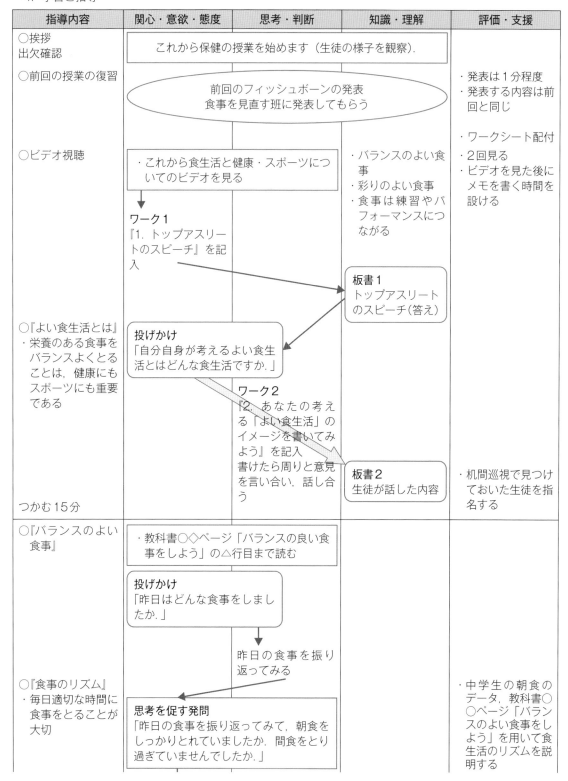

表10-3-4 「食生活と健康」学習指導案（中京大学スポーツ科学部学校体育・保健実践研究ゼミ作成）

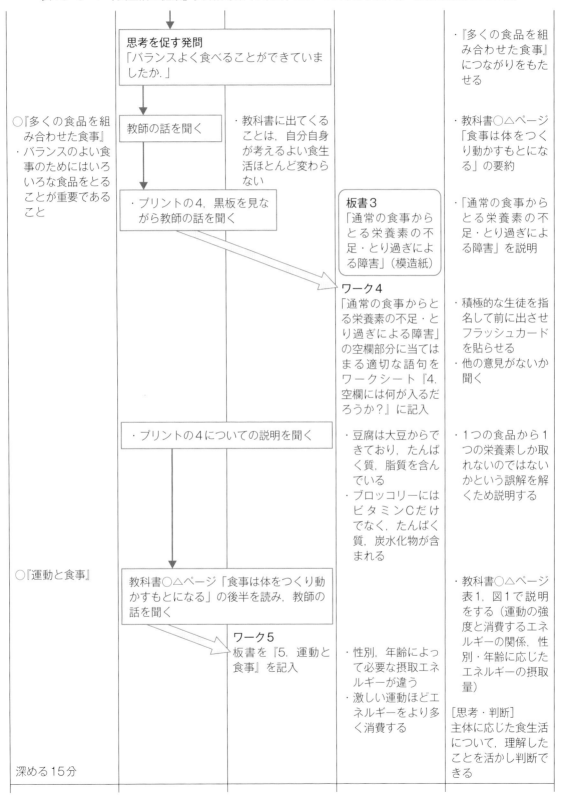

表10-3-5 「食生活と健康」学習指導案（中京大学スポーツ科学部学校体育・保健実践研究ゼミ作成）

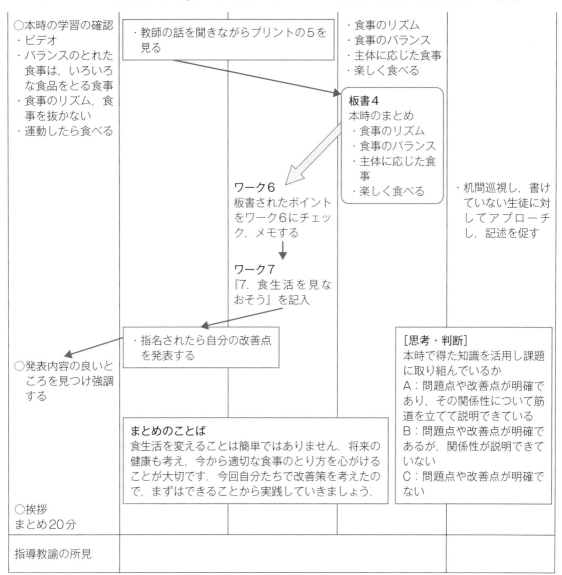

○本時の学習の確認 ・ビデオ ・バランスのとれた食事は，いろいろな食品をとる食事 ・食事のリズム，食事を抜かない ・運動したら食べる	・教師の話を聞きながらプリントの5を見る ワーク6 板書されたポイントをワーク6にチェック，メモする ワーク7 『7. 食生活を見なおそう』を記入	・食事のリズム ・食事のバランス ・主体に応じた食事 ・楽しく食べる 板書4 本時のまとめ ・食事のリズム ・食事のバランス ・主体に応じた食事 ・楽しく食べる		・机間巡視し，書けていない生徒に対してアプローチし，記述を促す
○発表内容の良いところを見つけ強調する	・指名されたら自分の改善点を発表する まとめのことば 食生活を変えることは簡単ではありません．将来の健康も考え，今から適切な食事のとり方を心がけることが大切です．今回自分たちで改善策を考えたので，まずはできることから実践していきましょう．		[思考・判断] 本時で得た知識を活用し課題に取り組んでいるか A：問題点や改善点が明確であり，その関係性について筋道を立てて説明できている B：問題点や改善点が明確であるが，関係性が説明できていない C：問題点や改善点が明確でない	
○挨拶 まとめ20分				
指導教諭の所見				

[板書計画]

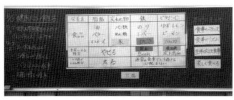

◎フラッシュカード
　ポスター（模造紙）
　1. ひじき　2. ブロッコリー　3. 米　4. 豆腐　5. 貧血　6. 壊血病
　（豆腐は余る→総合的食品例の説明）
◎健康的な『食生活』を送るためのポイント
　食事のバランス，食事のリズム，主体に応じた食事，楽しく食べる

表10-3-6 「食生活と健康」学習指導案（中京大学スポーツ科学部学校体育・保健実践研究ゼミ作成）

[ワークシート]

保健体育科　保健分野　健康な生活と疾病の予防（教育実習生　○○○）　　　　20○年△月□日

年　　組　氏名 _____

2. 食事と健康（教科書p.p.○○－○△）

1. トップアスリートのスピーチ

　私が今日話すのはスポーツと健康食です．普通の生活をする上でもスポーツをする上でも食生活はとても大切です．なぜならしっかりと栄養のある食事を食べなければ，よい練習やパフォーマンスができないからです．コンビニやお菓子での食事はけがにも繋がり，パワー不足にもなってしまいます．そのため（1　　　　　　）よく，主食，主菜，副菜，果物，発酵食品を取り入れた彩りのよい食事をとることが一番身体の調子がよくなり，練習や生活も充実し（2　　　　　　）の予防にも，疲労回復にも繋がるのではないかと思います．そのため皆さんもぜひこの食事方法を心がけ，日々の生活を充実させ，自分の目標を達成してください．

2. あなたの考える「よい食生活」のイメージを書いてみよう

　

3. 「通常の食事からとる栄養素の不足・とり過ぎによる障害」の空欄には何が入るだろうか？
　　ア．ひじき　　イ．ブロッコリー　　ウ．米
　　エ．豆腐　　　オ．貧血　　　　　　カ．壊血病　（選択肢は1つ余ります）

栄養素	脂　肪	炭水化物	鉄	ビタミンC
食　品	油 バター マヨネーズ	パン類 めん類 （1　　　）	のり レバー （2　　　）	ゆず，レモン ピーマン （3　　　）
不足による障害	やせる		（4　　　） 息切れ	（5　　　） 皮下出血
とり過ぎによる障害	太る		通常の食事でとり過ぎる心配はない	

5. 運動と食事
　　・普段から運動する人は必要とするエネルギー量が（1 少ない・多い）．
　　・男性は女性に比べて基礎代謝が高いので，必要なエネルギー量も（2 少ない・多い）．
　　・ハードな運動ほどエネルギーを消費する．

6. 健康づくりのための食生活
○1日の食事のリズムから，健やかな生活リズムを．　　○ご飯等の穀類をしっかりと．
○主食，主菜，副菜を基本に，食事のバランスを．　　　○食塩や脂肪はひかえめに．
○性，年齢，日々の活動に見合った食事量を．　　　　　○食事を楽しみましょう．
○野菜・果物，牛乳・乳製品，豆類，魚等も組み合わせて．

7. 食生活を見なおそう

問題点	改善点
・	
・	→ 自分でやれそうなことは？

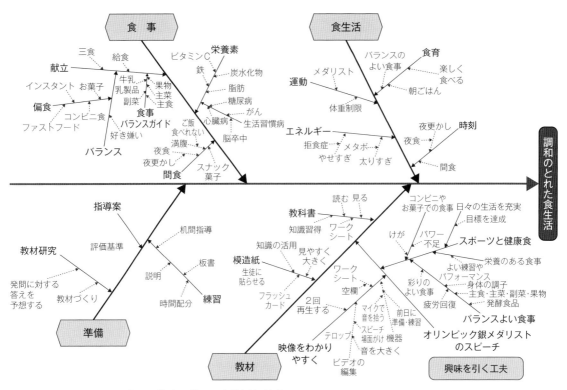

図10-4　フィッシュボーンダイアグラム食生活と健康（中京大学スポーツ科学部学校体育・保健実践研究ゼミ作成）

7．学習活動の評価規準

　学校の教育活動は，意図的，計画的，に行われ，計画，実践，評価という一連の活動が繰り返される．学習の評価は，教育がその目標に照らしてどのように行われ，児童生徒がその目標を達成しているか，それによって教育活動を改善するためにも必要である．また，児童生徒にとっては，自己の学習状況に気付いたり，考え直したりするきっかけや手がかりとなるので，自ら学び，自ら知識や技能等を習得する等，その後の学習や発達を促進する働きもあり，適切な評価はきわめて重要である．そして，そのためにも学習指導において，指導と評価の一体化が求められており，評価規準も明示する必要がある．保健の場合，健康・安全に関する「関心・意欲・態度」「思考・判断」「知識・理解」である．国立教育政策研究所の資料（表10-4）はぜひ参考にするとよい．ちなみに，体育はもうひとつ「技能」の評価規準がある．

　この評価規準を中心とする学習指導案も最近ではよく作成されるようになり，その一例が表10-3-1〜6のである．

8．学習活動の工夫

　わが国の学校教育で一般的に行われている講義形式，単なる説明，一斉指導の

表10-4 「保健分野」「科目保健」における単元の観点別評価規準例

	単元	健康・安全への関心・意欲・態度	健康・安全についての思考・判断	健康・安全についての知識・理解
中学校[保健分野]	心身の機能の発達と心の健康	年齢に伴う身体機能の発達や心身の調和と心の健康等について関心をもち，仲間と協力して資料を集めたり，意見を交換したりしながら課題をみつけ，意欲的に学習しようとしている．	年齢に伴う身体機能の発達や心身の調和等について，自分の知識や経験を，資料，仲間の意見や考え等を元に，課題の設定や解決の方法を考え，判断できる．	心身の機能は生活経験等の影響を受けながら発達すること，身体と精神は互いに密接な関係にあることを科学的に理解し，日常生活の課題解決に役立つ知識を身に付けている．
	健康と環境	身体の環境に対する適応能力，空気・飲料水の衛生的管理や廃棄物の適切な処理と人間の健康について関心をもち，仲間と協力して資料を集めたり，意見を交換したりしながら課題をみつけ，意欲的に学習しようとしている．	身体の環境に対する適応能力，空気・飲料水の衛生的管理や廃棄物の適切な処理と人間の健康について，自分の知識や経験，資料，仲間の意見や考え等をもとに課題を設定し，適切な課題解決の方法を考え，判断できる．	人間の健康は環境と深くかかわって成立しており，身体には環境に対する適応能力があること，空気・飲料水の衛生的管理や廃棄物の適切な処理が必要であることを科学的に理解し，日常生活の課題解決に役立つ知識を身に付けている．
	傷害の防止	自然災害および交通事故等による傷害の発生要因やその防止対策，応急手当について関心をもち，仲間と協力して資料を集めたり，意見を交換したりしながら課題をみつけ，意欲的に学習しようとしている．	自然災害および交通事故等による傷害の発生要因やその防止対策，応急手当について，自分の知識や経験，資料，仲間の意見や考え等を元に，科学的に考え，選択すべき行動を判断できる．	自然災害および交通事故等による傷害の発生要因やその防止対策，応急手当の意義や手順について，課題解決を通して科学的に理解し，日常生活の課題解決に役立つ知識を身に付けている．
	健康な生活と疾病の予防	健康の保持増進のために必要な生活行動や疾病の予防について関心をもち，仲間と協力して資料を集めたり，意見を交換したりしながら課題をみつけ，意欲的に学習しようとしている．	健康の保持増進のために必要な生活行動や疾病の予防について，自分の知識や経験，資料，仲間の意見や考え等を元にして，科学的に考え，選択すべき行動を判断できる．	健康の保持増進のために必要な生活行動や疾病の予防について，科学的に理解し，日常生活の課題解決に役立つ知識を身に付けている．
高等学校[科目保健]	現代社会と健康	健康の保持増進に必要な事柄について，仲間と協力し，資料を集めたり，意見を交換したり，課題について調べたりして，意欲的に学習しようとしている．	健康の保持増進に必要な事柄について，自分のこれまでの学習や経験をもとにしたり，資料や仲間の意見等を参考にしたりして，課題の設定や解決の方法を考え，選択すべき行動を判断している．	健康の保持増進に必要な事柄について，健康を保持増進するためには，適切な生活行動を選択することおよび環境を改善していく努力が必要であることを理解し，課題解決に役立つ知識を身に付けている．
	生涯を通じる健康	生涯の各段階における健康の課題に応じた自己の健康管理の必要性および保健医療機関の活用について関心をもち，仲間と協力し，資料を集めたり，意見を交換したり，課題について調べたりして，意欲的に学習しようとしている．	生涯の各段階における健康の課題や自己管理の重要性，保健・医療機関の活用について，自分の学習や経験をもとにしたり，資料や仲間の意見や考え等を参考にしたりして，課題の設定や解決の方法を考え，選択すべき行動を判断している．	生涯の各段階における健康の課題や自己管理の重要性，保健・医療機関の活用について，各段階における健康課題や保健・医療機関の活用等について理解し，課題解決に役立つ知識を身に付けている．
	社会生活と健康	環境と健康，環境と食品の保健，労働と健康について関心をもち，仲間と協力し，資料を集めたり，意見を交換したり，課題について調べたりして，意欲的に学習しようとしている．	環境と健康，環境と食品の保健，労働と健康について，自分の学習や経験をもとにしたり，資料や仲間の意見や考え等を参考にしたりして，課題の設定や解決の方法を考え，選択すべき行動を判断している．	環境と健康，環境と食品の保健，労働と健康について，学校や地域，労働の環境を健康に適したものにすること，食品の安全性を確保する必要があることを理解し，課題解決に役立つ知識を身に付けている．

（国立教育政策研究所「評価規準の作成，評価方法の工夫改善のための参考資料」より）

授業方法からの転換も求められており，アクティブラーニングが重要といわれている．アクティブラーニングは，教員による一方向的な講義形式ではなく，児童生徒（文部科学省は学修と呼んでいる）の能動的な教授・学習法の総称である．児童生徒が能動的に学ぶことで，認知的，倫理的，社会的能力，教養，知識，経験を含めた汎用的能力が育成できる．ここで紹介した，さまざまな学習方法，発見学習，問題解決学習，体験学習，調査学習等や，教室内でのグループディスカッション，ディベート，グループワークも有効なアクティブラーニングの方法である．学習の目標や内容に適した授業方法で行われなくてはならない．

ただし，いくら現代的な指導方法，機器が導入され，活用されるようになるとしても，一方で，わが国の学校教育における伝統的な授業形態である「40人近い児童生徒を対象に一斉授業で授業ができる」，こういった基本的な能力もこれから教員になる学生，若い先生方にもきちんと身に付けてほしい．検定教科書を活用し，板書をきれいにコンパクトにまとめ，上手に説明でき，児童生徒との相互作用も忘れない，というスタイルはやはり教員の基本的能力である．ただし，そんなときにも，ワークシートを作り，配付する，ちょっとした手作り教材を用意する，といった教師の授業つくりの一工夫もあるとよいだろう．

文　献

国立教育政策研究所（2011）評価規準の作成，評価方法等の工夫改善のための参考資料：小学校体育・中学校保健体育．
国立教育政策研究所（2012）評価規準の作成，評価方法等の工夫改善のための参考資料：高等学校保健体育．
家田重晴編著（2010）保健科教育 改訂第3版．杏林書院．
文部科学省（2008）小学校学習指導要領解説：体育編．東洋館出版．
文部科学省（2008）中学校学習指導要領解説：保健体育編．東山書房．
文部科学省（2009）高等学校学習指導要領解説：保健体育編・体育編．東山書房．
日本学校保健会（2015）小学校保健学習の指導と評価の工夫．
日本学校保健会（2015）中学校保健学習の指導と評価の工夫．
日本学校保健会（2015）高等学校保健学習の指導と評価の工夫．

コラム 9　学校管理下の災害

　独立行政法人日本スポーツ振興センターでは，学校管理下における児童生徒等の災害（負傷，疾病，障害又は死亡）に対して災害共済給付（医療費，障害見舞金および死亡見舞金の支給）を行っている．

　学校管理下における負傷，疾病では初診から治癒するまでの医療費総額5,000円以上にあたるもの，一般的には窓口で1,500円以上保護者負担があった場合が該当する．また，災害共済給付の実施によって得られる事故情報を活用して，外部有識者を含めた「学校災害防止研究委員会」を設置している．そして災害事例や統計資料の分析，実施調査による詳しい調査を踏まえ，事故防止の留意点等をまとめている．

問題　（独）日本スポーツ振興センターのホームページ内にある「学校安全Web」にアクセスし，学校給食の衛生管理について，特に食中毒の発生状況や予防について調べてみよう．

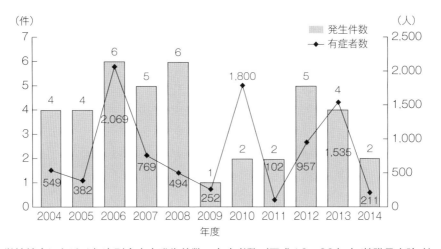

学校給食における年次別食中毒発生件数・有症者数（平成16〜26年度/教職員を除く）
（（独）日本スポーツ振興センター「学校給食における食中毒の発生状況」(http://www.jpnsport.go.jp/anzen/anzen_school/school_lunch/tabid/1006/Default.aspx#3, 参照日：2015年9月30日）より）（文部科学省調べ）

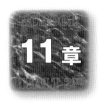

11章 学校安全の理論と学校安全活動

1. 学校安全の構造

　学校安全は学校健康教育の3領域(学校安全・学校保健・学校給食)の中に位置し,学校安全が扱う領域としては「生活安全」「交通安全」「災害安全」の3領域がある.「生活安全」では誘拐や傷害事故等を含んだ日常生活で起こる事件・事故を,「交通安全」では自転車や歩行者としての安全等を含んださまざまな交通場面における危険を,「災害安全」では,地震,津波,火山活動等の自然災害や火災や原子力災害等について取り扱う.

　このような領域を扱う学校安全は,安全教育,安全管理,学校安全組織活動から構成されており,安全教育は安全学習と安全指導,安全管理は対人管理と対物管理に分類される(図11-1).

　中学校学習指導要領(総則)に「学校における体育・健康に関する指導は,生徒の発達の段階を考慮して,学校の教育活動全体を通じて適切に行うものとする.特に,学校における食育の推進並びに体力の向上に関する指導,安全に関する指導及び心身の健康の保持増進に関する指導については,保健体育科の時間はもとより,技術・家庭科,特別活動等においてもそれぞれの特質に応じて適切に行うよう努めることとする.また,それらの指導を通して,家庭や地域社会との連携を図りながら,日常生活において適切な体育・健康に関する活動の実践を促し,生涯を通じて健康・安全で活力ある生活を送るための基礎が培われるよう配慮しなければならない」(抜粋)とあるように,安全教育における安全学習とは,教

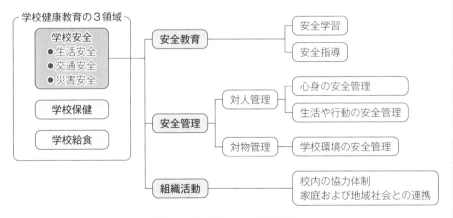

図11-1　学校安全の構造図

科教育の中で安全に関する内容を学ぶ機会をさす．

　保健体育科で事故や怪我の防止について学ぶことだけではなく，技術・家庭科で刃物やアイロン等の使い方を学んだり，金工や木工を行う際の安全に関する指導等も安全学習に関連する教科に該当する．

　安全指導とは，学級担任や養護教諭が朝の会や全校集会等の機会に安全に関する講話をしたり，必要に応じて個別的に指導する等の取り組みを指す．

　安全管理における対人管理とは，児童生徒の心身の状態を把握したり，日常の行動を観察するといった心身の安全管理と，学校内の生活や登下校時の安全等を取り扱う生活面の安全管理からなる．一方，対物管理とは，学校環境衛生における学校内外の施設・設備・備品の管理や学校の環境美化活動等も含む．

　学校安全の組織活動とは，安全教育と安全管理を円滑に進めるために校内の教職員との連携，学校と家庭やPTAとの連携，地域社会や地域の警察署・消防署と連携して行う活動である．

　学校安全の扱う範囲は広範囲だが，学校管理下で児童生徒の心身や物品に危害をもたらすさまざまな危険や災害が防止され，万が一事件・事故・災害が発生した場合に被害を最小限にするために適切に対処された状態となるように構成されることが重要である．

2．学校保健安全法による安全

　平成21年（2009）に学校保健法が学校保健安全法に改正され，同法において「学校安全計画の作成と実施」「危険発生時の対処要領（危機管理マニュアル）の作成」「警察等の関係機関，地域のボランティア等との連携による学校安全体制の強化」等，学校における安全管理に関する条項や学校安全体制の強化等が新たに加えられた．以下に新たに加えられた条文について解説する．

第26条　学校安全に関する学校の設置者の責務：

　学校安全に関する学校ごとの施策や安全な環境を整えるためには，その義務を負う者を明確にするという観点から，学校の設置者にはその義務が生じることを明確にした．

第27条　学校安全計画の策定等：

　これまでは学校保健安全計画と呼ばれ，学校保健計画と学校安全計画が一緒に作成されていたが，本法では学校安全計画を別個に作成することが明確にされた．

第28条　学校環境の安全の確保：

　学校の耐震化等，各校で生起した安全上の課題については，校長が学校の設置者に対して改善のための報告義務があることを明確にした．また，日常的に校長は安全な環境を確保する義務があることも明確に示された．

第29条　危険等発生時対処要領の作成等：

不審者対策や急な自然災害への対応，傷病者の速やかな搬送等，いわゆる危機管理マニュアルを策定することが明確にされた．この条文によって，学校安全計画と危機管理マニュアルは，すべての学校に備えるべきものとなった．

第30条　地域の関係機関等との連携：

教育基本法にも示されているように，家庭や地域との連携の重要性は，最近改正された法律の多くに示されている．この中でも，学校安全に関しては，通学路に見通しの悪いところがある場合には，地域の関係者と連携して，草刈りや清掃，その他の適切な対処を行っていく等，地域との連携のもとに学校の安全活動の展開があることを示し，その連携の推進を明確に位置づけた．

この改正により，学校の設置者や国および地方公共団体の学校安全に関する責務が明確になった．近年の児童生徒等の安全に関する状況の変化に鑑み，地域の実情や実態を踏まえつつ各学校において取り組むべき安全対策について整備していくことが重要である．

3．学校安全計画の立案

学校安全計画とは，学校安全の概念的枠組みである安全教育，安全管理，組織活動を学校が始まる4月から翌年3月までを時系列にまとめ，その具体的な活動内容のテーマを示したものである．旧学校保健法では，学校安全計画は「学校保健安全計画」として一体的に取り扱われていたが，学校保健安全法に改正されたことにより学校保健計画と学校安全計画は別々に策定・実施することが義務づけられた．また，この改正により施設設備の安全点検，児童生徒等に対する通学を含めた学校生活その他の日常生活における安全に関する指導，職員研修に関する事項を新たに学校安全計画に記載し，実施すべき事項として規定された．

学校安全計画は，安全管理を内容として作成されることが多いが，学校の安全活動を円滑に実施するために，安全管理のみならず安全教育の各種計画と統合し，年間を見通した計画を立案する必要がある．また，安全に関する諸活動の総合的な基本計画として，前年度の計画をそのまま利用したり，作成した責任者が気づいたことの一部を修正するだけでなく，学校を危機から守り安全な学校づくりに導くことになるという理念を教職員全員で確認しながら，共通理解のもとで立案することが望ましい．

学校安全計画には，①安全教育に関する事項，②安全管理に関する事項，③安全に関する職員研修等の組織活動，の3つの内容を記載しなければならない．また，各教科の内容を示す場合は，各教科の内容を学習指導要領と照合しながら学習内容を配列し，学校安全の枠組みである安全教育，安全管理，組織活動の内容が反映されていることも確認する．

さらに，自校で発生した事故や，ニュース等で取り上げられた児童生徒にかか

わる事件・事故・災害から，自校における安全管理・安全指導の課題，児童生徒に対するアンケートや行動調査等から得た児童生徒の安全に対する課題等を取り入れると，より効果的な学校安全計画となる．

4．学校安全計画の記入上の留意点

　学校安全計画は自校における学校安全の運営方針について共通理解を図り，それぞれの教科や分掌における課題を踏まえた効果的な指導を計画・立案する必要がある．また，避難訓練や交通安全教室等の安全に関する学校行事は，その効果をよりよいものにするため，学校環境や生徒の実態等を踏まえて時期や回数を設定しなければならない．そのために教職員への事前研修や児童生徒への事前・事後指導についても計画に位置づけ，児童生徒が安全を考える機会や身を守るために実際に行動する場面等を設定するとよい．

　学校安全計画の記入方法について，実際の学校安全計画のひな形を用いて解説する（表11−1）．月毎の重点項目や取り組み内容を校内に周知し，定期的に計画の内容や取り組みを評価し見直しを行うことも重要である．

（1）月
　4月から翌年3月までの学校の始業時から終業時を時系列にまとめたものである．

（2）月の重点目標
　月の重点目標とは，学校安全活動を効果的に実施するために，学校の事故防止や安全の課題とかかわりのある目標を設定する記入欄である．教職員会議や保健部内において，季節や学校行事，児童生徒の発達段階等を考慮した学校安全の課題の議論を行い設定する．

（3）安全教育
　安全学習と安全指導にわけて記載する．
　安全学習としては，単に小学校・中学校・高等学校の教科の「保健」の中の安全に関する内容だけではなく，生活科，家庭科，理科，総合的な学習の時間等の児童生徒の事故防止や安全と関連する教科も含まれる．記入に際しては，各教科担当者や教科主任から情報をえて，なおかつ学習指導要領にそって学習内容が配列されているかを確認する必要がある．また，小学校，中学校では教科として道徳がある．道徳の時間に安全を含めた健康課題や命の大切さ等の倫理観を学ぶことも，安全教育としての効果が期待できる．
　安全指導としては，ホームルーム等の学級活動や部活動，生徒会活動等の場面で，集団または個別の指導の機会を検討する．また，事故や怪我に遭遇した児童生徒に対して，繰り返し起こさないための指導を実施する機会等も含まれる．
　学校行事については，年間予定をもとに主要な学校行事と学校安全に関連する学校行事について記入する．

（4）安全管理
　安全管理は対人管理と対物管理にわけて記載する．

対人管理は，事故・災害の発生要因の分析，心身の状態や行動の観察，救急処置の体制の確立等といった児童生徒の心身の安全管理と，学校生活および教育計画に含まれる通学時間や課外活動の時間等の生活の安全管理に分けることができる．特に，生活の安全管理の対象となる課外活動の現状の把握では，中学校および高等学校において，課外活動時間の怪我が上位であるため，これらの現状についての調査の実施，部活動の担当者に対する事故防止の講話等を企画する必要がある．

対物管理は，校舎内外の施設・設備の安全点検，学校環境衛生の確保や改善等が該当する．これら点検には定期的に実施される点検，臨時に実施される点検，日常的に実施される点検があるが，教職員は常に安全確認を行い，事故や怪我が起きないように配慮し，危険な箇所等を発見した際は速やかに改善に努める．

（5）安全に関する組織活動

児童生徒の安全を確保するには，学校だけでなく保護者や地域の関係機関等の協力が不可欠であるため，学校安全組織活動には，教職員の役割と校内の連携体制のみならず，家庭やPTAとの連携，地域社会や関係機関・団体との連携等が含まれる．

教職員による組織活動は，各学校行事の打ち合わせ，不審者の侵入や児童生徒の重大事故が発生した際の緊急時対応等について議論し，いざという時の対処や方針を明確にしておく必要がある．教職員研修として講師を招いてAED講習会を実施したり，職員会議で避難訓練の提案をする際に教職員それぞれの立場，目線で危機管理マニュアルを確認し，お互いの共通理解を得るといったことも重要である．

また，PTAや消防署，警察等の関係機関との連携では，保護者へ安全啓発を行う保護者会や，消防署の協力による避難訓練，警察による防災訓練等の実践的な指導の機会を記入する．

5．学校安全活動の評価

児童生徒等の安全を守る取り組みが適切に行われるためには，安全活動の内容や手段，学校内での取り組み体制が適切であったか，地域との連携が適切に進められたか等の取り組み状況を定期的に確認・点検し，次につなげていく必要がある．したがって，学校安全計画を立案し，学校安全活動が展開された後には，必ずその評価を実施しなければならない．この評価が目指すところは，各学校の学校安全上の課題を効果的に解決することができたかということである．

学校安全活動として解決すべき課題には，「児童生徒の事故や怪我の発生数を減少させること」「児童生徒および教職員の事故防止や安全についての意識や行動を変容させること」「施設・設備が事故防止や安全対策としてどのように改善されたか」の3点があげられる．これら3点の課題解決に対する評価を実施したうえで，「学校安全組織活動が組織的に企画・運営されたか」についても評価し，次年度の計画に活かしていくことが重要である．したがって，年度末に全教職員

表11-1 学校安全計画の例（高等学校）

項目		4 安全な通学	5 学校生活での安全	6 梅雨期の健康安全	7・8 野外活動での安全	9 学校行事での安全
安全学習	地理歴史公民	(現)青年期の課題	(地)世界の地形・気候	(現)現代社会の特質	(現)都市問題	
	理科	・実験器具等の安全な扱い方 ・施設・設備・薬品管理等の点検	・観察，実験における一般的な注意および危険防止の注意	(物)摩擦力，運動量，円運動等により車の安全運転の理解	(物)衝突・運動エネルギー及びエネルギー保存法則による車の衝突の理解	(化)物質と人間生活（身近にある化学物質の性質の正しい理解）
	保健体育	・体育施設・用具の安全点検	(保)交通安全	・雨季の体育館，グラウンド使用（転倒防止） (保)応急手当	・水泳の安全 ・熱中症の予防 ・野外活動と安全 ・体育施設・用具の安全点検	・体育施設・用具の安全点検
	実験・実習を伴う科目	施設器具・機会の取り扱いと使用上の注意，点検，整備 熱源・電気器具の取り扱い使用上の注意，点検，整備				
	総合的な学習の時間	テーマ「地域の安全と防災」 〇防災ホームページの閲覧，災害の種類と対応(防災壁新聞・ポスター・パンフレット作成)，阪神淡路大震災に				
安全教育	1年ホームルーム活動	◎高校に入学して ◎通学時の安全 ●防災体制の確立 ●犯罪被害の防止	◎交通安全への参加 ●部活動や休憩時の安全 ●自転車の構造と点検，整備	◎通学路に潜む危険 ◎地震と安全 ●雨の日の安全行動	◎夏休みの生活と安全（防犯を含む） ●野外活動の安全 ●落雷の危険	◎地震災害対策 ◎歩行者の安全と交通環境 ●通学路の安全
	2年ホームルーム活動	◎2年生になって ◎通学時の安全 ●防災体制の確立 ●犯罪被害の防止	◎高校生の心理や行動と事故の特徴 ●部活動と健康管理 ●自転車の安全な利用	◎地震と安全 ●雨の日と安全行動	◎夏休みの生活と安全（防犯を含む） ●野外活動の安全 ●落雷の危険	◎地震災害対策 ◎交差点に潜む危険 ●通学路の安全
	3年ホームルーム活動	◎2年生になって ◎通学時の安全 ●防災体制の確立 ●犯罪被害の防止	◎幼児・高齢者・障害のある人の心理と行動 ●安全意識と行動 ●自転車の安全な利用	◎運転者の心理と行動特性 ◎地震と安全 ●雨の日と安全行動	◎夏休みの生活と安全（防犯を含む） ●野外活動の安全 ●落雷の危険	◎地震災害対策 ◎交通事故の対応と応急手当 ●通学路の安全
	主な学校行事	・入学式，始業式 ・春の交通安全指導 ・定期健康診断 ・歓迎遠足 ・1年生(オリエンテーション) ・部活動年間計画作成	・学校保健安全委員会 ・遠足安全指導 ・救急法講習会 ・交通安全教室 ・3年生(生徒指導集会) ・高校総体壮行会	・防災避難訓練「火災」 ・高校総体 ・保健委員会 ・2年生(女子生徒指導集会)	・終業式 ・防犯避難訓練（防犯教室も実施） ・夏休みの諸注意	・始業式 ・防災避難訓練「地震」 ・文化祭 ・文化祭実行委員会
	個別指導	・自転車，バイク通学許可 ・校門立番指導	・自転車，バイクの点検	・健康診断結果の指導	・校外指導，生徒指導全体集会，自転車，バイクの実技指導，免許取得指導，校外巡視	・自転車，バイクの点検 ・新規免許取得者指導
	部活動	・新入部員オリエンテーション	・用具の点検，整備	・部活動部長会	・救急法実技講習会 ・合宿・遠征の安全	・用具の点検・整備
	生徒会活動	・新入生オリエンテーション	・壮行会	・保健委員会	・球技大会	・文化祭
安全管理	対人管理 学校生活の安全管理	・通学状況調査 ・防災体制の確立 ・救急体制の確立 ・登下校指導 ・安全計画の設定 ・下宿，アルバイト調査	・授業時の安全確認（体育実技，農業実習，理科実験，家庭科実習） ・車にかかわる規則の徹底 ・事故調査と防止対策	・生徒引率の安全確認 ・防災避難訓練の徹底	・長期休業前生活指導 ・大掃除の安全確認	・防災対策の徹底 ・通学路の見直し ・防災避難訓練の徹底 ・文化祭の安全対策 ・授業時の安全管理点検
	対物管理 学校環境の安全点検	・学校環境の安全点検，整備（施設・設備，通学路） ・自転車置場施設 ・防災施設の点検，整備 ・自家用電気工作物保安点検	・学校環境の安全点検，整備（普通・特別教室，実験実習器具） ・環境整備美化作業 ・毒物劇物の適正な管理等について	・学校環境の安全点検整備（体育館，格技場，部室，運動器具） ・プール掃除 ・通学路安全点検	・学校環境の安全点検，整備（校庭，学校全般） ・消火器，消火栓，火災報知器の点検	・学校環境の安全点検，整備（普通，特別教室，実験実習器具） ・通学路安全点検 ・防災施設・設備の点検，整備
学校安全に関する組織活動（研修含む）		・春の交通安全運動 ・交通街頭指導 ・中高連絡会 ・職員会議（危機管理体制） ・教職員研修（安全点検，AED）	・PTA総会 ・保護者会 ・学校保健(安全)委員会	・保護者面談 ・PTA委員会 ・教職員研修（熱中症の予防）	・生徒指導協議会（学警連絡協議会） ・校外指導・危険箇所巡視 ・教職員防犯研修会 ・国民安全の日(1日)	・国民防災の日(1日) ・秋の交通安全運動 ・教職員研修（自然災害）

※ホームルーム活動の欄　◎：1単位時間程度の指導，●：短い時間の指導

10	11	12	1	2	3
交通道徳の理解	安全な行動	事故・災害の防止	安全な通学	事故原因と対策	安全な生活
(現)地球環境問題	(現)地方自治と住民参加	(現)公害の防止と環境保全 (地)地球の内部・大気・海洋に関する正しい理解	(現)公害問題 (地)居住・都市問題	(倫)現代に生きる人間の自然観と人間観	(倫)人間としての在り方, 生き方
(生)ガス中毒, 一酸化炭素中毒の仕組みと応急手当	(物)電気器具の取扱い上の注意		(化)物質の変化, 化学反応(反応熱, 酸, 塩基についての正しい理解)	(生)環境と動物の反応についての正しい理解	(化)炭化水素類の取り扱い上の注意
(保)健康と運動 ・体育大会の準備 ・体育大会の事故防止	・体力について	・冬季スポーツの意義 ・校内マラソン大会の安全 ・体育施設・用具の安全点検	・体育施設・用具の安全点検	(保)職業と健康	・安全に関する評価 ・体育施設・用具の安全点検
化学薬品の取り扱いと使用上の注意, 点検, 整備					
について, ボランティア活動体験, 地域ハザードマップについて, 災害時における応急救護実習, 非常食の作り方実習, 防災関連施設の見学, 今年度総合学習のまとめ					
◎事故災害時の応急手当 ●体育大会の安全	◎自転車加害事故の責任 ●火災の予防とストーブの取り扱い	◎火災予防と避難訓練 ●校内マラソン大会の安全 ●冬休みの生活と安全	◎交通事故の対応と応急手当	◎幼児と高齢者の心理と行動 ●危険の予測 ●地域の安全活動	◎春休みの生活と安全 ●今年度活動の評価とまとめ
◎修学旅行の安全 ●体育大会の安全	◎危険予測訓練 ●火災の予防とストーブの取り扱い	◎火災予防と避難訓練 ●校内マラソン大会の安全 ●冬休みの生活と安全	◎これからの社会生活と交通問題	◎休業日の交通事故防止 ●規律正しい生活 ●地域の安全活動	◎春休みの生活と安全 ●今年度活動の評価とまとめ
◎事故災害時の応急手当 ●体育大会の安全 ●地域の安全活動	◎運転免許の仕組みと運転者の義務・責任 ●火災の予防とストーブの取り扱い	◎火災予防と避難訓練 ●校内マラソン大会の安全 ●冬休みの生活と安全	◎これからの社会生活と交通問題	◎家庭学習について ●規律正しい生活	◎卒業に当たって ●今年度活動の評価とまとめ
・修学旅行 ・体育大会	・交通安全教室	・マラソン大会 ・防災避難訓練「火災」 ・冬休みの諸注意 ・終業式	・始業式	・学校保健委員会 ・1, 2年生(生徒指導集会) ・校内意見発表会	・卒業式 ・終業式 ・春休みの諸注意
・校外巡視	・第2回バイク通学許可 ・校外巡視	・バイク, 自動車免許取得の手続き ・校外巡視	・免許取得の指導 ・校外巡視	・校外巡視 ・入社前指導	・校外巡視 ・バイク免許取得の手続き
・活動場所の安全点検	・用具の点検, 整備	・部室の安全点検	・活動場所の安全点検	・応急手当実技講習	
・体育大会	・保健委員会	・球技大会	・保健委員会	・3年生を送る会	
・修学旅行安全対策 ・体育大会の安全対策 ・事故災害時の応急手当の徹底		・マラソン大会, 球技大会の安全対策 ・長期休業前生活指導 ・冬休みの健康管理 ・防災避難訓練の徹底	・暖房の取り扱い	・交通規則の徹底	・今年度活動の反省と次年度の計画立案 ・長期休業前生活指導 ・本年度の事故発生のまとめ
・学校環境の安全点検, 整備(体育館, 部室, 運動器具)	・学校環境の安全点検, 整備(校庭) ・ストーブの取り扱い方 ・毒物劇物危害防止対策総点検	・学校環境の安全点検, 整備(普通・特別教室, 実習実験器具) ・防災施設・設備の点検, 整備	・学校環境の安全点検, 整備(体育館, 部室, 運動器具) ・火気器具の安全点検	・学校環境の安全点検, 整備(施設, 設備) ・火気器具の安全点検	・今年度の安全点検活動の評価 ・次年度の計画立案 ・生徒用机・いすの点検, 整備 ・防災施設・設備の点検, 整備
・中高連絡会 ・学校保健(安全)委員会 ・計画訪問による理科薬品等の適正な管理, 点検	・保護者面談週間 ・安全に関する広報活動	・交通街頭指導 ・生徒指導協議会(学警連絡協議会) ・年末の交通安全運動 ・教職員研修(交通安全)	・交通街頭指導 ・PTA委員会 ・学校保健(安全)委員会 ・国民防災とボランティア週間	・安全に関する広報活動	・今年度活動の評価と次年度の計画立案 ・教職員研修(校内事故発生状況と安全措置)

(文部科学省(2010)「生きる力」をはぐくむ学校での安全教育. pp120-121より)

が参画して評価を実施することが望ましい．

近年，よく利用されている評価手法にPDCAサイクルがある．これは計画（Plan）・実施（Do）・評価（Check）・改善（Action）のサイクルの中で，計画の内容や取り組みを実行した後にその評価を行い，効果があった取り組みはよりよいものへ，あまり効果が得られなかったものは見直しや改善を行い，取り組みや活動をより充実させていくという流れである．

評価で得られた結果を計画に活かすことが，次年度以降のよりよい安全活動へとつながっていくため，適切な評価をせずに効果的かつ優れた学校安全活動を行うことはできない．

6．日本スポーツ振興センターの災害共済給付制度

学校生活全般においては安全管理がなされなければならないが，学校管理下で災害が発生する可能性は皆無とはいえない．そこで，学校を介して保護者と独立行政法人日本スポーツ振興センター（2015）の間で災害共済給付契約を結び，万が一，学校管理下で災害が発生した際は医療費，障害見舞金，死亡見舞金等が支給されるようになっている．災害共済給付契約の対象となる学校は，義務教育諸学校，高等学校，高等専門学校，幼稚園，保育所で，校種に応じて掛け金が設定されている．現在，幼稚園児や保育園児は80.0％程度の加入率だが，小・中学生の99.9％，高等学校生や高等専門学校生の98.0％がこの災害共済に加入し，その恩恵を受けている．

給付の対象となる学校の管理下や，給付の対象となる災害の範囲は以下のとおりである（表11-2・3）．

給付金の支払請求は，学校の設置者がセンター（支部）に対して行い，給付金はセンター（支部）から学校の設置者を経由して児童生徒等の保護者に支払われる（給付金の支払請求の時効は給付事由が発生してから2年間，医療費の支給期間は初診から10年間である）．卒業後は保護者から学校の設置者を経由して給付金の支払請求をすることができる．

この制度を利用することにより，医療にかかった学校事故の実態を把握することができるため，自校および全国の学校事故の特徴や年次推移等から，安全策を構築することに役立てていくとよい．また，医療機関にかからなかった比較的軽微な怪我については，保健室の来室記録等を活用し，経年的に集計・分析し，実態を把握していくことが重要である．

7．事故防止や安全にかかわる理論

安全とは「心身や物品に危害をもたらすさまざまな危険や災害が防止され，万が一事件・事故災害が発生した場合には，被害を最小限にするために適切に対処された状態」と定義される．危険を早期に発見し，その危険を取り除くことによって事件・事故の発生を未然に防ぐことは重要であるが，軽微なものを含めて学校

表11-2　学校の管理下となる範囲

学校の管理下となる場合	例
1. 学校が編成した教育課程に基づく授業中	・各教科（科目），道徳，自立活動，総合的な学習の時間，幼稚園の保育中 ・特別活動中（児童・生徒・学生会活動，学級活動，ホームルーム，クラブ活動，儀式，学芸会，運動会，遠足，修学旅行，大掃除等）
2. 学校の教育計画に基づく課外指導中	・部活動，林間学校，臨海学校，夏休みの水泳指導，生徒指導，進路指導等
3. 休憩時間中	・始業前，業間休み，昼休み，放課後
4. 通常の経路，方法による通学中	・登校（登園）中，下校（降園）中
5. 学校外で授業が行われるとき，その場所，集合・解散場所と住居・寄宿舎との間の合理的な経路，方法による往復中	・鉄道の駅で集合，解散が行われる場合の駅と住居との間の往復中等
6. 学校の寄宿舎にあるとき	

（(独)日本スポーツ振興センター「学校安全Web」(http://www.jpnsport.go.jp/anzen/saigai/seido//tabid/84/Default.aspx) を基に作表）

表11-3　給付の対象となる災害の範囲と給付金額

災害の種類		災害の範囲	給付金額
負傷		学校の管理下の事由によるもので，療養に要する費用の額が5,000円以上のもの	・医療保険並の療養に要する費用の額の4/10 　ただし，高額療養費の対象となる場合は，自己負担額に，「療養に要する費用月額」の1/10を加算した額 ・入院時食事療養費の標準負担額がある場合はその額を加算
疾病		学校の管理下の事由によるもので，療養に要する費用の額が5,000円以上のもののうち，文部科学省令で定めるもの ・学校給食等による中毒，ガス等による中毒 ・熱中症・溺水・異物の嚥下・漆等による皮膚炎 ・外部衝撃等による疾病，負傷による疾病	
障害		学校の管理下の負傷および上欄の疾病が治った後に残った障害で，その程度により1級から14級に区分される	障害見舞金（障害等級表）： 3,770万円～82万円 〔通学中の災害の場合： 1,885万円～41万円〕
死亡		学校の管理下の事由による死亡および上欄の疾病に直接起因する死亡	死亡見舞金：2,800万円 〔通学中の場合：1,400万円〕
	突然死	学校の管理下において運動等の行為と関連なしに発生したもの	死亡見舞金：1,400万円 〔通学中の場合も同額〕
		学校の管理下において運動等の行為が起因あるいは誘因となって発生したもの	死亡見舞金：2,800万円 〔通学中の場合：1,400万円〕

※上記の他に供花料やへき地通院費も支給している
（(独)日本スポーツ振興センター「学校安全Web」(http://www.jpnsport.go.jp/anzen/saigai/seido//tabid/85/Default.aspx) を基に作表）

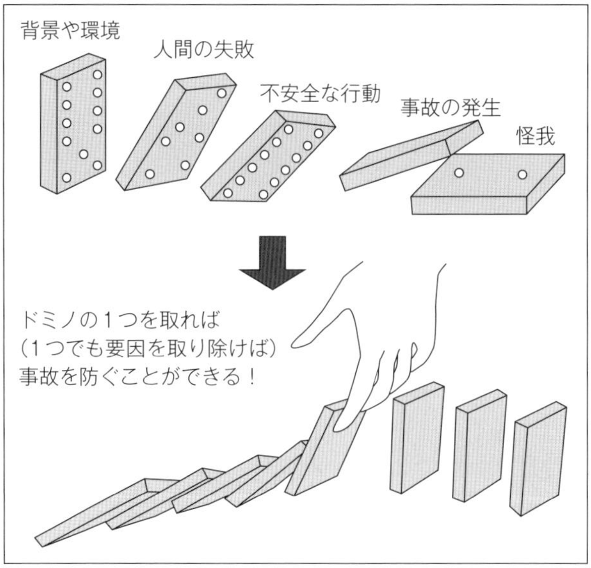

図11-2　ハインリッヒのドミノ理論

におけるあらゆる事故の発生を100％未然に防ぐことは困難である．

そこで学校管理下においては，万が一，事件・事故が発生した際に，適切かつ迅速に対処することによって，被害を最小限に抑えることが可能となっている状態もある意味，安全といえる．

学校は事件や事故が発生した際に適切に対処するだけではなく，事件や事故等の危機を未然に防ぐという時代的な要請が強くなり，その中で学校安全が位置づけられるようになってきた．そのような危機管理の要請に応えるために構築された事故防止や安全の理論には「ハインリッヒの法則」「ハッドンのマトリクス」「ブロークン・ウインドウ」「ハザードリスクモデル」「潜在危険論」等がある．

1）ハインリッヒのドミノ理論（図11-2）

ドミノ理論の由来は，それぞれの要因がドミノが倒れていくように次々に前の要因を継続して生起していくことにある．加えて，ドミノがひとつでも取り除かれれば転倒がストップするように，ある要因の段階でその要因を改善できれば，次のステップには進まないですむということである．その時系列ごとの連続的な要因とは，「背景や環境」→「人間の失敗」→「不安全な行動」→「事故の発生」→「怪我」という順序で起こっている．たとえば，日常生活では「深夜までのアルバイト」→「朝寝坊」→「慌ててバイクで大学に向かう」→「カーブでの衝突事故」→「骨折」，というように置き換えることもできる．

2）ハインリッヒのヒヤリハット（図12-1，p172参照）

ハインリッヒのもうひとつの理論としてヒヤリハットの理論がある．事故や怪我が起こりそうになるときには，それまでにも，重大な出来事までには至らなく

ても，それに類似した，もしくはそれを感じさせるような「ヒヤリ」「ハット」した事前の経験と，その後の重大事故を比率で示したものである．1件の重大事故の背景には，29の比較的軽微な事故があり，その背後には300のヒヤリハットがあるというものである．この理論もさまざまな研究・実践領域で説明されている．医療事故を例にあげると，投薬する医薬品の間違いの場合，投薬する医薬品を間違うことを仮に1件の重大事故とすると，比較的軽微な事故は，医薬品の投与量を間違いそうになるような300件のヒヤリハットが存在するというものである．以上のように，ひとつの重大事故の背景に軽微な事故，その背景に事故につながるようなヒヤリハットが潜んでいることを示す理論である．

　事故はしっかりと環境整備を行い，十分な防止対策をとることでその大半は予防可能であるといわれているが，教職員の不注意や施設整備不良による事故や怪我は，学校の管理責任を問われる問題に発展することもある．したがって，日頃から事故防止対策を万全にし，学校安全計画や毎日の安全点検等により事故を最大限に防止する努力を怠らないようにしなければならない．

　また，地震や竜巻等の天災的に発生してしまい予測そのものが不可能な事故や，友達や教職員が原因となって起きてしまう事故もある．被害者と加害者がいる事故の場合には，学校が両者の間にはいって円満な解決の手助けをするが，その際は双方の気持ちを汲んだ丁寧な対応を心がける必要がある．

　事故や怪我に関するトラブルをなくすためには，事故発生直後の適切な対応がなによりも重要で，発生した事故の情報提供やその後の改善策，対応策までを公表していくことで保護者との信頼を再構築しなければならない．

文　　献

文部科学省（2010）「生きる力」をはぐくむ学校での安全教育．
文部科学省スポーツ・青少年局学校健康教育課（2014）学校安全について2014．
（独）日本スポーツ振興センター（2015）学校安全Web．http://www.jpnsport.go.jp/anzen/saigai/seido//tabid/84/Default.aspx，http://www.jpnsport.go.jp/anzen/saigai/seido//tabid/85/Default.aspx（参照日：2016年2月19日）
徳山美智子編著（2012）学校保健安全法に対応した　改訂学校保健．東山書房．

> **コラム 10**　体力・運動能力，運動習慣等調査からみた子どもの生活習慣
>
> 　この調査は，全国の小・中学校20,524校（平成26年度（2014）調査）に在学する小学校2・5年生と中学校2年生の全員を対象として行われている．平成26年度（2014）は約108万人が対象であった．調査項目には実技テスト成績の他に，教育委員会，学校，児童生徒に対する調査が行われている．これらの内容については毎年再検討が加えられ，新しい項目も採用されている．2014年度の調査結果から，就学以前の運動習慣と小学校入学後の体力テスト結果との関係をいくつかみてみよう．
>
> 　「就学以前にいろいろな遊びをしている男子の入学後の1週間の運動時間は635.7分に対して体を動かす遊びを行っていなかった男子は358.1分であった．」同様に「女子では順に370.1分に対して211.4分であった．」
>
> 　「就学以前にいろいろな遊びをしている男子の入学後の体力テスト成績は54.6点に対して体を動かす遊びを行っていなかった男子は47.6点であった．」同様に「女子では55.7点に対して45.9点であった．」
>
> 　平成27年度（2015）の調査結果からは次のような結果が得られている．
>
> 　「6時間以上の睡眠時間が確保できていない児童生徒は約1割存在する」「決まった時間に夕食をとらない児童生徒は約6割いる」「決まった時間に就寝しない児童生徒は8割以上にのぼる」「児童の3割が映像（テレビやスマホ，インターネット等）を3時間以上見ている」「男子児童の半数以上はスクリーンゲームを1日1時間以上している」「女子生徒の半数が通話やメール，インターネットを行うために1日1時間以上スマホ等を使っている．」
>
> **問題**　これらの結果からどのようなことがいえそうか，考えてみよう．文部科学省のホームページを検索すれば調査結果は閲覧できるので，さらに情報を収集してみよう．

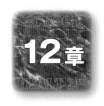
12章 スポーツ活動中の事故防止

1. スポーツ活動の光と影

　人類が生み出したスポーツは，今や夏季オリンピックで採用されている競技数で26以上，種目数は300を超えている．さらに現代のスポーツは，オリンピックやプロを頂点としたきわめて高度なレベルから，空き地で行うストリートバスケットやウォーキングまで多様性に富んだ活動になっている．スポーツはその活動レベルにかかわらず，主に全身を使った身体運動を基本としている．適切な身体運動は人々の健康の保持増進に役立ち，さらに体力の向上にも寄与する．しかし，常に危険を伴った活動であることもまた事実である．つまり，スポーツ活動は人間にとって，大きなメリットをもつと同時にデメリットも抱え込んでいるのである．

　適切かつ豊かなスポーツ活動を行うためには，そのメリットとデメリットを十分理解しておく必要がある（池上，1994）．

　（1）メリット
　・疾病の予防と治癒促進：肥満の防止と代謝機能の促進，脂質異常症，虚血性心疾患，糖尿病，動脈硬化症，高血圧症等の生活習慣病の予防，骨粗鬆症の予防
　・寿命の延伸と老化防止
　・体力の強化
　・防衛体力の強化：適応力，抵抗力，免疫力の強化
　・QOL（Quality of Life）の向上：QOLとは生活の質を意味し，豊かな一生を送るうえで欠かすことのできないものである．

　QOLは3つの要素から構成されており，辻（2001）はそれらを「社会性」「経済性」「健康性」と表現した．「社会性」とは人間関係の中で生じる価値のすべてを含むもので，たとえば，仕事上での地位や家族と過ごす時間，あるいは地域でのボランティア活動等である．「経済性」とは，たとえば安定した収入や高収入を得るために働くことであったり，無駄遣いを省く生活を心がけること等である．

　社会性や経済性は，誰もが意識する・しないにかかわらず，日々の生活を通して追求している．しかし，「健康性」は普段あまり意識されないまま，過ごしていることが多い．特に若い年代は，健康に気を配ることなく日常生活を送りがちである．したがって，スポーツでQOLを獲得していくためには，その活動に意識的に取り組むことが必要である．宇宙飛行士の例でわかるように，彼らは無重力空間での生活を余儀なくされている．意識的・継続的に運動を実践しなければ，

地球へ帰還後にたちまち身体は不適応状態となる．すなわち，QOLのひとつである「健康」が破綻してしまうのである．

（2）デメリット
- 突然死
- 内科的疾患：心筋梗塞の発作，不整脈，オーバートレーニング症候群，熱中症等
- 外科的外傷：骨折，ねんざ，腱断裂，肉離れ，関節痛，脳脊髄損傷
- 事故死：溺死，転落死，その他の死亡

以上のように，スポーツ活動には「メリット」と「デメリット」の二面性がある．さらに，その活動は細心の注意を払っていても大事故に繋がる危険性を内包している．次に，スポーツ活動中には実際にどのような障害や死亡事例があるのか，またその背景についてみていきたい．

2．体育・スポーツ活動中の死亡事故とその背景

バレーボール，バスケットボール，ハンドボール，テニス，ソフトボール，卓球，サッカー，水泳，陸上競技，ダンスや柔道，剣道，相撲から，スキー，スケート，登山等の野外スポーツに至るまで，スポーツには今や数百種類を超える種目がある．スポーツ活動中の擦り傷や打撲等の軽い怪我は，誰もが経験している．しかし，実は「大したことのない」怪我の積み重ねが重大な事故を招くことにつながっている．つまり，「小事（軽微な怪我等）の蓄積が大事に至る」のである．アメリカ人の技師ハインリッヒ（Heinrich）は，半世紀にわたる約55万件に及ぶ主として労働災害のデータを分析して，「1：29：300」の法則を1931年に発表した．

図12-1に示したように，重大な事故（死亡や高度後遺症）が1件発生していれば，その陰には29件の軽傷の事故が起きており，さらに300件の潜在的な事故，いわゆるヒヤリハット（ニアミス）事故が発生していることを突き止めた．さらに，

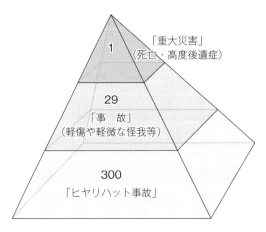

図12-1　ハインリッヒのヒヤリハット

表12-1　学校の管理下における負傷・疾病，障害，死亡等の発生状況（件数）

区分：学校種別	負傷・疾病件数	障害件数	死亡件数	合　計
小学校	393,314	96	10	393,420
中学校	389,284	121	27	389,432
高等学校・高等専門学校	250,999	144	22	251,165
幼稚園・保育所	63,780	19	4	63,803
合　計	1,097,377	380	63	1,097,820

（（独）日本スポーツ振興センター（2014）「学校の管理下の災害〔平成26年版〕」を基に作表）

ニアミスを含むすべての事故の88％は不安全な行動，10％が不安全な設備によるとしている．

　このような地道な調査はその後も行われてきた．1969年，アメリカの保険会社のフランク（Frank EB）は，297社のおよそ175万件の事故を分析し，1件の重大事故に対し，10件の軽傷事故，30件の物損事故，600件のニアミスがあると指摘した．1974年にはピアソン（Pearson）らがイギリス産業の100万件の事故を調べ，重大事故1件に対し，10件の軽傷事故，50件の応急処置，80件の物損事故，400件のニアミスがあったことを報告している．これらは労働災害を中心とした膨大なデータをもとに研究されてきた．

　学校を中心とした教育活動の場面でも数多くの事故が発生している．この基礎データは，日本スポーツ振興センター（2014）が2年に一度災害統計調査として収集し，公表している．表12-1は平成25年度（2013）における学校の管理下での負傷，疾病等の発生状況である．これは同センターが治療費負担5,000円（実費）を超えて支払った件数の全体である．調査年度によってその傾向に違いはあるものの，平成25年度（2013）についてみると約110万件の事故が学校管理下で発生したことになる．

　したがって，医療機関を受診せずに保健室等での応急処置で治癒した件数は一切含まれていない．そのことを考慮すれば，学校での軽微な怪我はさらに膨大な件数にのぼっていることが容易に想像できるであろう．なお，学校管理下の範囲は表11-2（p167）を参照のこと．

　ところで，体育活動中（運動部部活動も含む）に限ってみたとき，子どもたちはどれくらい負傷を負っているのであろうか．表12-2と図12-2に，平成25年度（2013）に発生した体育活動中の負傷発生件数と学校種別の割合を示した．この表と図からわかるように小学校では，授業中の負傷が80％を超えている．一方，中学校，高等学校では全体の65％以上が部活動での負傷である．発生件数でみると中学校の頻度がもっとも高く約29万件，次に高等学校で約21万件，小学校で約11万件となっている．

　さらに，運動種目別の割合でみたものが図12-3である．この結果からわかるように，学校種を問わず球技での負傷がもっとも多くなっている．球技は種目数も多いことから，これに親しむ子どもも多い．これらの結果は，手軽に行える

表12-2 学校種別にみた体育的活動中の場合別負傷・疾病発生件数

区分：学校種別	教科体育	体育的クラブ	体育的行事	運動部活動	合　計
小学校	87,548	4,455	6,374	8,514	106,891
中学校	86,048	—	13,642	192,169	291,859
高等学校 高等専門学校	53,843	49	14,006	144,407	212,305

((独)日本スポーツ振興センター（2014）「学校の管理下の災害〔平成26年版〕」を基に作表)

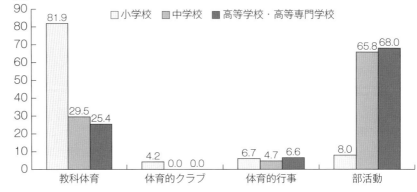

図12-2　学校種別にみた体育活動中の負傷・疾病発生率
((独)日本スポーツ振興センター（2014）「学校の管理下の災害〔平成26年版〕」を基に作図)

種目が多い反面，事故防止への配慮の必要性を示唆しているともいえる．

しかし，これらの統計値は大事故の範囲には含まれない．すなわち，死に至るような事故や半身不随，失明，神経機能の麻痺等，高度後遺症は含まれていない．表12-3に体育活動中の後遺症が残るような重大な事故発生件数を示した．保育所，幼稚園，小学校，中学校，高等学校および高等専門学校を含めた学校管理下における平成25年度（2013）の障害発生の総数は380件であった．したがってこれを，小・中・高等学校および高等専門学校に限定して体育活動中の障害発生件数をみた場合，その割合は56.2％を占めている．そのいくつかの事例を日本スポーツ振興センター（2014）の報告から取り上げると以下のとおりである．

■ 事例1：小学校6年生女子

体育の授業中，校庭でハードルの練習をしていたとき，転倒した際左手を地面につき，小指を負傷した．結果：手指切断・機能障害．

■ 事例2：中学校1年生男子

体育の授業中，校庭でサッカーの試合をしていた．味方チームの1人が他の生徒にパスをしようと蹴ったがボールが本生徒の顔面にあたり，右目を負傷した．結果：視力・眼球運動の障害．

■ 事例3：中学校3年生男子

体育の授業中バスケットボールの試合をしていた際，パスボールを捕ろうとして，左手小指を突き指した．結果：手指切断・機能障害．

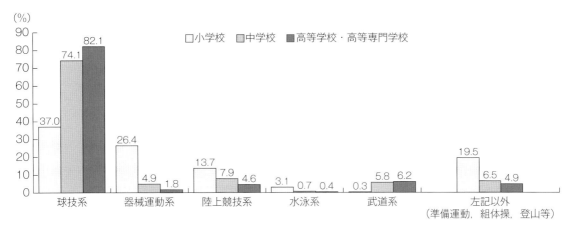

図12-3 学校種別にみた体育的活動中の負傷・疾病発生率（運動種目別の割合）
（(独)日本スポーツ振興センター（2014）「学校の管理下の災害〔平成26年版〕」を基に作図）

表12-3 体育的活動中の障害発生件数

			小学校	中学校	高等学校 高等専門学校	合　計
各教科等	体育（保健体育）	水泳系	2	2		4
		器械運動・体操系	3	2	1	6
		陸上競技系	3		2	5
		球技系	4	8	13	25
		その他（スキー他）	4	5	1	10
特別活動	体育的活動等		1	1		2
学校行事	運動会・体育祭		1	2	2	5
	競技・球技大会			1	1	2
	体育的行事（スキー等）			2		2
課外活動	運動部活動	水泳系			3	3
		器械運動・体操系			1	1
		陸上競技系		4	3	7
		球技系		40	76	116
		武道系		2	2	4
		その他（自転車，レスリング等）			9	9
※体育的活動中の障害発生件数の合計			18	69	114	201
※体育的活動を除いた障害発生の合計			78	52	30	160
※障害発生件数全体の合計			96	121	144	361
体育的活動が障害発生に占める割合(%)			19.1%	57.0%	79.2%	55.4%

((独)日本スポーツ振興センター（2014）「学校の管理下の災害〔平成26年版〕」を基に作表）

■ 事例4：中学校3年生女子

　生徒3人が部活動の時間に，体育小屋から砲丸を持ち出し，体育小屋の前でキャッチボールをしていた．場所を砂場に変えて，砂場にいた生徒を砂場の外に出して，砂場に向けて投げ始めた．3人目に投げた生徒の手元が狂い，砂場の横

表12-4 体育的活動中の死亡発生件数

			小学校	中学校	高等学校 高等専門学校	合計
各教科等	体育(保健体育)	水泳		1(1)		1
		サッカー・フットサル			1	1
		ハンドボール			1	1
特別活動						
学校行事	運動会・体育祭			1		1
	競技・球技大会				1(1)	1
課外活動	運動部活動	短距離走		1(1)		1
		サッカー・フットサル		1(1)	1	2
		テニス		1(1)		1
		野球		3(2)	1(1)	4
		バレーボール		1(1)		1
		バスケットボール		2(2)	1(1)	3
		ラグビー			1	1
		卓球		1		1
		バドミントン			1(1)	1
		アメフト			1	1
※体育的活動中の死亡発生件数の合計			0	12	9	21
※体育的活動を除いた死亡発生件数の合計			10	15	13	38
※死亡発生件数全体の合計			10	27	22	59
体育的活動が死亡発生に占める割合(%)			0.0%	44.4%	40.9%	35.6%

注)カッコ内は突然死の件数を示す.
((独)日本スポーツ振興センター(2014)「学校の管理下の災害〔平成26年版〕」を基に作表)

で他の生徒と話をしていた本生徒の右側頭部に当たった.結果:外貌・露出部分の醜状.

■ 事例5:高校1年生男子

体育の授業で器械運動(高鉄棒)練習中,懸垂前後振動中に手が離れ,エバーマットへしりもちをつくような状態で落下した.結果:せき柱の損傷.

■ 事例6:高校2年生女子

体育授業でのバスケットボールの試合中,本生徒がドリブルをしながら走っていたところへ,前にいた生徒が急にストップしたため,衝突して転倒し,左腕の上に体が乗ったようになった.結果:上肢切断・機能障害.

さらに,学校管理下の重大事故では,高度後遺症だけでなく,死亡も含まれる.表12-4はその件数を表12-3と同様に体育活動中に限定して示した.保育所,幼稚園,小学校,中学校,高等学校および高等専門学校を含めた学校管理下における死亡発生の総数は63件である.これを,小・中・高等学校に限定して体育活動中の死亡発生件数をみた場合,その割合は35.6%を占めている.

体育活動中の死亡事故は平成25年度(2013)でみると突然死が圧倒的に多い.この「突然死(Sudden Death)」とはWHOの定義によれば,「発症から24時間

以内の予期せぬ内因性病死」である．これは健康診断等で異常が認められない状態でも発生する．突然死は，おおむね心不全等の心臓系疾患と脳出血等の中枢神経系疾患による死亡であり，いつどこで発生するかわからない．また，「突然死」は，「急性心不全」や「急性心停止」，または特別な外因がみあたらない「頭蓋内出血」等が直接死因とされる．

なお，わが国における突然死の取り扱いは，意識不明のまま発症後数日から数カ月の期間を経て死亡に至ったものも含めているので，学校管理下で発生した場合には，この期間が考慮され，死亡見舞い金の支払いが行われる．以下はその事例である（日本スポーツ振興センター，2014）．

■ 突然死事例 1：中学 1 年生男子

陸上部活動中，運動場でハードルを飛び越え，くぐり，走るの朝練習をしていたところ「眼が痛い」と顧問教諭に言いに来て，「耳が」「頭が」と言って倒れた．救急車で搬送後，ICU で入院治療を行っていたが，数日後に死亡した．結果：中枢神経系突然死．

■ 突然死事例 2：中学 2 年生男子

部活動で，校舎敷地周回コース 3 km を走り，集合場所に到着後，部員同士で話をしているうちに倒れて意識のない状態になった．呼吸が弱くなり，顔色が紫色に変化したため，養護教諭が AED を装着し胸骨圧迫，人工呼吸をした．その後，救急車で救急救命センターに搬送し，集中治療室で経過観察をしていたが，同日死亡した．結果：心臓系突然死．

■ 突然死事例 3：高校 1 年生男子

バスケットコート内で，準備運動の 3 往復ダッシュを 3 人 1 組で行っていたとき，8 本目で突然倒れ意識不明，呼吸停止に陥った．救急車の要請と AED 使用，人工呼吸，胸骨圧迫（心臓マッサージ）を実施した．病院で緊急処置を行ったが，蘇生後脳症となり，数カ月後に死亡した．結果：心臓系突然死．

大澤（1998）は体育活動中の事故に関連して示唆に富んだ研究を行っている．彼は日本体育・学校健康センター（1989～1993 年）やある中学校での怪我等の統計をもとに，体育的活動中における死亡から，軽い怪我までの出現確率を試算した．その結果，死亡者 1 人に対して障害の残る怪我等は 6 人，さらに障害は残らないが通院・手術等が必要な怪我は 8,400 人であり，一般的にここまでが災害給付対象となると考えてよい．さらに，保健室等で外科的な手当を受けている軽い怪我は 176,400 人と推定した．この比をみるとそれぞれ 1：6（死亡：障害），1：1,400（障害：負傷），1：21（負傷：軽い怪我等）となる．すなわち，軽い怪我の発生件数は，災害給付対象になった負傷の 21 倍となる．単純に当てはめることはできないが，平成 25 年度（2013）の中学校における体育的活動中の負傷 291,859 件に対し，通院・加療等を必要としない怪我の発生は，全国の中学校で実に 6,129,039 件であると推測できる．

以上，重大事故（高度後遺症・死亡）についてみてきた．これらの事故を防ぐことは，子どもたちが将来にわたって楽しくスポーツ活動に取り組むための必須要件である．そこで次にスポーツ活動における事故防止対策について述べてみたい．

3．スポーツ活動における事故防止対策

　体育活動中の事故防止の要点を表12-5に示した（高石・出井，2008）．Ⅰの健康状態の点検と準備運動，整理運動は，毎回どんなときでも実施されなければならない．特に，準備運動は筋温で40度程度が目安といわれている．体育・スポーツ活動中に筋温を測定することは実際的ではないが，高強度の運動を行わせる場合，子どもの呼吸が弾み，発汗を確認することが目安となろう．

　Ⅱの事前の指示は，体育やスポーツ指導を行うときに，特に指導者に求められる必要不可欠な事項である．体育やスポーツは，誰もが楽しく取り組めることが重要である．しかし，楽しく取り組むことと，緊張感もなしにふざけて取り組むこととは次元をまったく異にしている．時として指導者はこれを忘れがちである．体育やスポーツ活動が常に危険と背中合わせであることを考えれば，ルールの遵守・安全への配慮を欠かすことはできない．これは指導者の「注意義務」と呼ばれる．活動に入る前に守らせる事項，禁止すべき事項があれば，具体的に指示する必要がある．

　Ⅲの施設や用具の点検は，活動に入る前に指導者だけが行うのではなく子どもと一緒に行うことでより効果的となる．体育・スポーツ活動では，用いる教材，教具の危険性に子どもたちは気付かない．たとえば，ラケットやバット，竹刀は，テニスや卓球，野球，剣道に必須の教具であるが，使い方を誤れば，凶器にもなりうる．ハンドボールゴールもぶら下がることのできる高さであるため，危険性を内包している．したがって，教材・教具の点検は欠かすことができないのである．

　Ⅳの突然死の予防については，健康診断で義務づけられている心電図検査結果等を有効に活用する必要がある．また，保健体育教員であれば，養護教諭から子どもの健康状態についての情報をしっかりと収集する必要がある．主な心疾患は次のとおりである．

①**先天性心疾患**：「心室中隔欠損症」（運動の禁忌については，医師の所見を最優先させる）
- 左心室と右心室を隔てる心室中隔に穴がある疾患．先天性疾患の約35％がこれである．穴（欠損孔）を通じて流入する血液量で重症度が決まる．重症例では，乳児期から心不全がある（小学校入学までには手術）．
- 軽症者→外来管理，心雑音でわかる

②**心筋症**：肥大型・拡張型・拘束型
- 肥大型心筋症：突然死の重要疾患．子どもに多くみられ，遺伝性がある．
- 特徴：特に閉塞性肥大型心筋症の場合，失神することもある．
- 息む運動や急なダッシュ等も厳禁．

　Ⅴの事故防止の重点として，特に「熱中症」の予防には細心の注意を払う必要がある．熱中症に陥る前に必ず何らかの前駆症状が現れるため，それを見逃してはならない．教員や指導者が，選手・生徒をみるためのポイントとして，①足の動きや運び，②目の焦点，③簡単な質問への反応状態，の3点があげられる．少しでもおかしいと判断したら，涼しいところで休憩させ，ただちに水分補給を行

表12-5 体育活動中の事故防止の要点（一般的事項）

項 目	内 容
Ⅰ 健康状態の点検と準備運動，整理運動	生徒の体調が悪いと事故や怪我が起きやすいので，授業開始時に必ず健康観察を実施．また，体調の悪い者は申し出るようにさせる．季節や時刻に応じて必要な準備運動，整理運動をしっかり行わせる．さらに，見学者に対してもその時間中の行動について，きちんと指示をしておく．
Ⅱ 事前の指示	自分の勝手にしたり，ふざけていると事故につながるので，集中して真剣に取り組むよう普段から指導しておく．また，指導者は教材内容のどこに危険が含まれているか十分研究し，事故防止のための注意点を生徒にしっかり伝える．
Ⅲ 施設や用具等の点検	授業の前に活動に用いる施設，用具や教材および活動範囲にある場所の点検を注意深く実施する．
Ⅳ 突然死の防止	突然死は学校管理下の死亡原因として，交通事故と1，2位を争っている．心臓に問題がある生徒の運動の制限については，医師や家族と相談する必要がある．
Ⅴ 事故防止の重点	頭部，顔面および全身への衝撃は重大な事故につながるので，これを避けるようにする．また，水の事故は死につながる危険が強いので，重点的に管理する．さらに，熱中症の防止にも留意する．
Ⅵ 緊急時の対応	①怪我等の程度を確かめ，それに応じて，応急手当，休養等の指示をする． ②必要な場合には，すぐにまたは授業後に，学校医か養護教諭に連絡する． ③授業後にもう一度，怪我をした様子を確かめ，治療等の指示をする．

（高石昌弘，出井美智子編（2008）学校保健マニュアル 第7版．p77，南山堂）

う必要がある．

　運動部活動での指導であれば，日々の体重管理を行うことが重要である．これは発汗による体重の収支バランスのチェックである．その流れを示すと，①前日の練習前体重測定実施→②練習後，ただちに体重測定実施→③翌日の練習前体重測定時実施→④最低80％の回復を目安とする．特に夏季はこのような体重管理が求められる．④の80％の回復とは，次のことを指す．

　前日練習前体重60.0 kg→練習直後57.0 kg：この80％の回復には，翌日の練習前体重がに59.4 kg以上戻っている必要がある（3 kgの体重減少に対し，80％の回復，すなわち2.4 kg戻す）．

　以上の事項を日々の指導で欠かさず行うことによって，スポーツ活動における事故発生を防ぐ確率は飛躍的に増大する．

文　献

池上晴夫（1994）スポーツ医学Ⅰ-病気と運動-．朝倉書店．
大澤清二（1998）スポーツと寿命．朝倉書店．
高石昌弘，出井美智子編（2008）学校保健マニュアル 第7版．南山堂．
辻　秀一（2001）痛快！みんなのスポーツ学．集英社インターナショナル．
（独）日本スポーツ振興センター（2014）学校の管理下の災害〔平成26年版〕．

コラム 11 　体力・運動能力調査

　体力・運動能力調査は，東京オリンピック開催を契機に昭和39年（1964）から実施され毎年行われている．それもあって毎年体育の日近くに結果が公表されている．文部省（当時）が国民の体力・運動能力の現状を明らかにし，体育・スポーツ活動の指導と，行政上の基礎資料として活用するため，全国で統一された項目で「スポーツテスト」と称され，実施されていた．その後，国民の体位の変化，スポーツ医科学の進歩，高齢化の進展等を踏まえ，対象年齢やテスト項目の改善が図られ，平成11年度（1999）からは新体力テストとして調査が継続されている．

　このテスト項目は，6〜11歳，12〜19歳，20〜64歳，65〜79歳という対象年齢毎に区分されており，全年齢共通項目は，握力，上体起こし，長座体前屈である．反復横跳びと立ち幅跳び，20mシャトルラン（往復走）は6〜64歳に共通であるが，20mシャトルランを12〜19歳では持久走（男子1,500m，女子1,000m）に，20〜64歳では急歩（男性1,500m，女性1,000m）に選択することもできる．6〜11歳，12〜19歳では50m走を，6〜11歳ではソフトボール投げ，12〜19歳ではハンドボール投げを行う．65〜79歳は，ADL（日常生活活動）テストの質問紙調査でスクリーニングしてから，握力，上体起こし，長座体前屈，開眼片足立ち，10m障害物歩行，6分間歩行を行う．これらはすべて標準化されており，各項目1〜10の得点とその総合計により，A〜Eの5段階で体力を評価している．

　この新体力テストは，標本（サンプル）調査であるが，学力低下問題と対応し，体力低下問題の解明とその対策・立案，指導に資するため，小学校5年生および中学校2年生の全児童生徒を対象とする全国体力・運動能力調査は同じ項目で平成20年度（2008）から実施されており，その後も継続中である．

　これら以前にも体力・運動能力調査はさまざまに行われていた．ロサンゼルスオリンピックが開催された年の昭和7年（1932）から吉田章信が行った体力測定，昭和14年（1939）（女子は昭和17年（1942））から行われた体力章検定は時代を反映してかなり軍事色の濃いものだったようである．戦後，昭和24年（1949）に学校体育実態調査，昭和27・28年（1952・1953）に運動能力調査，昭和29年（1954）に学徒運動能力調査，昭和32年（1957）に児童生徒体力調査でこの時は全国46都道府県で実施され，昭和34年（1959）には児童生徒運動能力調査が行われていた．これらは，名称だけでなく対象や項目，方法等が異なっており，統一されたものではなかった．しかし，こうしたさまざまな取り組みやその実績，蓄積があってこそ，現在のように標準化された．ようやく若年者から高齢者まで適用可能な体力テストに辿り着いたともいえるであろう．

問題　もっとも最近の体力・運動能力調査について調べ，種目別に年齢差や性差について議論してみよう．最近10年間で子どもの体力はどのように変化しているのだろうか，またその変化の要因は何だろうか．

13章 子どもの体力低下と学校保健

1. 現代っ子の体力低下とその要因

　1985年をピークに，子どもの体力は低下傾向にあることが指摘されている．成長期にある子どもが，運動やスポーツから疎遠になっていけば，体力は徐々に衰えていくことは明らかである．元気な子どもでも骨折でギプス固定を強いられ，長期間入院すれば，両足で立つことからリハビリを始めなければならい．学校保健の目標は，成長し，発達する幼児期から思春期の子どもをより健やかに，逞しく育てることにある．したがって，子どもたちの体力低下を招くことがないように，あらゆる機会を捉えて指導しなければならない．

　体力とは人間のあらゆる活動の源であり，健康な生活を営むうえでも，また物事に取り組む意欲や気力等の精神面の充実にも深くかかわっている．子どもの時期に活発な身体活動を行うことは，発育発達に必要な体力を高めることはもとより，運動やスポーツに親しむ身体的能力の基礎を養い，病気にかかりにくい，より健康な身体をつくっていくことに繋がる．つまり，走・跳・投能力等の高低で評価される行動体力のみならず，免疫力の強化等の防衛体力も高めることが期待される．

　そこで，いくつかのデータから子どもの体力がどのように推移しているかをみてみよう．ここでは，その代表的なものとして，全身持久力の指標である持久走成績の結果を取り上げた．図13-1と図13-2は，17歳（高校3年生）男女の持久走成績の分布を，体力のピークといわれる昭和60年（1985）から年代別に

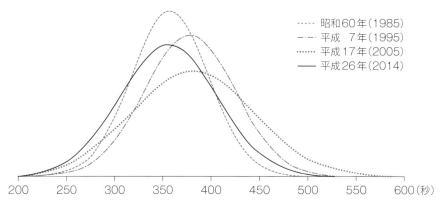

図13-1　年代別にみた17歳男子の持久走成績分布（1,500m走）
（文部省体育局，1986・1996；文部科学省，2006；スポーツ庁，2015：「体力・運動能力調査報告書」より作図）

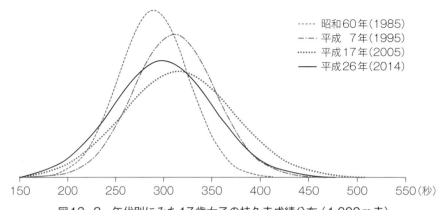

図13-2 年代別にみた17歳女子の持久走成績分布（1,000m走）
（文部省体育局，1986・1996；文部科学省，2006；スポーツ庁，2015；「体力・運動能力調査報告書」より作図）

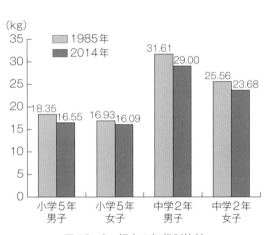

図13-3 握力の年代別比較

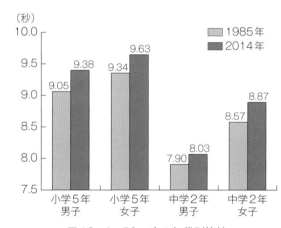

図13-4 50m走の年代別比較

みたものである．昭和60年（1985）以降平成17年（2005）までは，17歳男女ともに持久走成績は低下傾向にあったが，平成26年（2014）の結果をみるとそれに歯止めがかかり，体力がやや回復していることがうかがえる．児童生徒の体力発達のパターンからみると，この年代は全身持久力が向上し，トレーニング効果も高いといわれている．

図13-3～5は，小学校5年生と中学校2年生を対象とした年代別の比較が可能な握力，50m走，持久走（持久走は中学生のみ）の結果である（数値は各種目の平均値）．昭和60年（1985）をピークに体力は低下傾向を示していることから，この年代（文部省，1986）と全国体力・運動能力・運動習慣等調査等の結果（文部科学省，2014）を比較した．これは，全国の小学校5年生と中学校2年生の児童生徒を対象としたほぼ悉皆調査である．昭和60年（1985）との比較では，平成26年（2014）の結果はいずれの種目も劣っている．しかし，同学年男女の直近5年間（平成22～26年（2010～2014））における体力合計点は向上傾向にある．直近のデータからみると小・中学生，高校生の体力は，やや回復傾向にあるが，そのピークを示した年代までに達していないことがわかる．

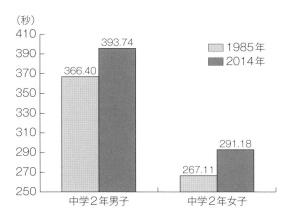

図13-5 持久走の年代別比較（男子：1,500m走，女子：1,000m走）

子どもの体力低下の原因はさまざま考えられるが，よく指摘されているのは以下のようなことである．
① 保護者をはじめとする国民意識の中で，外遊びやスポーツの重要性を学力の状況と比べ，軽視する傾向が進んだこと．
② 生活の利便化や生活様式（ライフスタイル）の変化が，日常生活における身体活動の機会を減少させていること．
③ 生活様式の変化，とりわけ都市化に伴う夜型化の進行に伴い，子どもの就寝時刻が遅くなっていること．学校生活中心の子どもにとって，始業時刻から考えるとこの変化は恒常的な睡眠不足の原因になると推察できる．
④ 子どもの運動不足・身体活動量減少の直接的な原因として，時間・空間・仲間のいわゆる「三間」が少なくなったこと．「三間」とは，テレビやテレビゲーム，学習塾，スマートフォンやパソコンによるメールのやりとり等のために失われた「時間」，都市化，宅地化に伴う空き地等の「空間」の喪失，一人っ子，少子化に伴う「仲間」の減少である．特に少子化の影響は，仲間の減少に止まらない．少子化により学校の統廃合が進み，その結果通学区域が拡大しつつある．したがって，帰宅しても仲間とすぐに集まることができない状況もある．

2．体力向上のための学校保健的アプローチ

以上みてきたように，現代っ子の体力低下を引き起こす背景は数多く横たわっている．30年数年前に比べ，子どもたちを取り巻く環境は激変している．その環境は，以前に比べ格段によくなっている．たとえば，次のような環境である
・コンビニエンスストア等が普及し，いつでも好きな食べ物を入手できる．
・「子ども部屋」を設置している家庭も多い．
・ゲーム機を保有している子どもも多く，一人で自由にゲームをすることができる．
・「習い事」環境は充実している．学習塾に限らず，スイミングスクール等の

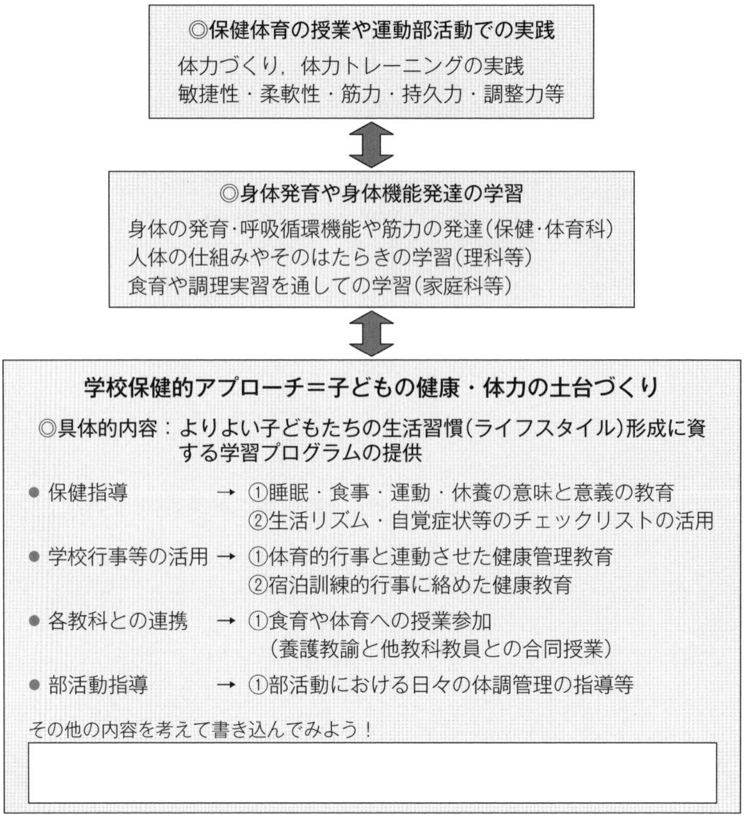

図13-6 子どもの体力向上を図る学校保健的アプローチ

スポーツも同様である.

このように豊かで恵まれ過ぎた環境の中で,子どもたちの体力をどう向上させるか,その学校保健的アプローチが求められる.学校保健的アプローチとは,学校教育活動全体を視野に入れた子どものトータルな体力づくりといえる.平成20年(2008)3月に告示された中学校学習指導要領の総則3には,次のように明示されている.

「学校における体育・健康に関する指導は,生徒の発達段階を考慮して学校の教育活動全体を通じて適切に行うものとする.特に,学校における食育の推進並びに体力の向上に関する指導,安全に関する指導及び心身の健康の保持増進に関する指導については,保健体育科はもとより,家庭科,特別活動等においてもそれぞれの特質に応じて適切に行うよう努めることとする.また,それらの指導を通して,家庭や地域社会との連携を図りながら,日常生活において適切な体育・健康に関する活動の実践を促し,生涯を通じて健康・安全で活力ある生活を送るための基礎が培われるよう配慮しなければならない」

この指摘からわかるように,子どもの体力向上にとって,学校保健的アプローチは必須の要件である.図13-6は,各教科・科目等の授業と学校教育,学校

表13-1 子どもの体力向上のための学校保健的アプローチ
(期間：2004〜2006年，対象：千葉県内の4小学校児童1〜6年生男女)

①学校教育活動（授業，朝や放課後，業間における体育的活動，大学との協働授業，家庭教育学級等）
- 体力テスト，ライフスタイル調査結果から，今後の体力向上および生活習慣改善のための具体的目標数値設定と児童個々人の課題把握
- 新体力テストとライフスタイル関連調査の継続的実施：年度内に2回ずつ実施（6月と12月）
- 家庭教育学級の開催：テーマは主に「健康な生活習慣づくり」「体力向上実践活動：親子体力測定」等
- 各教科の再検討①：体育授業における身体活動量の確保や教科連携による授業実施計画立案，教材および教具の工夫とその有効活用
  ※体育各単元における学習カードの工夫と資料のポートフォリオ化，体力テスト個人データの授業での活用，フィジカルアッププログラムの実施
  ※体育授業の公開研究会実施，ウォーミングアップの工夫（音楽を使った教材づくり：リズム体操の導入）
  ※高学年用持久走単元の実践「イーブンペース走の導入」：大学との連携による教材開発と協働授業の実施
  ※各体力領域の向上を目指した授業の工夫→「ボール運動：投能力」「陸上運動：敏捷性やスピード」
    →「マット，跳び箱運動：筋力，柔軟性」「基本の運動：身体バランスの向上」
  ※体育授業を核にした融合単元の開発と実践：「学級活動」「家庭科」「総合的な学習の時間」との融合（下表参照）
- 各教科の再検討②：家庭科や学級活動，総合的な学習の時間を活用した食育，睡眠と休養，運動教育の実施
  ※学校菜園利用による野菜栽培，朝食レシピの作成と調理実習（保護者参加型授業），HQCを応用した生活チェックカードの作成
  ※学校栄養職員，養護教諭，大学教員との協働授業－授業における生活チェックカードや健康カード，体力個人評価資料の活用
    →HQCカード，健康カード，体力個人プロフィール等の教材化「すくすくカード，チェックしよう！ライフスタイル！」
  ※総合的な学習の時間における活動成果発表会（保護者授業参観）
- 学校教育活動全体を通しての「運動生活習慣」の確立と望ましい「生活習慣づくり」の促進
  ※朝や放課後のマラソン「お早うマラソン，さよならマラソン」の実施，業間や昼休みにおける外遊びの奨励
    →「子どもの運動生活の拡大」「業間を活用した全校体育」
  ※体育的行事と体育授業の連携強化：運動会実施種目の工夫→身体活動量の豊富な集団演技づくり
  ※給食指導と授業の連携：「給食もりもりっ子」カードによる栄養バランス指導，朝食実態調査の実施
  ※保健指導の充実化：養護教諭による「健康情報（体格や健康調査等）」の逐次フィードバック
  ※学校保健委員会活動を通しての活動成果発表会：養護教諭・担当教員・高学年児童による実践報告
  ※児童の主体的活動を活かしたビデオ作り：テーマ「健康大作戦」
    →学校歯科医・栄養士・歯科衛生士による協働授業
  ※課外活動の促進；運動部活動の奨励，岬地区駅伝大会へ向けての活動
  ※学級活動，放課後，休日を利用した「タグラグビー」大学教員と学生による指導：発展的に運動会種目へも応用
  ※マラソン大会に向けての指導：大学教員と学生によるサポート

注）上記の活動は，学校教育課程に準じて実施
- 体育の授業は年間90時間（学習指導要領準拠）の配当で行われた
- 学級活動の時間に「体育的活動」を年間3〜6時間程度行った
- 朝や放課後のマラソンは，各10分程度，業間は20分．
- 昼休みは30分程度の時間配当（週3〜5日実施）：外での自由活動中心
- 運動部活動は，4年生以上で7〜8時間/週，程度である

②家庭や地域への情報発信
- 各校養護教諭作成による「保健便り」の発行と充実化
- 体力向上と生活習慣改善に関する学校便りの発行
  →保護者への途中経過報告と啓発
- 「健康づくり」「体力づくり」「望ましい生活習慣づくり」の授業公開と保護者参加型の授業実践
- 「生活習慣改善」に関する学習会の開催等

C小学校における融合カリキュラム例（一部抜粋）

テーマ	学習内容	時数	領域
食べるぞ	3つの栄養素の働きを知る [栄養士，養護教諭による授業]	1	学級活動
よく眠る	睡眠時間と脳の働きを知るHQCの活用方法 [大学との連携授業]	1	学級活動
よく眠る	生活アンケートの実施	0.5	学級活動
よく動く	インターバル形式ペース走	1	体育
よく動く	125m×9ラップを想定したペースで，65・70・75%より選択 [大学・K助教授：出張授業]	1	体育
食べるぞ	調理実習 ※保護者参加	2	家庭
成長した姿	発表の練習をする，改善点を話し合う	3	総合学習
成長した姿	「ぼくも成長したよ！」※保護者，大学関係者参加	1	総合学習

注）家庭：9，学活：4，体育：10，総合：10の計33時間．5年生男女対象

186　13章　子どもの体力低下と学校保健

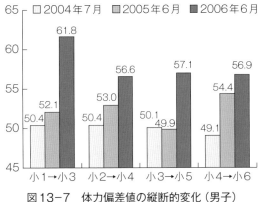

図13-7　体力偏差値の縦断的変化（男子）

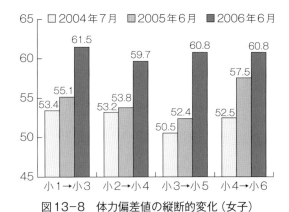

図13-8　体力偏差値の縦断的変化（女子）

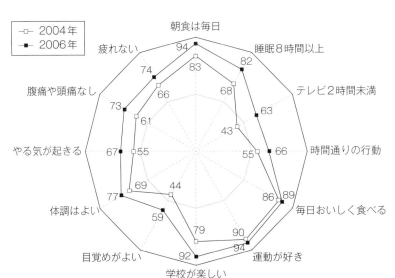

図13-9　全児童のライフスタイルの変化：2004～2006（数字；％）

　保健との関連を視野に入れたアプローチの概念図である．実際このような取り組みが千葉県内の小学校で試みられ，大きな成果をあげている（鈴木ら，2007）．その詳細な展開は表13-1に示したとおりである．太字で示した項目は学校保健領域に主に含まれる実践内容である．

　この実践は，平成16年（2004）から3年間にわたり，小学校1～6年生の男女を対象に行われた．この結果，全児童の体力は大きく向上するとともに，学校保健的アプローチも積極的に行った結果，児童のライフスタイルも好ましい方向に改善した．

　3年間にわたる児童の体力の縦断的変化と全児童（男女約720名）のライフスタイルの結果は，図13-7～9に示したとおりである（鈴木，2009）．多様な学校保健活動が学校の教育活動全体と有機的な繋がりをもつことで，教職員相互の理解も深められることが期待される．それを紡ぐ役割は主に保健体育科教員と養護教諭である．学校保健が児童生徒の悩みごと，疾病や障害にのみ視点を向ける

ことだけでなく，積極的に体育と連携することがこの問題を解決する重要な鍵となろう．

文　献
文部省体育局（1986）昭和60年度体力・運動能力調査報告書．
文部省体育局（1996）平成7年度体力・運動能力調査報告書．
文部科学省（2006）平成17年度体力・運動能力調査報告書．
文部科学省（2014）平成26年度全国体力・運動能力，運動習慣等調査報告書．
鈴木和弘，小磯　透，中西　純ら（2007）国際武道大学・いすみ市岬地区連携「子どもの体力向上実践」調査研究．国際武道大学．
鈴木和弘（2009）小学生を対象とした3年間の体力向上実践とその効果．発育発達研究，37：68-76．
スポーツ庁（2015）平成26年度体力・運動能力調査報告書．

コラム 12　健康・生活習慣に関連する統計・サーベイランス

「児童生徒の健康状態サーベイランス」は，文部科学省の委託を受け日本学校保健会が実施している．この調査は児童生徒のライフスタイルに関する全国規模の統計調査である．平成4年度（1992）から平成8年度（1996）までは毎年，平成10年度（1998）からは隔年で実施されており，「サーベイランス」という名のとおり，同じ学校（小学校，中学校，高等学校のおよそ10,000人）を対象として継続観察を続けている「定点調査」である．

現在，このような全国規模での調査はほとんど実施されていない．したがって，ここでの統計資料は，教育関係者，保健・医療関係者に幅広く引用・活用されている．本書においても，本サーベイランスの調査結果にもとづき，児童生徒の健康問題の動向が報告されている．関係各方面から，今後の継続・発展が望まれている調査である．

例として，上記サーベイランスからえられた，児童生徒の就寝時刻の推移を下図に示した．とくに中学生・高校生において，この十数年で徐々に就寝時刻が遅くなってきたが，このところ若干頭打ちになりつつある状況が，グラフからみてとれる．

問題 30年前と比べると就寝時刻が2時間も遅くなっているが，その原因について考えてみよう．インターネットで検索してみて，その概要を調べてみよう．

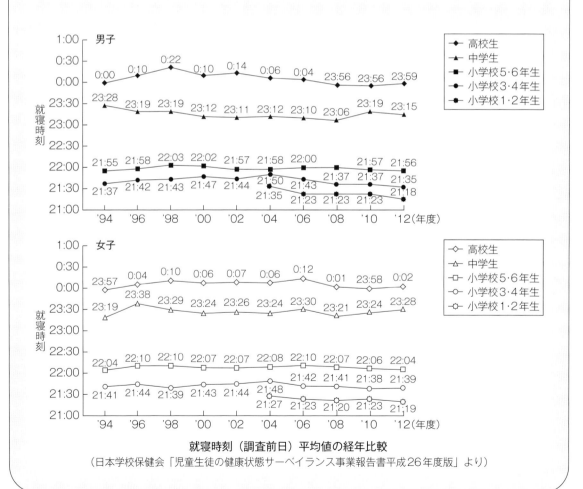

就寝時刻（調査前日）平均値の経年比較
（日本学校保健会「児童生徒の健康状態サーベイランス事業報告書平成26年度版」より）

14章 問題解決法としてのHQCによる生活改善

1．HQC手法による生活習慣の改善

1）HQCとは

「Quality Control（QC）」とは，もともと製品の質を向上させる方法である．すなわち，不快，不便，不足，不満，不合理，不備，不潔，不安，不要，不都合等といった「不」をなくす活動とも言い換えられる．この方法は日本の多くの企業等で使われているが，教育の充実や健康の保持増進のためにはあまり利用されていない．そこでQCを健康の保持増進に役立てようと考えたものが「Health Quality Control」であり，その頭文字をとった呼び名が「HQC」である．生活の中で出てくる健康に関する多くの問題は，HQCによって解決できる．

健康の保持増進には，食事や運動といった基本的生活習慣，衛生管理等さまざまな要素がかかわってくる．これらに起因する一つひとつの問題を解決することで，人は健康になれる．HQCを使えば，これらの問題を認識できた時点で，改善に向けて取り組むことができる．

このようなさまざまな問題解決に役立つ公式が，

「問題」＝「目標とする状況」－「現在の状態」

である．

つまり，①現在の状態を把握し，②目標とする状況を意識できた時点で，「問題が認識できた」ということができる．その後は①と②の差を埋める活動をすればよい．その方法こそがHQCである．

2）問題をみつける

まず，毎日の生活を振り返って，どのような問題があるかを考えてみる．子どもが考える問題と，教員が考える問題が違うこともあるので，子どもたちと教員が一緒になって意見を出し合うのも問題をみつけるのに効果的な手法である．

たとえば，「朝起きることができない」「授業に遅刻する」「学校を休むことが多い」「よくお腹が痛くなる」「最近太りやすい」等，さまざまな問題が考えられる．これらの問題は一見別々のことにみえて，実際には相互に関連していることが多い．つまり，一つの問題を解決することができれば，関連する他の問題も一緒に解決できることがある．時には，取り組みやすい問題を解決することで，難しい問題も解決できることもある．たとえば，図14-1下段のように「肥満予防」という課題は，実は「勉強が忙しい」や「運動不足」等が原因になっている可能性がある．もちろん，「勉強が忙しい」ことが「運動不足」の原因になることもある．

190　14章　問題解決法としてのHQCによる生活改善

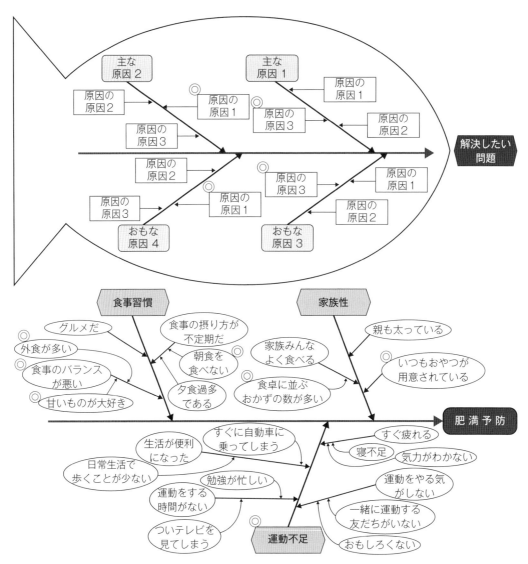

図14-1　フィッシュボーンダイアグラムの一例（個人や集団により異なる）
（大澤清二編（2008）開発途上国のための学校保健改善実践マニュアル．文部科学省国際協力イニシアティブ事務局）

　はじめは，重要で，かつ取り組みやすそうな問題からHQCで改善することを試みる．重要な問題を解決することで，その他の問題もドミノを倒すように解決していく点が，HQCの最大の特徴である．

2．HQC活動のキーワードと道具

1) フィッシュボーンダイアグラム
　問題の結果と要因を整理するために，魚の骨のような形をした図（フィッシュボーンダイアグラム，図14-1上段）を用いる．この図は，HQCの中でもっと

表14-1　ブレインストーミングの4原則

1. 批判厳禁	人の発言を批判しない
2. 質より量	意見・発言の量は多い方がよい
3. 自由奔放	思いついたことは何でも話す
4. 便乗歓迎	人の話から連想したこともどんどん話す

も重要な道具であり，特に改善に取り組む生活習慣上の問題決定（Plan）の段階で用いる．この手法を用いると問題の原因を上手に整理できるし，いかにフィッシュボーンダイアグラムをうまく書けるかどうかが，HQC 成功の鍵となる．

①図 14-1 上段の右端「解決したい問題」の部分に，解決したい大きな問題を書く．
②「主な原因」の部分に，①の問題の大きな原因を書く．
③「原因の原因」の部分に，①の問題の大きな原因の原因を書く．
④考えられる範囲で，原因の原因，そのまた原因という具合に書き込んでいく．
⑤最後に，重要でかつ毎日チェックできそうな項目に印をつけておく．
※うまく分類できないものは，無理に分類しようしないこともうまく書くコツのひとつである．

図 14-1 の下段には，肥満予防のためのフィッシュボーンダイアグラムの例を示した．フィッシュボーンダイアグラムの優れた点は，書くだけで問題への意識が高まり，原因を認識できる点にある．書くときに注意すべきことは，①できるだけ具体的な表現で書くこと，②みんなで相談しながら書くこと，③原因をもれなく書き上げること，である．

そして，みんなで意見を出し合うときには，ブレインストーミングの4原則（表14-1）に従うことも大切である．

2）HQC チェックシート

フィッシュボーンダイアグラムを作成したら，実際に毎日の生活で使う「HQC チェックシート」を構成する．このシートのチェック項目は，フィッシュボーンダイアグラムの印をつけた項目を中心に構成することが望ましい．ここで大事なことは，チェック項目を肯定的かつ具体的に作文することである．つまり，「夜遅くまでテレビを見ない」「間食をしない」といったチェック項目だと，「夜遅くまで」の捉え方が人によって異なり，「見ない」「しない」といった否定的な表現ばかりだと長続きしないし，やる気も起きない．したがって，「テレビの視聴は23時までにする」「間食は夕食までにする」というように，具体的かつ肯定的な表現のほうが望ましい．

HQC チェックシートは問題行動を観察し，認識し，改善していくためのチェックシートである．項目数は1項目でもよいので，毎日継続してチェックすることが重要である．問題の原因として大きなもの，子どもや教員の多くが原因として

表14-2 肥満予防のためのHQCチェックシート

氏名_____　___月___日〜___月___日

チェック項目	目標	月曜日	火曜日	水曜日	木曜日	金曜日
朝食を食べた		1. 食べていない 2. ちょっと食べた 3. しっかり食べた	1. 食べていない 2. ちょっと食べた 3. しっかり食べた	1. 食べていない 2. ちょっと食べた 3. しっかり食べた	1. 食べていない 2. ちょっと食べた 3. しっかり食べた	1. 食べていない 2. ちょっと食べた 3. しっかり食べた
おやつが食卓にあった		1. いつもあった 2. 時々あった 3. なかった	1. いつもあった 2. 時々あった 3. なかった	1. いつもあった 2. 時々あった 3. なかった	1. いつもあった 2. 時々あった 3. なかった	1. いつもあった 2. 時々あった 3. なかった
おかずの数（夕食）		1. 多かった 2. 少なかった 3. 適度	1. 多かった 2. 少なかった 3. 適度	1. 多かった 2. 少なかった 3. 適度	1. 多かった 2. 少なかった 3. 適度	1. 多かった 2. 少なかった 3. 適度
甘いものを食べた		1. 食べていない 2. ちょっと食べた 3. しっかり食べた	1. 食べていない 2. ちょっと食べた 3. しっかり食べた	1. 食べていない 2. ちょっと食べた 3. しっかり食べた	1. 食べていない 2. ちょっと食べた 3. しっかり食べた	1. 食べていない 2. ちょっと食べた 3. しっかり食べた
バランスよく食べた		1. 偏っていた 2. 少し偏っていた 3. よかった	1. 偏っていた 2. 少し偏っていた 3. よかった	1. 偏っていた 2. 少し偏っていた 3. よかった	1. 偏っていた 2. 少し偏っていた 3. よかった	1. 偏っていた 2. 少し偏っていた 3. よかった
外食をした		1. 2回以上した 2. 1回した 3. していない	1. 2回以上した 2. 1回した 3. していない	1. 2回以上した 2. 1回した 3. していない	1. 2回以上した 2. 1回した 3. していない	1. 2回以上した 2. 1回した 3. していない
運動をした		1. していない 2. 少しした 3. しっかりした	1. していない 2. 少しした 3. しっかりした	1. していない 2. 少しした 3. しっかりした	1. していない 2. 少しした 3. しっかりした	1. していない 2. 少しした 3. しっかりした

（大澤清二編（2008）開発途上国のための学校保健改善実践マニュアル．文部科学省国際協力イニシアティブ事務局）

あげた項目から優先して，日々のチェックを実践したほうがよい．一番大きな原因を取り除くことができれば，問題の半分ぐらいは解決できる．また，取り組みやすいチェック項目を含めることも大切である．日々のチェックによりフィードバック効果もえられる．表14-2 に，肥満予防のためのHQCチェックシートの例を示す．

3．HQC手法による生活習慣改善の進め方

HQCチェックシートを使った活動でもっとも大切なことは，継続することである．そのためには，問題の「観察」→「理解」→「改善」の流れを認識する必要がある．効果の出やすい項目であっても，改善の兆しがみられるまでに3週間くらいの時間がかかる場合がある．また，項目によっては，問題をしっかりと理解し，改善行動へと変化させるまでに，数週間の時間が必要であるが，ほとんどの場合，遅くとも10週間後くらいには多くの項目に改善がみられてくる．したがって，この過程を理解し，少しずつ問題を改善させる体験をすることができれば，やる気が高まりHQCをさらに継続させることが可能になる．

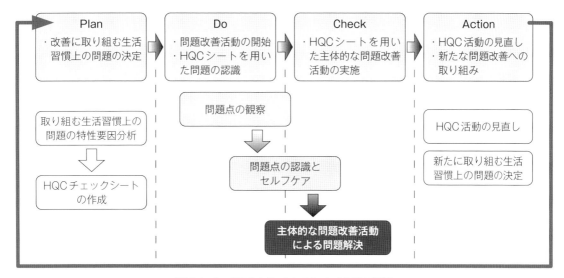

図14-2　PDCAサイクルによるHQC活動
（大澤清二編（2008）開発途上国のための学校保健改善実践マニュアル．文部科学省国際協力イニシアティブ事務局）

1）PDCAサイクル

HQCを使った改善活動は，以下のPlan（P），Do（D），Check（C），Action（A）のサイクルに従って行う．

① Plan：改善に取り組む生活習慣上の問題の決定と計画立案
② Do：改善活動の実施，HQCシートを用いた問題の認識改善活動
③ Check：HQCシートを用いた主体的な問題改善活動の成果の点検と評価
④ Action：HQC活動の見直し，新たな問題改善への取り組みの検討

この一連の流れは，図14-2に示したが，大切なことは，常にPDCAの過程を頭に置き，これを繰り返して行うことである．

HQCによる生活習慣の改善は，身近で取り組みやすい問題点から徐々に大きな問題点へと取り組むことが重要である．そして，最終目標である充実した学校生活を獲得するためには，基本的生活習慣の見直しからはじめ，問題としてあげられた項目をひとつずつ繰り返しチェックし続けることが大切である．問題解決の糸口は，科学的手法でだけではなく，ちょっとした工夫により見出せることがあることを忘れてはならない．

文　献

大澤清二（1990）基本的生活習慣とヘルス・クオリティ・コントロール-ODを対象にしたQC-．健康教室，480集：5-13．

大澤清二編（2008）開発途上国のための学校保健改善実践マニュアル．pp51-73，文部科学省国際協力イニシアティブ事務局．

大妻女子大学人間生活科学研究所（2005）HQC手法を用いた生活習慣改善指導マニュアル（日本語版）．国際教育協力拠点システム事業（学校保健領域）．

> **コラム 13** 学校基本調査

学校基本調査とは，学校教育法に規定されるすべての学校，および市区町村教育委員会を対象に，毎年実施される悉皆調査で指定統計第13号である．学校教育行政に必要な学校に関する基本的事項を明らかにすることを目的としている．調査事項は，学校数，在学者数，教職員数，学校施設，学校経費，卒業後の進路状況等である．昭和23年（1948）から毎年実施されており，調査期日は毎年5月1日である．平成15年度（2003）調査からはオンライン調査も導入されている．

平成27年度（2015）調査速報値は以下のとおりである．

幼稚園の園児数は140万2千人と前年度より15万5千人減少し，認定こども園は28万1千人．

小学校の児童数は，654万3千人で，前年度より5万7千人減少し，過去最低を更新．

中学校の生徒数は，46万5千人で，前年度より3万9千人減少し，過去最低を更新．

高等学校（全日制・定時制）の生徒数は，331万9千人で，前年度より1万5千人減少．

中等教育学校の生徒数は3万2千人で前年度より800人ほど増加．

特別支援学校の幼児・児童・生徒数は113万8千人で，前年度より2千人増加し，過去最高を更新．

大学の学部学生数は255万6千人で，前年度より4千人増加，大学院生は24万9千人で前年度より2千人減少．短期大学学生数は13万2千人で前年度より4千人弱減少した

問題 少子化とよくいわれているが，子どもの数と学校の数には何か関係があるだろうか．学校基本調査から児童生徒数，学校数を抜き出してグラフにしてみよう．そこからどんなことが読み取れるだろうか．

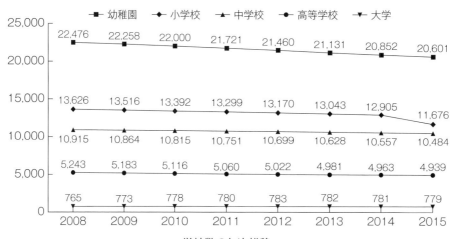

学校数の年次推移
（文部科学省「平成27年度学校基本調査」より）

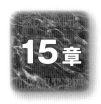

15章 特別支援教育と学校保健

1. 特別支援教育

1) 特別支援教育とは

平成19年（2007）4月から，「特別支援教育」が学校教育法に位置づけられ幼稚園，小学校，中学校，高等学校を含めすべての学校において障害のある幼児児童生徒への教育を充実させていくことになった．「特別支援教育」とは，「障害のある幼児児童生徒の自立や社会参加に向けた主体的な取組を支援するという視点に立ち，幼児児童生徒一人一人の教育的ニーズを把握し，その持てる力を高め，生活や学習上の困難を改善又は克服するため，適切な指導および必要な支援を行うものである．」（中央教育審議会，2005）としている．

現在，特別支援教育の対象となる生徒として，小学校，中学校の通常学級に在籍する学習障害（LD），注意欠陥／多動性障害（AD／HD），高機能自閉症等，発達障害のある児童生徒に対する指導および支援が喫緊の課題となっている．

「特別支援教育」では，従来の特殊教育の対象に加え，これらの児童生徒に対しても適切な指導および支援を行うことになる（図15-1）．なお，平成26年（2014）に改訂されたDSM-5（日本精神神経学会，2014）では，それぞれの障害について，分類や診断基準が異なっている．特に発達障害については，新たに「神経発達症群／神経発達障害群」が新設されている．DSM-5では，この障害群を「小中学校入学前に明らかとなり，個人的，社会的，学業，または職業における機能の障害を引き起こす発達の欠陥により特徴づけされる」（日本精神神経学会，2014）としており，他の疾患と併発するとも述べていることを踏まえ，対象児童生徒の把握に努めたい．本稿では，発達障害の呼称については現行法に沿って表記してあるが，たとえば「注意欠陥／多動性障害」は，「注意欠如／多動症」が併記されており，今後，変更されることも留意しておきたい．

2) 障害のある子どもの現状

図15-1に示したとおり，特別支援教育の対象となる生徒は，義務教育段階では全体の3.33％であり約34万人である．この人数に含まれていないものの，「発達障害の可能性のある児童生徒」は6.5％とされていることから，合算すると約10％，100万人に近い生徒が対象であると考えることができる．

特別支援学校が法的に整備されて以降，生徒数，学校数はともに増加しており，2015年には，13万7千人を超えている（表15-1）．さらには，病弱や発育不全，またはやむを得ない事由での就学猶予または免除を受けている学齢期の児童生徒

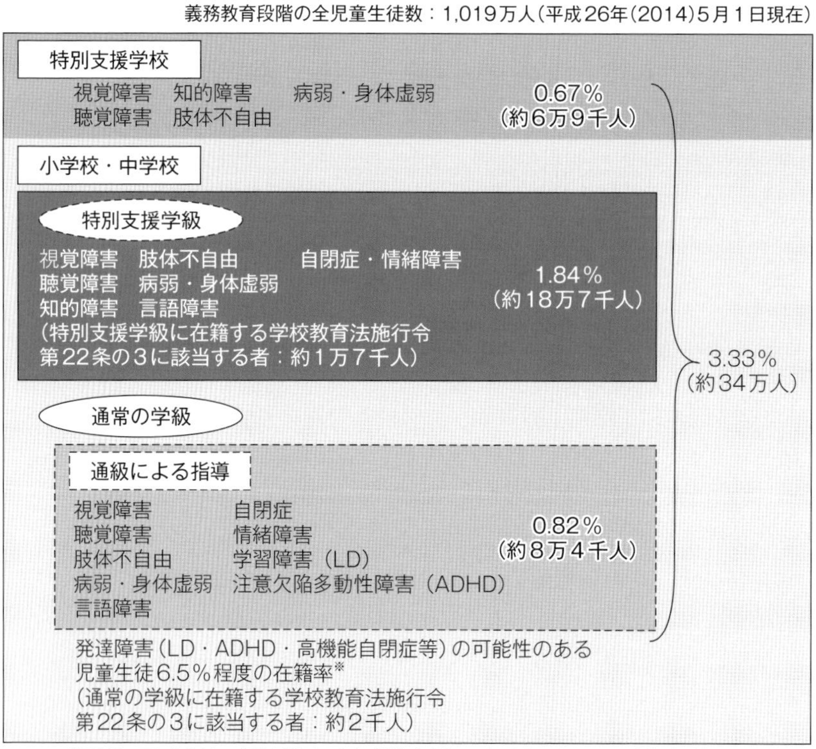

義務教育段階の全児童生徒数：1,019万人（平成26年（2014）5月1日現在）

```
特別支援学校
  視覚障害  知的障害   病弱・身体虚弱    0.67%
  聴覚障害  肢体不自由              （約6万9千人）

小学校・中学校
  特別支援学級
    視覚障害  肢体不自由    自閉症・情緒障害    1.84%
    聴覚障害  病弱・身体虚弱                  （約18万7千人）
    知的障害  言語障害
    （特別支援学級に在籍する学校教育法施行令
    第22条の3に該当する者：約1万7千人）

  通常の学級
    通級による指導
      視覚障害    自閉症
      聴覚障害    情緒障害                0.82%
      肢体不自由  学習障害（LD）        （約8万4千人）
      病弱・身体虚弱 注意欠陥多動性障害（ADHD）
      言語障害

    発達障害（LD・ADHD・高機能自閉症等）の可能性のある
    児童生徒6.5%程度の在籍率※
    （通常の学級に在籍する学校教育法施行令
    第22条の3に該当する者：約2千人）
```

3.33%（約34万人）

※この数値は，平成24年（2012）に文部科学省が行った調査において，学級担任を含む複数の教員により判断された回答に基づくものであり，医師の診断によるものでない．

図15-1 特別支援教育の対象の概念図
(文部科学省HP，http://www.mext.go.jp/a_menu/shotou/tokubetu/002/_icsFiles/2015/09/28/1329076.pdf，参照日：2015年9月30日)

表15-1 特別支援学校数と在学生数，小・中学校の在籍児童生徒数および就学猶予者数の推移

区 分	特別支援学校数(校)	特別支援学校在学生数(人)	小学校在学生数(人)	中学校在学生数(人)	就学免除猶予学齢児童生徒
2007年	1,013	108,173	7,132,874	3,614,552	2,913
2008年	1,026	112,334	7,121,781	3,592,378	3,144
2009年	1,030	117,035	7,063,606	3,600,323	3,336
2010年	1,039	121,815	6,993,376	3,558,166	3,686
2011年	1,049	126,123	6,887,292	3,573,821	3,894
2012年	1,059	129,994	6,764,619	3,552,663	3,521
2013年	1,080	132,570	6,676,920	3,536,182	3,572
2014年	1,096	135,617	6,600,006	3,504,334	3,604
2015年	1,114	137,895	6,543,114	3,465,245	3,735
2007～2015年の変化	101増	29,722増	589,760減	149,307減	822増

(文部科学省（2015）学校基本調査 年次統計．http://www.e-stat.go.jp/SG1/estat/List.do?bid=000001015843&cycode=0，参照日：2015年9月30日))

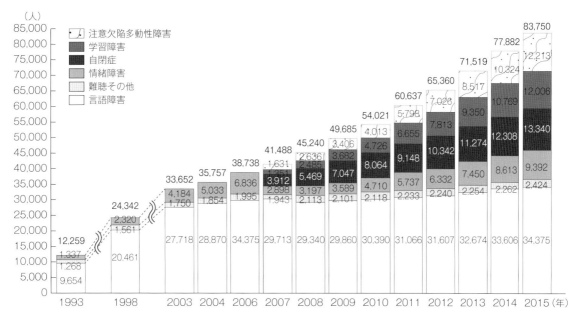

図15-2 通級による指導を受けている児童・生徒の推移（公立小・中学校合計）

各年度5月1日現在．「難聴その他」は難聴，弱視，肢体不自由および病弱・身体虚弱の合計である．「注意欠陥多動性障害」および「学習障害」は，平成18年度（2006）から通級指導の対象として学校教育法施行規則に規定（併せて「自閉症」も平成18年度（2006）から対象として明示：平成19年度（2007）以前は主に「情緒障害」の通級指導の対象として対応）．
（文部科学省初等中等教育局特別支援教育課「平成26年特別支援教育に関する調査結果について＞平成26年度通級による指導実施状況調査結果」，http://www.mext.go.jp/a_menu/shotou/tokubetu/material/1356210.htm/，参照日：2015年9月30日）

数も少子化の中にあっても増加傾向にある．

また，支援学校だけでなく，一般の小・中学校には，障害に応じた特別支援学級（以下，支援級）が，上限8名の少人数学級として配置されている．さらには，主として各教科等の指導を通常の学級で行いながら，障害に基づく学習上，または生活上の困難の改善・克服に必要な特別の指導を特別の場で行う，「通級による指導」も行われている．

この通級での指導を受けている児童生徒の増加は顕著で，平成26年度（2014）には，8万人を超えている（**図15-2**）．特に平成18年（2006）以降の情緒障害，自閉症，学習障害，注意欠陥/多動性障害で指導を受けている児童生徒の増加が特徴的である．

平成26年（2014）1月に，日本は「障害者の権利に関する条約」を批准した．平成18年（2006）に国連総会で採択されたこの条約批准に向けて障害者制度改革の中で教育についても検討され，現在は「インクルーシブ教育システム」構築に向けて取り組みが進められている．このシステムでは，障害のあるものが一般的な教育制度から排除されないことや，自己の生活する地域において初等中等教育の機会が与えられること，個人に必要な「合理的配慮」が提供されること等が必要とされている．この条約締結により，共生社会の実現に向け，障害者の権利の保障に向けた取り組みが一層強化されることになる．

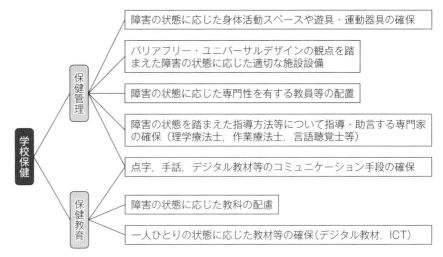

図15-3　学校保健の領域と共通性の高い合理的配慮の具体例
(文部科学省中央教育審議会初等中等教育分科会特別支援教育の在り方に関する特別委員会 (2010) 合理的配慮の例 (平成22年9月6日). http://www.mext.go.jp/b_menu/shingi/chukyo/chukyo3/044/attach/1297377.htm, 参照日：2015年9月30日, より作図)

3) 「合理的配慮」について

これからの特別支援教育における学校保健を考えるうえで、外すことができないのが「合理的配慮」(reasonable accommodation) である.「合理的配慮」とは,「障害者が他の者と平等にすべての人権及び基本的自由を享有し、又は行使することを確保するための必要かつ適当な変更及び調整であって、特定の場合において必要とされるものであり、かつ、均衡を失した又は過度の負担を課さないものをいう」と条約に定義されている.

合理的配慮は、一人ひとりの障害の状態や教育的ニーズに応じて決定される. 学校、保護者、本人等によって、発達段階を考慮しながら可能な限り合意形成を図ったうえで決定し提供することが望ましいものである. 発達段階や適応の状況に応じて柔軟に見直しを図りつつ、十分な教育が受けられているという観点から評価する必要がある.

特別支援学校では、児童生徒のニーズを正確に把握し、適切に対処するという考えのもと、長期的な視点 (乳幼児から学校卒業後) で一貫した支援を行うことを目的に作成される「個別の教育支援計画」と、指導目標や指導内容・方法を盛り込んだ「個別の指導計画」を作成する. これらの計画に基づき実行された結果を評価して、合理的配慮も定期的に見直す必要がある.

学校保健における合理的配慮として考えるべき観点は、学校保健の役割が、保健管理と保健教育に分かれることと同様に考える必要がある.

図15-3には、共通性の高い合理的配慮をあげたが、それぞれの障害種によって合理的配慮は異なる. たとえば、肢体不自由では、「給食の提供」も合理的配慮の対象となる. しかしながら、聴覚障害ではこれは合理的配慮とはなりにくい. 逆に、聴覚障害では「教材用ビデオ等への字幕の挿入」が合理的配慮として必要

表15-2　学校教育法施行令第22条3：特別支援学校の対象となる障害の程度

区　分	障害の程度
視覚障害者	両眼の視力がおおむね0.3未満のもの，または視力以外の視機能障害が高度のもののうち，拡大鏡等の使用によっても通常の文字，図形等の視覚による認識が不可能または著しく困難な程度のもの.
聴覚障害者	両耳の聴力レベルがおおむね60dB以上のもののうち，補聴器等の使用によっても通常の話声を解することが不可能または著しく困難な程度のもの.
知的障害者	1. 知的発達の遅滞があり，他人との意思疎通が困難で日常生活を営むのに頻繁に援助を必要とする程度のもの. 2. 知的発達の遅滞の程度が前号に掲げる程度に達しないもののうち，社会生活への適応が著しく困難なもの.
肢体不自由者	1. 肢体不自由の状態が補装具の使用によっても歩行，筆記等日常生活における基本的な動作が不可能または困難な程度のもの. 2. 肢体不自由の状態が前号に掲げる程度に達しないもののうち，常時の医学的観察指導を必要とする程度のもの.
病弱者	1. 慢性の呼吸器疾患，腎臓疾患及び神経疾患，悪性新生物その他の疾患の状態が継続して医療または生活規制を必要とする程度のもの. 2. 身体虚弱の状態が継続して生活規制を必要とする程度のもの.

だが，この字幕に「ひらがなをつける」ことで，知的障害を対象とする合理的配慮として考えることもできる．このように，合理的配慮は障害によって異なる場合や共通する場合もある．いずれにしても，合理的配慮は，一人ひとりの障害の状態や教育的ニーズ等に応じて決定されるものである．

しかしながら，合意的配慮の決定・提供にあたり学校は，体制面や財政面も勘案し「均衡を失した」または「過度の」負担について，個別に考える必要がある．その根底となるべき考えには，インクルーシブ教育システムの構築がある．今，何が必要な合理的配慮であり，何を優先すべきかについては，この考えにもとづき十分な検討がなされなければならない．

平成25年（2013）に障害者差別解消法が制定され，平成28年（2016）から施行されることになる．この法律は，合理的配慮の不提供を禁止している．この合理的配慮が学校保健に与える波及効果は計り知れず，指導支援の充実や，特別支援教育の推進をより明確に把握することにもつながる可能性を秘めているのである（柘植，2014）．

2．特別なニーズのある子どもの健康管理

特別なニーズのある子どもの実態として，特別支援学校の対象となる障害の程度は学校教育法施行令第22条3に定められている（表15-2）．また，これに加えて，特別支援学級や通級での指導が行われている．

特別支援学級については，学校教育法第81条第2項に規定されており，対象は知的障害者，肢体不自由者，身体虚弱者，弱視者，難聴者があげられ，その他

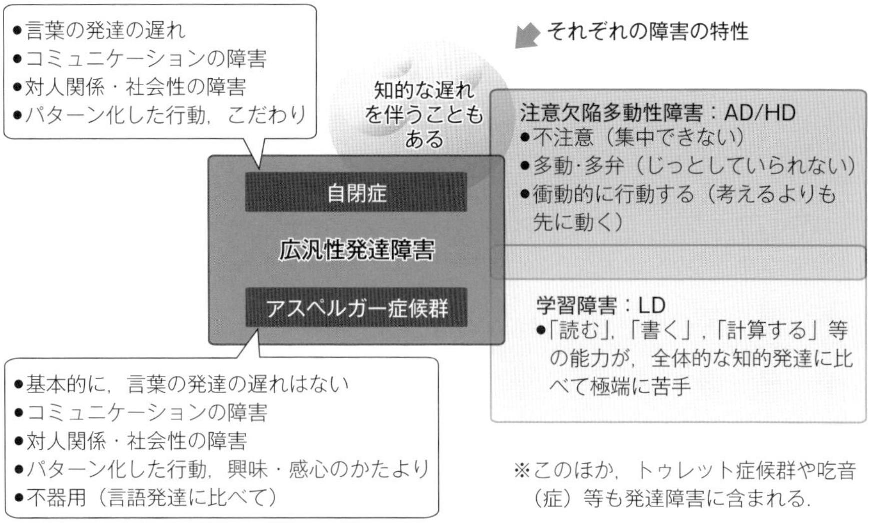

図15-4 発達障害：それぞれの障害特性

自閉症
- 言葉の発達の遅れ
- コミュニケーションの障害
- 対人関係・社会性の障害
- パターン化した行動，こだわり

知的な遅れを伴うこともある

広汎性発達障害（自閉症／アスペルガー症候群）

アスペルガー症候群
- 基本的に，言葉の発達の遅れはない
- コミュニケーションの障害
- 対人関係・社会性の障害
- パターン化した行動，興味・感心のかたより
- 不器用（言語発達に比べて）

それぞれの障害の特性

注意欠陥多動性障害：AD/HD
- 不注意（集中できない）
- 多動・多弁（じっとしていられない）
- 衝動的に行動する（考えるよりも先に動く）

学習障害：LD
- 「読む」，「書く」，「計算する」等の能力が，全体的な知的発達に比べて極端に苦手

※このほか，トゥレット症候群や吃音（症）等も発達障害に含まれる．

図15-4　発達障害：それぞれの障害特性
（内閣府：政府広報オンライン2015，http://www.gov-online.go.jp/featured/201104/contents/rikai.html/，参照日：2015年9月30日）

の障害として，言語障害，自閉症・情緒障害の特別支援学級が設けられている．

通級による指導については，「学校教育法施行規則第73条の21第1項の規定による特別の教育課程について定める件」（文部科学省告示第7号）で対象が，言語障害，情緒障害，弱視，難聴とその他の障害として，肢体不自由，病弱・身体虚弱が想定されていた．しかし平成18年（2006）に一部改訂がなされ，情緒障害を，自閉症と情緒障害に区分するとともに，学習障害（LD），注意欠陥/多動性障害（AD/HD）が加わっている．

それぞれの障害の特徴，特性に応じ，健康管理を行っていく必要がある．その健康管理は一様ではなく，個々に異なるため個別の指導計画に沿って行われることになる．

主に健康管理の方法としては，健康観察を行うことが中心になるが，障害の特性（図15-4）や生徒の実態に応じた観察が必要となる．必要に応じて保護者から家庭での様子を聞くことも大切になる．たとえば，特別支援学校（肢体不自由）の場合，健康観察の観点として表15-3の項目も加える等の工夫が必要である．

特に病弱者や肢体不自由で医学的観察を要する児童生徒については，健康状態の悪化は生命活動に直結する場合を考えておく必要がある．病気に対する抵抗力が弱く，短期間の間に生命の危機に瀕する可能性も併せて想定しておきたい．

また，知的発達の遅れがあるか判断が難しい場合や発達障害の判断が難しい，いわゆる「グレーゾーン」と呼ばれる生徒についても健康観察を行う必要がある．このような生徒の場合，通常の学校生活が徐々に負担となって，身体に現れることを想定し健康観察を行いたい．

表15-3 健康観察の例

特別支援学校の観察項目（例）	保護者からの聞き取り事項（例）
視線がいつもより合いにくい	睡眠時間
座り込む回数が多い	
四肢の動きがぎこちない	
よだれ（唾液）が多い	朝食の食べ具合
状況に合わない大声をを発することが多い	
手足が冷たい	
手足が熱い	発作の回数
言葉掛けに対して反応がない	
言葉掛けに過剰に反応する	
顔色が赤い	排便・排尿のリズム等
顔色に血の気がない	
唇の色が紫（軽いチアノーゼ）	

（文部科学省（2009）教職員のための子どもの健康観察の方法と問題への対応）

3．特別なニーズのある子どもの健康診断

インクルーシブ教育システム構築に際し，特別なニーズのある児童生徒に対する健康診断も過渡期にある．健康診断については，学校保健安全法第1条に定められており，詳細については別章を参照されたい．また，健康診断については，平成26年（2014）に学校保健安全法施行規則を一部改正し，平成28年（2016）4月1日に施行期日を迎える．

本章にかかわる改正としては，「健康診断時に注意すべき疾病及び異常」の中に発達障害が加わったことである．ここでは「知的な遅れが明らかではなく，多くの子どもが通常学級に在籍しているために気付かれにくい」（文部科学省スポーツ・青少年局学校健康教育課，2010）と表記されている．

基本的には，特別なニーズのある児童生徒の健康診断も，通常実施する健康診断と同様であり，実施上の留意点としては，以下の項目に配慮する必要がある．

（1）プライバシーの保護

健康診断の結果は本人，保護者，教員が知れば十分であるため，個人情報保護の徹底も含め，他の児童生徒に結果が知られることがないように十分配慮する必要がある．

（2）事後措置

健康診断の結果に基づき，必要な医療受診の指示，学習等の軽減措置をとる必要がある．

（3）保健調査等

健康診断を有意義なものとするため，毎年，保健調査を行うことが望ましい．

（4）検査項目

規則に明示された項目以外の検査を実施するときは，教育活動に位置づけ義務でないことを周知し，同意の得られたものに対してのみ実施する等，配慮が必要である．

また，今回の改定で「四肢の状態」を必須項目として加えており，四肢の形態ならびに運動器の機能の状態に注意することが規定されている．

(5)実施にかかる留意事項

今回の改定では,健康診断の目的・役割について強調されている.特に「学校生活を送るにあたり支障があるかどうかについてスクリーニング」（松永,2014）という部分については,特別支援教育との関連が強い.ここに述べられている「支障」とは,さまざまな学習活動を行っていくうえで十分な情報の獲得ができないことや意思伝達,施行手段のないことが考えられ,広くはコミュニケーションの問題をスクリーニングしていることに留意したい.

4. 特別なニーズのある子どもの健康教育

特別なニーズのある子どもの健康教育は,特別支援学校,特別支援学級,通級による指導のそれぞれで異なることが考えられる.しかしながら共通する特徴として,「自立活動」という時間が特設されている.

自立活動の目標は「個々の幼児児童生徒が自立を目指し,障害による学習上または生活上の困難を主体的に改善・克服するために必要な知識,技能,態度及び習慣も養い,もって心身の調和的発達の基盤を培うこと」と示されている.

この自立活動の内容は,「健康の保持」「心理的な安定」「人間関係の形成」「環境の把握」「身体の動き」「コミュニケーション」の6つが示されており,それぞれに心身の健康とかかわる内容が含まれている.特に「健康の保持」では,生命の維持に向けた適切な健康管理や健康状態の維持・改善の観点から述べられている.

それぞれの学校,学級,生徒の状況に応じて授業時数は異なるが,たとえば,通級指導において自立活動および教科指導の補充を併せて年間35単位時間（週1単位時間）から年間280単位時間（週8単位時間）が標準とされていることからも,弾力的な教育活動が可能となっていることがうかがえる.

5. 特別なニーズのある子どものための学校保健環境づくり

インクルーシブ教育システム構築に向けて,学校保健環境の整備も先に述べた「合理的配慮」のもとで考える必要がある.合理的配慮の基礎となるのが環境整備であり,国,都道府県,市区町村がそれぞれの環境整備を行うことが求められており,これを「基礎的環境整備」と呼んでいる.

この基礎的環境整備の状況によって,提供される合理的配慮も異なることから,基礎的環境整備の充実は重要である.基礎的環境整備としてあげられる項目は以下の8つである（文部科学省,2012）.

①ネットワークの形成・連続性のある多様な学びの場の提供
②専門性のある指導体制の確保
③個別の教育支援計画や個別の指導計画の作成による指導
④教材の確保
⑤施設・設備の整備

⑥専門性のある教員,支援員等の人的配置
⑦個に応じた指導や学びの場の設定等による特別な指導
⑧交流および共同学習の推進

　これまで,特別なニーズのある子どもが,少数であり個別のニーズに応える視点で考えていた視点を大きく転換し,すべての子どもにとって必要な学校保健環境づくりに変化しつつあるということを理解しておきたい.

6. 特別なニーズのある子どものためのリスクマネジメント

　特別なニーズのある子どものためのリスクマネジメントも,障害の有無にかかわらず,インクルーシブ教育の視点で行うことは同様であり,危険,事故といったリスクを未然に防ぐことは当然である.

　しかしながら,さらなる配慮が必要な部分として考えておかなければならないのは,地域防災の観点である.東日本大震災にとどまらず,自然の脅威を推し量ることは難しい.震災時に,特別支援学校ほど避難行動が行われており,避難行動のマニュアルを準備し,日常訓練が活かされたとする一方で,危機管理や児童生徒の帰宅,保護者への引き渡し,学校待機時の対応について課題があったことが明らかになっている.

　特に特別支援学級の児童生徒への対応は,障害の違いから同じ対応ができないことや,成長に応じて対応が変わること,年度途中で在籍者が変わるためにマニュアルや名簿を,変更時に更新するという状況も考えなければならない.

　通常級との交流を日常的に図り,緊急時には通常学級の児童生徒が手を貸せるように配慮することも必要になる.

　災害が起こったときに,児童生徒がパニックになる場合も考え,事前に児童生徒への対応を考えておかなければならない.具体的には,たとえば集団行動が苦手な生徒や,聴覚過敏のためサイレンの音が苦手な生徒は,避難訓練だけでなく日常的な指示に従って行動がとれるよう指導を積み上げておく必要がある.落ち着きを失い,感情が高ぶった場合のクールダウン方法の熟知等,個々への対応には教職員の情報の共有化といった課題もみられる.

　いずれにしても特別支援教育下での災害時の取り組みは,多くの課題を抱えており,それぞれの地域の実態,学校,生徒の状況に併せて児童生徒の命を守るための支援体制が求められる（全国特別支援教育推進連盟,2012）.

文　献

中央教育審議会（2005）特別支援教育を推進するための制度のあり方について（答申）（平成17年12月8日）．http://www.mext.go.jp/b_menu/shingi/chukyo/chukyo0/toushin/05120801/all.pdf（参照日：2015年9月30日）
国立特別支援教育総合研究所（2015）特別支援教育の基礎・基本 新訂版．ジアース教育社．
松永夏来（2014）学校における健康診断について，p3．日本学校保健会，学校保健の動向（平成26年度版）．丸善出版．

文部科学省（2009）教職員のための子どもの健康観察の方法と問題への対応．

文部科学省（2012）障害のある子どもが十分な教育を受けられるための合理的配慮及びその基礎となる環境整備（平成 24 年 7 月 13 日）．http://www.mext.go.jp/b_menu/shingi/chukyo/chukyo3/siryo/attach/1325887.htm（参照日：2015 年 9 月 30 日）

文部科学省（2015）学校基本調査 年次統計．http://www.e-stat.go.jp/SG1/estat/List.do?bid＝000001015843&cycode＝0（参照日：2015 年 9 月 30 日）

文部科学省中央教育審議会初等中等教育分科会特別支援教育の在り方に関する特別委員会（2010）合理的配慮の例（平成 22 年 9 月 6 日）．http://www.mext.go.jp/b_menu/shingi/chukyo/chukyo3/044/attach/1297377.htm（参照日：2015 年 9 月 30 日）

文部科学省スポーツ・青少年局学校健康教育課監修（2010）児童生徒の健康診断マニュアル 改訂版．p117．日本学校保健会．

日本精神神経学会監修（2014）DSM-5－精神疾患の診断・統計マニュアル－．医学書院．

柘植雅義（2014）特別支援教育と学校保健～「合理的配慮」～，p90．日本学校保健会，学校保健の動向（平成 26 年度版）．丸善出版．

全国特別支援教育推進連盟編（2012）障害児・者のいのちを守る－安全・安心な場を創ろう－．ジアース教育社．

和文索引

[あ]
アイデンティティ　63, 65
アクティブラーニング　156
アスペルガー症候群　43
アルコール代謝　84
アルコール中毒　41
アレルギー　91
　　——疾患　95, 97
安全衛生教育　116
安全学習　160, 162
安全管理　159, 160, 162
安全教育　159, 162
安全指導　162
安全の欲求　61

育児放棄　42
いじめ　3, 87
　　——の定義　88
一次性徴　47
一次的欲求　60
一次予防　124
一般細菌　134
遺伝子　32
遺伝要因　72
医療経済効果　68
医療費　166
インクルーシブ教育システム　197, 199, 201, 202
飲酒　82, 84, 107
　　——率　84
インフルエンザ　1, 58, 76, 101
　　高病原性鳥——　75
　　新型——　79, 80
　　鳥——　79, 80

運動習慣　107
運動能力　55
運動部活動　2, 66
運動不足　9, 189

エイズ　7, 58, 74
　　——動向調査　136
衛生委員会　116
衛生環境　127

衛生管理者　116
衛生教育　3, 4
衛生推進者　117
栄養教諭　139
栄養失調　9, 107
疫学の3要因　4
エボラ出血熱　58, 74, 80
塩化物イオン　134
遠見視力　72

応急処置　173
温度　131

[か]
開発途上国　8, 13, 75
カウプ指数　40
課外活動　163
科学的識字　9
学習活動　145
学習環境　10
学習指導案　140, 141, 146, 147
学習指導要領　14, 103, 107, 138, 147, 159
学習障害　195, 197, 200
学習内容　145
覚せい剤　86
学生生徒身体検査規程　12, 107
過食症　74
学級活動　102, 138, 162
学級担任　18
学校安全活動　163, 166
学校安全計画　97, 98, 160, 161, 162, 163, 164
学校安全組織活動　159, 163
学校医　12, 16, 98, 101, 112, 128, 139
学校環境　11
　　——衛生　127, 160, 163
　　——衛生活動　101, 128
　　——衛生基準　97, 127, 128
学校看護婦　12
学校管理下の災害　157
学校基本調査　87, 194
学校給食　10, 81, 82, 90, 132
　　——法　19
学校教育　5, 6, 11, 14

　　——制度　13
　　——法　18, 95, 195
　　——施行令　199
学校教員統計調査　114
学校行事　2, 138, 162
学校健康相談　112
学校歯科医　16, 98, 101, 112, 139
学校の管理下　166, 173
学校保健安全法　2, 19, 34, 78, 95, 98, 104, 107, 117, 127, 160
　　——施行規則　19, 127
学校保健活動　3, 13, 15, 18, 98, 100, 103, 186
学校保健関連法令　18
学校保健技術　11
学校保健行政　12, 14, 18
学校保健計画　96, 98, 105, 160
学校保健国際協力　8, 11
学校保健組織活動　17
学校保健的アプローチ　184, 186
学校保健統計調査　19
学校保健の両義性　2
学校保健プログラム　9, 10
学校保健法施行令　13, 19
学校保健目標　100
学校薬剤師　16, 98, 112, 127, 128, 139
葛藤　62, 63
活力検査　12, 14, 107
カリキュラム　8
加齢　31, 40
がん　4, 69, 106, 118, 120
換気基準　131
環境衛生検査　96
　　定期——　130
環境整備　100, 169
環境対策　3
環境保健管理　17
環境要因　72
感染症　3, 5, 74, 101, 107, 110, 117, 118
　　——予防法　58, 76, 77, 136
　　寄生虫——　9
　　急性——　4, 11, 14
　　性——　9, 78
　　HIV——　78

管理的意義　110

危機管理マニュアル　160, 163
危険ドラッグ　85, 86
起床時刻　26
寄生虫症　3
基礎的環境整備　202
喫煙　41, 82, 83, 107, 120
　――習慣　68, 115
　――防止　83
機能発達　46
気分の調節不全　89, 90
虐待　10, 38, 42, 111
救急処置　96
急性アルコール中毒　84
教育環境　8
教育基本法　95, 161
教育思想　6
教育的健康管理　15
教育目標　100
教育浪費　9
教材　145
　――研究　146
協調性　32
虚血性心疾患　171
拒食症　74
起立性調節障害　91
筋機能　50
近見視力　72
筋力発達　52

空気感染　75
グループディスカッション　156
グループワーク　156

経口補水療法　10
欠乏欲求　61
原因対策　3
健康課題　4, 97, 162
健康観察　59, 97, 112, 134
健康関連体力　55, 56
健康教育　3, 4, 7, 69, 104, 202
健康行動　83
健康障害　107, 115
健康診断　96, 107, 110, 115, 117, 177, 201

　――票　110
　学校――　2, 107
　学校歯科――　71
　定期――　15, 19, 100, 109
　臨時――　110, 117
健康増進法　126
健康相談　16, 96, 97, 101, 112
健康日本21（第2次）　69, 120
健康被害救済制度　76
健康問題　3, 5, 11, 14, 115, 137
　心身の――　59, 66

交感神経　50
高機能自閉症　195
高血圧　4, 69, 120, 171
公衆衛生的活動　15
交通安全　159, 162
　――対策基本法　19
肯定的自己同一性　66
後天性免疫不全症候群　74
校内暴力　3
校内保健活動　16
合理化　62
合理的配慮　198, 199, 202
国際協力事業　3
国際保健協力　74
国際連合教育科学文化機関　9
国際連合児童基金　10
国際連合人口基金　9
国民医療費　119
国民健康・栄養調査　126
国民総生産　119
個人情報保護法　201
骨粗鬆症　171
骨密度　74
個別指導　18

[さ]
災害安全　159
最大酸素摂取量　46, 48
最大発育年齢　22
最大発達年齢　51, 52
産業医　116
三次予防　124
三大死因　120
三間　183

識字後教育　9
自己イメージ　65
自己概念　63
自己実現の欲求　61
事故防止　166, 178
自殺　87, 89, 95
脂質異常症　69, 120, 171
歯周病　69
思春期　38
　――発現　38, 47
悉皆調査　182
湿度　131
疾病異常の被患率　20
疾病対策　3
児童会活動　138
児童生徒の健康状態サーベイランス　188
自閉症　200
脂肪細胞　73
死亡事故　176
社会環境　59
社会生活基本調査　94
社会的スキル　65
社会的能力　32
重症急性呼吸器症候群　75
就寝時刻　26, 188
重大事故　177
出席停止規準　78
受動喫煙　41, 131
　――防止　83
主要死因別死亡率　106
循環機能　46
瞬発力　54
昇華　63
障害者差別解消法　199
障害発生件数　174
生涯発達理論　63
少子高齢化　59
情緒障害　197, 200
情緒性　32
情動発達　63
照度基準　129
承認の欲求　61
生老病死　45
食育　90, 105
　――基本法　90

食習慣　107
食中毒　80, 100, 110, 117
　　サルモネラ——　81
　　ノロウイルス——　81
女性ホルモン　47
所属と愛の欲求　61
暑熱馴化　141
自律神経系　50
視力検査　72
心筋症　178
神経性食欲不振症　74
神経性大食症　74
神経発達障害群　195
神経発達症群　195
心疾患　118, 120
身体教育　6
新体力テスト　51, 56
身長別標準体重　24
進歩の教育　7
心理的発達課題　65

水泳プール　132, 133
スウォドリング　37
スクールカウンセラー　96
ストレス　84, 115, 122
　　——チェック　124
スポーツ振興法　19

生育環境　42
生活安全　159
生活環境　59
生活習慣病　2, 11, 69, 74, 90, 107, 118, 120, 171
生活リズム　69
性教育　15
精神疾患　123
性成熟期　45
性的欲求　65
生徒会活動　138, 162
青年期　65
性ホルモン　47, 49, 50
生理的欲求　61
セクシャルハラスメント　10
接触感染　75
摂食障害　74
セルフケア　124

潜在危険論　168
全身持久力　54, 182
先天性心疾患　178

騒音　17, 130
痩身傾向児　24, 73, 74

[た]
ダイエット　41
大気汚染　17
退行　63
代償　63
対人管理　100, 160, 162
大腸菌群　134
対物管理　100, 160, 162
大麻　86
体力・運動能力　32
　　——調査　180
体力向上　184
体力つくり活動　3
体力低下　181, 183
ダカール行動枠組み　9
たばこ規制枠組み条約　84
単位時間の指導計画　141
単元構造図　141, 142, 143, 144
男性ホルモン　47, 50

地域保健　17
知的能力　32
地方行政組織　18
注意欠陥/多動性障害　195, 197, 200
中央行政組織　18
長期欠席者　86, 88
朝食欠食　74, 119

低出生体重児　74
ディベート　156
適応機制　62, 63
デング熱　58, 80

同一化　62
等価騒音レベル　130
動機づけ　61
投射　62
糖代謝異常　41

糖尿病　4, 69, 120, 171
逃避　62
動脈硬化症　120, 171
動脈硬化性疾患　69
トキソイド　78
特性要因分析方式　147
特定健診制度　69
特定保健指導　69
特別活動　101, 107, 138
特別支援学級　197, 199
特別支援学校　111, 196, 198
特別支援教育　195, 196, 202
突然死　172, 176, 178
トラコーマ対策　12

[な]
内臓脂肪症候群　69

二次感染　81
二次性徴　15, 38, 47, 49, 65
二次的欲求　60
20mシャトルラン　54
二次予防　124
日本スポーツ振興センター法　19
乳児期　64
乳児健診　34
認知的能力　32

ネグレクト　42
熱中症　100, 178
年間指導計画例　140
年間発育量　35, 38

脳血管疾患　4, 106, 118, 120
脳腫瘍　40, 41
ノロウイルス　76

[は]
パーセンタイル法　40
ハインリッヒのドミノ理論　168
ハザードリスクモデル　168
発育加速現象　22
発育曲線　26, 34, 36
　　横断的標準——　38
　　スキャモンの——　34, 36, 41, 45

標準── 40
発育交差現象 36
発育速度曲線 35
発育発達 31, 32, 38, 50, 111, 138
　　──段階 101
発達 32, 45
　　──障害 195, 200
　　──段階 198
ハッドンのマトリクス 168
反社会的行動 63
板書計画 146
阪神淡路大震災 106
万人のための教育 9

東日本大震災 106
非社会的行動 63
ヒトパピローマウイルス 79
避難訓練 162
肥満 4, 24, 40, 69, 90, 171
　　──傾向児 24, 72
　　──指導 2
　　──度 72
　　──予防 189, 192
　　内臓脂肪型── 41, 121
　　皮下脂肪型── 121
ヒヤリハット 168, 172
評価規準 146, 154
　　観点別── 155
病原性大腸菌O157 74

プール病 132
フィッシュボーンダイアグラム 147, 154, 190, 191
副交感神経 50
腹式呼吸 46
不適応行動 63
不登校 86, 88
浮遊粉じん 131
プライマリ・ヘルス・ケア 10
フリースクール 87
ブレインストーミング 191
ブロークン・ウインドウ 168

ヘルスプロモーション 8, 104
ヘルス・プロモーティング・スクール 8, 104

ホームルーム活動 138
防衛体力 171
包括的地域保健医療福祉計画 105
暴力行為 43, 87
保健医療活動 11
保健衛生 11
保健科教育 17, 137
保健学習 17, 103, 137, 139, 141
保健管理 2, 17, 100, 108, 110, 137, 198
保健教育 2, 7, 11, 17, 105, 137, 198
　　歯科── 23
保健指導 17, 18, 59, 96, 97, 101, 112, 137, 138
保健体育教員 1, 3, 18, 59, 66, 115, 127, 178, 186
母子保健法 34
補償 63
ホメオスタシス 50, 60
ホルモンバランス 50

[ま]
マイクロティーチング 147
麻薬 86
慢性閉塞性肺疾患 120

むし歯 70
　　──被患率 24

メタボリックシンドローム 4, 68, 69, 115, 120, 121
　　小児期── 73
免疫 76
　　──機能 50
メンタルヘルス 59, 86, 90, 95, 97, 100, 115, 122
　　──ケア 123, 124

模擬授業 147
問題解決思考 7
問題行動 191

[や]
薬剤耐性菌 75

薬物依存 85
薬物乱用 82, 85
　　──防止 103
　　──防止教育 86

遊戯期 65
有機物 134
有酸素性能力 47
ユニセフ 8

養護教諭 3, 12, 16, 96, 98, 101, 112, 160, 178
幼児健診 34
幼児初期 64
養生法 11
抑圧 62
欲求階層理論 60
欲求不満 62, 63
予防接種 1, 10, 74, 76
　　──法 76, 78

[ら・わ]
ライフサイクル理論 60, 63
ライフスキル教育 8, 10
ライフスタイル 4, 69, 107, 183, 186
ラインケア 124
裸眼視力 23, 71

リスクマネジメント 203

ローレル指数 40
労働安全衛生管理体制 117
労働安全衛生法 115
労働環境 116
ロバスト 37

ワクチン 78
　　生── 78
　　不活化── 78
　　HPV── 79

欧文索引

AD/HD　195, 200
AED　96, 163
AIDS患者　136
BMI（Body Mass Index）　24, 40, 117, 119
COPD　120
DSM-5　195
Educational Science　15
Educational Wastage　9
EFA（Education for All）　9
FRESH（Focusing Resources on Effective School Health）　9
　――イニシアティブ　9
GDP　119
Global School Health Initiative　104
H1N1　80
H5N1　75, 80
Health Education　12
Health Promoting School　8, 12
HIV/AIDS　9
HIVウイルス　78
HIV感染者　136
HQC（Health Quality Control）　8, 11, 189, 190
　――チェックシート　191, 192
LD　195, 200
MRSA　75
O157　90
OD（Orthostatic Dysregulation）　91
　――症状　91
　――判定　92
PDCAサイクル　166, 193
Personal Health Skills　11
PHC（Primary Health Care）　10
Post-Literacy　9
Progressive Education　7
QOL（Quality of Life）　171
SARS　75
Scientific Literacy　9
STD　78
UNESCO　9
UNFPA　9
UNICEF　8, 9, 10
VRSA　75
WHO　74, 81, 104, 130, 176

2010年4月10日　第1版第1刷発行
2013年4月10日　　　　第2刷発行
2016年4月20日　第2版第1刷発行

学校保健の世界 第2版
定価(本体2,400円+税)　　　　　　　　　　　　　　　検印省略

著　者	大澤　清二 ⓒ	内田　匡輔 ⓒ	内山　有子 ⓒ		
	柿山　哲治 ⓒ	加藤勇之助 ⓒ	小磯　　透 ⓒ		
	鈴木　和弘 ⓒ	森口　哲史 ⓒ			
発行者	太田　康平				
発行所	株式会社　杏林書院				

〒113-0034　東京都文京区湯島4-2-1
Tel　03-3811-4887(代)
Fax　03-3811-9148
http://www.kyorin-shoin.co.jp

ISBN 978-4-7644-0536-3　C3047　　　　　　　　　三報社印刷／川島製本所
Printed in Japan
乱丁・落丁の場合はお取り替えいたします．

・本書の複製権・翻訳権・上映権・譲渡権・公衆送信権（送信可能化権を含む）は株式会社杏林書院が保有します．
・JCOPY ＜(一社)出版者著作権管理機構　委託出版物＞
　本書の無断複製は著作権法上での例外を除き禁じられています．複製される場合は，そのつど事前に，(一社)出版者著作権管理機構（電話 03-3513-6969，FAX 03-3513-6979，e-mail：info@jcopy.or.jp）の許諾を得てください．